妇产科临床思维与疾病诊治

主编　刘明静　汪振梅　任桂连　卢　霞
　　　刘洪新　李　英　王素平　马春新

上海科学技术文献出版社
Shanghai Scientific and Technological Literature Press

图书在版编目（CIP）数据

妇产科临床思维与疾病诊治 / 刘明静等主编.-- 上海：上海科学技术文献出版社,2023

ISBN 978-7-5439-8973-3

Ⅰ.①妇…　Ⅱ.①刘…　Ⅲ.①妇产科病－诊疗　Ⅳ.① R71

中国国家版本馆CIP数据核字（2023）第208233号

组稿编辑：张　树
责任编辑：应丽春
封面设计：宗　宁

妇产科临床思维与疾病诊治

FUCHANKE LINCHUANG SIWEI YU JIBING ZHENZHI

主　　编：刘明静　汪振梅　任桂连　卢　霞　刘洪新　李　英　王素平　马春新
出版发行：上海科学技术文献出版社
地　　址：上海市长乐路746号
邮政编码：200040
经　　销：全国新华书店
印　　刷：山东麦德森文化传媒有限公司
开　　本：787mm×1092mm　1/16
印　　张：16.75
字　　数：505千字
版　　次：2023年9月第1版　2023年9月第1次印刷
书　　号：ISBN 978-7-5439-8973-3
定　　价：198.00元

编委会

主 编

刘明静　汪振梅　任桂连　卢　霞

刘洪新　李　英　王素平　马春新

副主编

刘长红　严崴巍　李轩宇　刘　刚

黄会林　王　娜

编 委（按姓氏笔画排序）

马春新（山东省庆云县人民医院）

王　娜（三门峡市中心医院）

王素平（东明妇幼保健院）

卢　霞（潍坊市妇幼保健院）

任桂连（山东省邹平市明集中心卫生院）

刘　刚（湖北医药学院附属襄阳市第一人民医院）

刘长红（泰安市妇幼保健院）

刘明静（济南市莱芜人民医院）

刘洪新（肥城市人民医院）

严崴巍（湖北省武汉市江夏区第一人民医院/协和江南医院）

李　英（诸城龙城中医院）

李轩宇（湖北医药学院附属襄阳市第一人民医院）

汪振梅（临清市人民医院）

黄会林（湖北省宜城市人民医院）

前 言
FOREWORD

  妇产科学是医学科学的一个重要组成部分,是研究妇女特有的解剖、生理,以及疾病诊断、预防与处理的一门学科。随着我国科学技术的发展和医疗技术的进步,妇产科学基础理论研究不断深入,新技术和新防治方法大量涌现。同时,随着人们生活方式的改变及生活节奏的加快,妇产科疾病的发病率随之上升。妇产科医师需要不断学习妇产科学新知识,以适应我国现代医学技术快速发展的需要,提高临床诊治水平。鉴于此,我们特邀请了一批长期从事临床一线的妇产科专家精心编写了《妇产科临床思维与疾病诊治》一书。

  本书首先介绍了妇产科学的基础理论知识,然后详细介绍了妇产科常见疾病的病因病理、临床表现、诊断、鉴别诊断、治疗及预防等内容。本书在编写过程中将编者丰富的诊治经验和临床实际需要相结合,内容简明扼要、层次分明、资料新颖,集系统性、实用性和指导性于一体。本书有助于临床医师对妇产科常见病、多发病迅速做出正确地诊断及恰当地治疗,不仅可供各级医院妇产科医师参考使用,而且可作为妇产科专业学生的参考用书。

  在编写过程中,编者们参考了最新的国内外相关文献,力求将妇产科学的新理论和新技术呈现给广大读者,但由于参编人数较多,文笔不尽一致,加上编写时间有限,书中难免存在疏漏和不足之处,还望广大读者不吝指正,以期再版时修订、完善。

《妇产科临床思维与疾病诊治》编委会

2023 年 6 月

目 录
CONTENTS

第一章

女性生殖系统生理

第一节　女性各阶段生理特点

女性从胚胎形成到衰老是一个渐进的生理过程,体现为下丘脑-垂体-卵巢轴功能发育、成熟和衰退的变化过程。根据年龄和生理特征可将女性一生分为七个阶段,但其并无截然界限,可因遗传、环境、营养等因素的影响而有个体差异。

一、胎儿期

胎儿期是指从卵子受精至出生,共 266 天(从末次月经算起 280 天)。受精卵是由父系和母系来源的 23 对(46 条)染色体组成的新个体,其中 1 对染色体在性发育中起决定性作用,称性染色体。性染色体X与Y决定着胎儿的性别,即 XY 合子发育为男性,XX 合子发育为女性。胚胎6 周后原始性腺开始分化。若胚胎细胞不含 Y 染色体即无 H-Y 抗原时,性腺分化缓慢,至胚胎8～10 周性腺组织才出现卵巢的结构。卵巢形成后,因无雄激素,无副中肾管抑制因子,所以中肾管退化,两条副中肾管发育成为女性生殖道。

二、新生儿期

出生后 4 周内称新生儿期。女性胎儿由于受胎盘及母体性腺产生的女性激素影响,其外阴较丰满,子宫、卵巢有一定程度的发育,乳房略隆起或少许泌乳。出生后脱离母体环境,血中女性激素水平迅速下降,可出现少量阴道流血。这些均属生理现象,短期内即可消退。

三、儿童期

从出生 4 周到 12 岁左右称儿童期。儿童早期(8 岁之前)下丘脑-垂体-卵巢轴功能处于抑制状态,这与下丘脑、垂体对低水平雌激素($\leqslant 10$ pg/mL)的负反馈及中枢性抑制因素高度敏感有关。此期生殖器为幼稚型。外阴和阴道上皮很薄,阴道狭长,无皱襞,细胞内缺乏糖原,阴道酸度低,抵抗力弱,易发生炎症;宫体较小,而宫颈较长,两者比例为 1:2,子宫肌层薄;输卵管弯曲而细长;卵巢长而窄,卵泡虽能大量自主生长,但仅发育到窦前期即萎缩、退化。子宫、输卵管及卵巢均位于腹腔内。儿童后期(约 8 岁起)下丘脑促性腺激素释放激素抑制状态解除,卵巢内卵泡受促性腺激素的影响有一定发育并分泌性激素,但仍达不到成熟阶段。卵巢形态逐步变为扁卵圆形。子宫、输卵管及卵巢逐渐降至盆腔。皮下脂肪在胸、髋、肩部及外阴部堆积,乳房开始发育,初显女性特征。

四、青春期

由儿童期向性成熟期过渡的一段快速生长时期,是内分泌、生殖、体格、心理等逐渐发育成熟的过程。世界卫生组织规定青春期为 10～19 岁。

青春期的发动通常始于 8～10 岁,此时中枢性负反馈抑制状态解除,促性腺激素释放激素(gonadotropin releasing hormone,GnRH)开始呈脉冲式释放,继而引起促性腺激素和卵巢性激素水平升高、第二性征出现,并最终获得成熟的生殖功能。青春期发动的时间主要取决于遗传因素,此外,尚与地理位置、体质、营养状况以及心理精神因素有关。

女性青春期第一性征的变化是在促性腺激素作用下,卵巢增大,卵泡开始发育和分泌雌激素,生殖器从幼稚型变为成人型。阴阜隆起,大、小阴唇变肥厚并有色素沉着;阴道长度及宽度增加,阴道黏膜变厚并出现皱襞;子宫增大,尤其宫体明显增大,宫体与宫颈的比例为 2∶1;输卵管变粗,弯曲度减小,黏膜出现许多皱襞与纤毛;卵巢增大,皮质内有不同发育阶段的卵泡,致使卵巢表面稍呈凹凸不平。此时虽已初步具有生育能力,但整个生殖系统的功能尚未完善。

除生殖器官以外,其他女性特有的性征即第二性征包括音调变高,乳房发育,出现阴毛及腋毛,骨盆横径发育大于前后径,胸、肩部皮下脂肪增多等,这些变化呈现女性特征。

青春期按照顺序先后经历以下四个不同的阶段,各阶段有重叠,共需大约 4.5 年的时间。

(一)乳房萌发

乳房萌发是女性第二性征的最初特征。一般女孩接近 10 岁时乳房开始发育,约经过 3.5 年时间发育为成熟型。

(二)肾上腺功能初现

青春期肾上腺雄激素分泌增加引起阴毛和腋毛的生长,称为肾上腺功能初现。阴毛首先发育,约 2 年后腋毛开始发育。该阶段肾上腺皮质功能逐渐增强,血循环中脱氢表雄酮、硫酸脱氢表雄酮和雄烯二酮升高,肾上腺 17α-羟化酶和 17,20-裂解酶活性增强。肾上腺功能初现提示下丘脑-垂体-肾上腺雄性激素轴功能渐趋完善。

(三)生长加速

11～12 岁青春期少女体格生长呈直线加速,平均每年生长 9 cm,月经初潮后生长减缓。青春期生长加速是由于雌激素、生长激素(GH)和胰岛素样生长因子-Ⅰ(IGF-Ⅰ)分泌增加所致。

(四)月经初潮

女孩第一次月经来潮称月经初潮,为青春期的重要标志。月经初潮平均晚于乳房发育 2.5 年时间。月经来潮提示卵巢产生的雌激素足以使子宫内膜增殖,雌激素达到一定水平且有明显波动时,引起子宫内膜脱落即出现月经。由于此时中枢对雌激素的正反馈机制尚未成熟,即使卵泡发育成熟也不能排卵,故月经周期常不规律,经 5～7 年建立规律的周期性排卵后,月经才逐渐正常。

此外,青春期女孩发生较大心理变化,出现性别意识,对异性有好奇心,情绪和智力发生明显变化,容易激动,想象力和判断力明显增强。

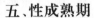

五、性成熟期

卵巢功能成熟并有周期性性激素分泌及排卵的时期称为性成熟期，一般自18岁左右开始，历时约30年。在性成熟期，生殖器官及乳房在卵巢分泌的性激素作用下发生周期性变化，此阶段是妇女生育功能最旺盛的时期，故也称生育期。

六、绝经过渡期

卵巢功能开始衰退至最后一次月经的时期。可始于40岁，历时短至1～2年，长至10余年。此期由于卵巢功能逐渐衰退，卵泡不能发育成熟及排卵，因而月经不规律，常为无排卵性月经。最终由于卵巢内卵泡自然耗竭，对垂体促性腺激素丧失反应，导致卵巢功能衰竭，月经永久性停止，称绝经。中国妇女平均绝经年龄在50岁左右。以往一直采用"更年期"一词来形容女性这一特殊生理变更时期。由于更年期概念模糊，1994年WHO废除"更年期"这一术语，推荐采用"围绝经期"一词，将其定义为从卵巢功能开始衰退直至绝经后1年内的时期。在围绝经期由于雌激素水平降低，可出现血管舒缩障碍和精神神经症状，在机体自主神经系统的调节和代偿下，大多数妇女无明显症状，部分妇女可出现潮热、出汗、失眠、抑郁或烦躁等，称为绝经综合征。

七、绝经后期

为绝经后的生命时期。在早期阶段，卵巢虽然停止分泌雌激素，但其间质仍能分泌少量雄激素，此期由雄激素在外周转化而来的雌酮成为循环中的主要雌激素。妇女60岁以后机体逐渐老化，进入老年期。此期卵巢功能已完全衰竭，除整个机体发生衰老改变外，生殖器官进一步萎缩老化，主要表现为雌激素水平低落，不足以维持女性第二性征，易感染发生老年性阴道炎，骨代谢失常引起骨质疏松，易发生骨折。

（任桂连）

第二节　卵巢周期性变化

卵巢为女性的性腺，其主要功能为产生卵子并排卵和分泌女性激素。从青春期开始到绝经前，卵巢在形态和功能上发生周期性变化称为卵巢周期。

一、卵泡发育和排卵

胚胎期，卵泡即已自主发育和闭锁；从青春期开始，卵泡周而复始地不断发育、成熟直至绝经前。

(一)卵泡发育

卵泡发育主要包括卵巢周期前卵泡形成与发育和卵巢周期中卵泡发育和成熟。

1.卵巢周期前卵泡形成与发育

胚胎6～8周时，原始生殖细胞不断有丝分裂，细胞数增多，体积增大，称为卵原细胞，约60万个。自胚胎11～12周开始卵原细胞进入第一次减数分裂，并静止于前期双线期，改称为初级卵母细胞。胚胎16～20周时生殖细胞数目达到高峰,两侧卵巢共含 600～700 万个(卵原细胞占 1/3,初级卵母细胞占2/3)。胚胎 16 周至生后 6 个月,单层梭形前颗粒细胞围绕着停留于减数分裂双线期的初级卵母细胞形成始基卵泡,这是女性的基本生殖单位,也是卵细胞储备的唯一形式。胎儿期的卵泡不断闭锁,出生时约剩 200 万个,儿童期多数卵泡退化,至青春期只剩下约30 万个。

卵泡自胚胎形成后即进入自主发育和闭锁的轨道,此过程不依赖于促性腺激素,其机制尚不清楚。

2.卵巢周期中卵泡发育和成熟

进入青春期后,卵泡由自主发育推进至发育成熟的过程则依赖于促性腺激素的刺激。生育期每月发育一批(3～11 个)卵泡,经过募集、选择,其中一般只有一个优势卵泡可达完全成熟,并排出卵子。其余的卵泡发育到一定程度通过细胞凋亡机制而自行退化,称卵泡闭锁。女性一生中一般有 400～500 个卵泡发育成熟并排,仅占总数的 0.1% 左右。

卵泡的发育始于始基卵泡到初级卵泡的转化,始基卵泡可以在卵巢内处于休眠状态数十年。始基卵泡发育远在月经周期起始之前,从始基卵泡至形成窦前卵泡需9个月以上的时间,从窦前卵泡发育到成熟卵泡经历持续生长期(1～4 级卵泡)和指数生长期(5～8 级卵泡),共需85 天时间,实际上跨越了 3 个月经周期。一般卵泡生长的最后阶段正常约需 15 天,是月经周期的卵泡期。

根据卵泡的形态、大小、生长速度和组织学特征,可将其生长过程分为以下几个阶段(图 1-1)。

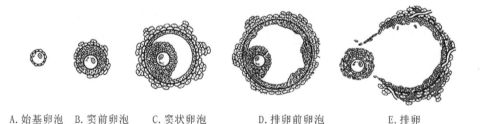

A.始基卵泡　B.窦前卵泡　C.窦状卵泡　D.排卵前卵泡　E.排卵

图 1-1　不同发育阶段的卵泡形态

(1)始基卵泡:由停留于减数分裂双线期的初级卵母细胞被单层梭形前颗粒细胞围绕而形成。

(2)窦前卵泡:始基卵泡的梭形前颗粒细胞分化为单层立方形细胞之后成为初级卵泡。与此同时,颗粒细胞合成和分泌黏多糖,在卵子周围形成一透明环形区,称透明带。颗粒细胞的胞膜突起可穿过透明带与卵子的胞膜形成缝隙连接,这些胞膜的接触为卵子的信息传递和营养提供了一条通道。最后初级卵泡颗粒细胞的增殖使细胞的层数增至 6～8 层(600 个细胞以下),卵泡增大,形成次级卵泡。颗粒细胞内出现卵泡刺激素(follicle-stimulating hormone,FSH)、雌激素(estrogen,E)和雄激素(androgen,A)三种受体,具备了对上述激素的反应性。卵泡基底膜附近的梭形细胞形成两层卵泡膜,即卵泡内膜和卵泡外膜。卵泡内膜细胞出现 LH 受体,具备了合成甾体激素的能力。

(3)窦状卵泡:在雌激素和 FSH 的协同作用下,颗粒细胞间积聚的卵泡液增加,最后融合形成卵泡腔,卵泡增大直径达 500 μm,称为窦状卵泡。窦状卵泡发育的后期,相当于前一卵巢周期的黄体晚期及本周期卵泡早期,血清 FSH 水平及其生物活性增高,超过一定阈值后,卵巢内有一组窦状卵泡群进入了"生长发育轨道",这种现象称为募集。约在月经周期第 7 天,在被募集的发育卵泡群中,FSH 阈值最低的一个卵泡,优先发育成为优势卵泡,其余的卵泡逐渐退化闭锁,这个现象称为选择。月经周期第 11~13 天,优势卵泡增大至 18 mm 左右,分泌雌激素量增多,使血清雌激素量达到 300 pg/mL 左右。不仅如此,在 FSH 刺激下,颗粒细胞内又出现了 LH 受体及 PRL 受体,具备了对 LH、PRL 的反应性。此时便形成了排卵前卵泡。

(4)排卵前卵泡:为卵泡发育的最后阶段,亦称格拉夫卵泡。卵泡液急骤增加,卵泡腔增大,卵泡体积显著增大,直径可达 18~23 mm,卵泡向卵巢表面突出,其结构从外到内如下。

卵泡外膜:为致密的卵巢间质组织,与卵巢间质无明显界限。

卵泡内膜:由卵巢皮质层间质细胞衍化而来,细胞呈多边形,较颗粒细胞大。此层含丰富血管。

颗粒细胞:细胞呈立方形,细胞间无血管存在,营养来自外周的卵泡内膜。

卵泡腔:腔内充满大量清澈的卵泡液和雌激素。

卵丘:呈丘状突出于卵泡腔,卵细胞深藏其中。

放射冠:直接围绕卵细胞的一层颗粒细胞,呈放射状排列。

透明带:在放射冠与卵细胞之间有一层很薄的透明膜,称透明带。

(二)排卵

卵母细胞及包绕它的卵丘颗粒细胞一起排出的过程称排卵。排卵过程包括卵母细胞完成第一次减数分裂和卵泡壁胶原层的分解及小孔形成后卵子的排出活动。排卵前,由于成熟卵泡分泌的雌二醇在循环中达到对下丘脑起正反馈调节作用的峰值（$E_2 \geqslant 200$ pg/mL）,促使下丘脑 GnRH 的大量释放,继而引起垂体释放促性腺激素,出现 LH/FSH 峰。LH 峰是即将排卵的可靠指标,出现于卵泡破裂前 36 小时。LH 峰使初级卵母细胞完成第一次减数分裂,排出第一极体,成熟为次级卵母细胞。在 LH 峰作用下排卵前卵泡黄素化,产生少量孕酮。LH/FSH 排卵峰与孕酮协同作用,激活卵泡液内蛋白溶酶活性,使卵泡壁隆起尖端部分的胶原消化形成小孔,称排卵孔。排卵前卵泡液中前列腺素显著增加,排卵时达高峰。前列腺素可促进卵泡壁释放蛋白溶酶,有助于排卵。排卵时随卵细胞同时排出的还有透明带、放射冠及小部分卵丘内的颗粒细胞。排卵多发生在下次月经来潮前

14 天左右,卵子可由两次卵巢轮流排出,也可由一侧卵巢连续排出。卵子排出后,经输卵管伞部捡拾、输卵管壁蠕动以及输卵管黏膜纤毛活动等协同作用通过输卵管,并被运送到子宫腔。

(三)黄体形成及退化

排卵后卵泡液流出,卵泡腔内压下降,卵泡壁塌陷,形成许多皱襞,卵泡壁的卵泡颗粒细胞和卵泡内膜细胞向内侵入,周围由结缔组织的卵泡外膜包围,共同形成黄体。

卵泡颗粒细胞和卵泡内膜细胞在 LH 排卵峰的作用下进一步黄素化,分别形成颗粒黄体细胞及卵泡膜黄体细胞。两种黄体细胞内都含有胡萝卜素,该色素含量多寡决定黄体颜色的深浅。黄体细胞的直径由原来的 $12 \sim 14\ \mu m$ 增大到 $35 \sim 50\ \mu m$。在血管内皮生长因子(VEGF)作用下颗粒细胞血管化。排卵后 7~8 天(相当于月经周期第 22 天左右)黄体体积和功能达到高峰,直径 1~2 cm,外观黄色。正常黄体功能的建立需要理想的排卵前卵泡发育,特别是 FSH 刺激,以及一定水平的持续性 LH 维持。

若排出的卵子受精,则黄体在胚胎滋养细胞分泌的绒毛膜促性腺激素（human chorionic gonado tropin,HCG)作用下增大,转变为妊娠黄体,至妊娠 3 个月末才退化。此后胎盘形成并分泌甾体激素维持妊娠。

若卵子未受精,黄体在排卵后 9～10 天开始退化,黄体功能限于 14 天,其机制尚未完全明确,可能与其分泌的雌激素溶黄体作用有关,其作用由卵巢局部前列腺素和内皮素-Ⅰ所介导。黄体退化时黄体细胞逐渐萎缩变小,周围的结缔组织及成纤维细胞侵入黄体,逐渐由结缔组织所代替,组织纤维化,外观色白,称白体。黄体衰退后月经来潮,卵巢中又有新的卵泡发育,开始新的周期。

二、卵巢性激素的合成及分泌

卵巢合成及分泌的性激素主要为雌激素、孕激素及少量雄激素,均为甾体激素。卵泡膜细胞为排卵前雌激素的主要来源,黄体细胞在排卵后分泌大量的孕激素及雌激素。雄激素(睾酮)主要由卵巢门细胞产生。

(一)甾体激素的基本化学结构

甾体激素属类固醇激素,其基本化学结构为环戊烷多氢菲环。由 3 个 6-碳环和 1 个 5-碳环组成,其中第 1 个为苯环,第 2 个为萘环,第 3 个为菲环外加环戊烷,它们是构成类固醇激素的核心结构。根据碳原子数目分为 3 组。

(1)21-碳类固醇,包括孕酮,基本结构是孕烷核。

(2)19-碳类固醇,包括所有雄激素,基本结构是雄烷核。

(3)18-碳类固醇包括雌二醇、雌酮、雌三醇,基本结构为雌烷核。

(二)甾体激素的生物合成与分泌

卵巢甾体激素生物合成需要多种羟化酶及芳香化酶的作用,它们都属于细胞色素 P450 超基因家族。在 LH 的刺激下,卵泡膜细胞内胆固醇经线粒体内细胞色素 P450 侧链裂解酶催化,形成孕烯醇酮,这是性激素合成的限速步骤。孕烯醇酮合成雄烯二酮有 Δ^4 和 Δ^5 两条途径。卵巢在排卵前以 Δ^5 途径合成雌激素,排卵后可通过 Δ^4 和 Δ^5 两条途径合成雌激素。孕酮的合成是通过 Δ^4 途径。卵巢雌激素的合成是由卵泡膜细胞与颗粒细胞在 FSH 与 LH 的共同作用下完成的:LH 与卵泡膜细胞 LH 受体结合后可使胆固醇形成睾酮和雄烯二酮,后二者进入颗粒细胞内成为雌激素的前身物质;FSH 与颗粒细胞上 FSH 受体结合后激活芳香化酶,将睾酮和雄烯二酮分别转化为雌二醇和雌酮,进入血循环和卵泡液中。这就是 Falck 提出的雌激素合成的两细胞-两促性腺激素学说。

(三)甾体激素的代谢

甾体激素主要在肝内代谢。雌二醇的代谢产物为雌酮及其硫酸盐、雌三醇、2-羟雌酮等,主要经肾脏排出;有一部分经胆汁排入肠内可再吸收入肝,即肝肠循环。孕激素主要代谢为孕二醇,经肾脏排出体外;睾酮代谢为雄酮、原胆烷醇酮,主要以葡萄糖醛酸盐的形式经肾脏排出体外。

(四)卵巢性激素分泌的周期性变化

1.雌激素

卵泡开始发育时,只分泌少量雌激素;至月经第 7 天卵泡分泌雌激素量迅速增加,于排卵前形成高峰,排卵后稍减少。在排卵后 1～2 天,黄体开始分泌雌激素使血循环中雌激素又逐渐上升。在排卵后7～8 天黄体成熟时,形成血循环中雌激素第二高峰,此峰低于排卵前第一高峰。

此后,黄体萎缩,雌激素水平急剧下降,于月经期前达最低水平。

2.孕激素

卵泡期卵泡不分泌孕酮,排卵前成熟卵泡的颗粒细胞在 LH 排卵高峰的作用下黄素化,并开始分泌少量孕酮;排卵后黄体分泌孕酮逐渐增加,至排卵后 7~8 天黄体成熟时,分泌量达最高峰,以后逐渐下降,到月经来潮时降至卵泡期水平。

3.雄激素

女性雄激素主要来自肾上腺;卵巢也能分泌部分雄激素,包括睾酮、雄烯二酮和脱氢表雄酮。卵巢内泡膜层是合成分泌雄烯二酮的主要部位,卵巢间质细胞和门细胞主要合成与分泌睾酮。排卵前循环中雄激素升高,一方面可促进非优势卵泡闭锁,另一方面可提高性欲。

(五)卵巢性激素的作用

1.雌激素的生理作用

(1)子宫内膜:使内膜间质和腺体增殖和修复。

(2)子宫肌:促进子宫平滑肌细胞的增生肥大,使肌层增厚;增进血运,促使和维持子宫发育;增加子宫平滑肌对缩宫素的敏感性。

(3)宫颈:使宫颈口松弛、扩张,宫颈黏液分泌增加,性状变稀薄,富有弹性易拉成丝状,有利于精子通过。

(4)输卵管:促进输卵管肌层发育及上皮的分泌活动,并可加强输卵管肌节律性收缩的振幅。

(5)阴道上皮:促进阴道上皮基底层细胞增生、分化、成熟及表浅上皮细胞角化,黏膜变厚,并增加细胞内糖原含量,使阴道维持酸性环境。

(6)外生殖器:使阴唇发育、丰满、色素加深。

(7)第二性征:使乳腺管增生,乳头、乳晕着色,促使其他第二性征的发育。

(8)卵巢:协同促性腺激素促使卵泡发育。

(9)下丘脑、垂体:通过对下丘脑和垂体的正负反馈调节,控制促性腺激素的分泌。

(10)代谢作用:促进水、钠潴留;促进肝脏高密度脂蛋白合成,抑制低密度脂蛋白合成,降低循环中胆固醇水平,维持血管张力,保持血流稳定;维持和促进骨基质代谢,对肠道钙的吸收,肾脏钙的重吸收及钙盐、磷盐在骨质中沉积均具有促进作用,以维持正常骨质。

2.孕激素的生理作用

孕激素通常在雌激素的作用基础上发挥作用。

(1)子宫内膜:使增殖期子宫内膜转化为分泌期内膜,为受精卵着床及其后的胚胎发育作好准备。

(2)子宫肌:降低子宫平滑肌兴奋性及其对缩宫素的敏感性,从而抑制子宫收缩,有利于胚胎及胎儿宫内生长发育。

(3)宫颈:使宫颈口闭合,黏液变黏稠,形成黏液栓阻塞宫颈口,阻止精子及微生物进入。

(4)输卵管:使输卵管上皮纤毛细胞和管腔黏液的分泌减少,抑制输卵管肌节律性收缩的振幅。

(5)阴道上皮:加快阴道上皮细胞脱落。

(6)乳房:促进乳腺腺泡发育。

(7)下丘脑、垂体:孕激素在月经中期具有增强雌激素对垂体 LH 排卵峰释放的正反馈作用;在黄体期对下丘脑、垂体有负反馈作用,抑制促性腺激素分泌。

（8）代谢作用：促进水、钠排泄。

（9）体温：孕酮对体温调节中枢具有兴奋作用，可使基础体温（basal body temperature，BBT）在排卵后升高 $0.3 \sim 0.5$ ℃。临床上可以此作为判断是否排卵、排卵日期及黄体功能的标志之一。

（10）孕激素与雌激素的协同和拮抗作用：一方面，孕激素在雌激素作用的基础上，进一步促使女性生殖器和乳房的发育，为妊娠准备条件，二者有协同作用；另一方面，雌激素和孕激素又有拮抗作用，雌激素促进子宫内膜增生及修复，孕激素则限制子宫内膜增生，并使增生的子宫内膜转化为分泌期。其他拮抗作用表现在子宫收缩、输卵管蠕动、宫颈黏液变化、阴道上皮细胞角化和脱落以及水、钠潴留与排泄等方面。

3.雄激素的生理作用

（1）对女性生殖系统的影响：自青春期开始，雄激素分泌增加，促使阴蒂、阴唇和阴阜的发育，促进阴毛、腋毛的生长。但雄激素过多会对雌激素产生拮抗作用，如减缓子宫及其内膜的生长和增殖，抑制阴道上皮的增生和角化。长期使用雄激素，可出现男性化的表现。雄激素还与性欲有关。

（2）对机体代谢功能的影响：雄激素能促进蛋白合成，促进肌肉生长，并刺激骨髓中红细胞的增生。在性成熟期前，促使长骨骨基质生长和钙的保留；性成熟后可导致骨骺的关闭，使生长停止。可促进肾远曲小管对水、钠的重吸收并保留钙。

（六）甾体激素的作用机制

甾体激素具有脂溶性，主要通过扩散方式进入细胞内，与胞浆受体结合，形成激素-胞浆受体复合物。靶细胞胞浆中存在的甾体激素受体是蛋白质，与相应激素结合具有很强的亲和力和专一性。当激素进入细胞内与胞浆受体结合后，受体蛋白发生构型变化和热休克蛋白（HSP）解离，从而使激素-胞浆受体复合物获得进入细胞核内的能力，并由胞浆转移至核内，与核内受体结合，形成激素-核受体复合物，从而引发 DNA 的转录过程，生成特异的 mRNA，在胞浆核糖体内翻译，生成蛋白质，发挥相应的生物效应。

三、卵巢分泌的多肽物质

卵巢除分泌甾体激素外，还分泌一些多肽激素、细胞因子和生长因子。

（一）多肽激素

在卵泡液中可分离到三种多肽，根据它们对 FSH 产生的影响不同，分为抑制素、激活素和卵泡抑制素（follistatin，FS）。它们既来源于卵巢颗粒细胞，也产生于垂体促性腺细胞，与卵巢甾体激素系统一样，构成调节垂体促性腺激素合成与分泌的激活素-抑制素-卵泡抑制素系统。

1.抑制素

有两个不同的亚单位（α 和 β）通过二硫键连接，β 亚单位再分为 β_A 和 β_B，形成抑制素 A（$\alpha\beta_A$）和抑制素 B（$\alpha\beta_B$）。它的主要生理作用是选择性地抑制垂体 FSH 的产生，包括 FS 的合成和分泌，另外，它也能增强 LH 的活性。

2.激活素

由抑制素的两个 β 亚单位组成，形成激活素 A（$\beta_A\beta_A$）、激活素 AB（$\beta_A\beta_B$）和激活素 B（$\beta_B\beta_B$）。近年来发现激活素还有其他亚单位，如 βc、βd、βe 等。激活素主要在垂体局部通过自分泌作用，增加垂体细胞的 GnRH 受体数量，提高垂体对 GnRH 的反应性，从而刺激 FSH 的产生。

3.卵泡抑制素

卵泡抑制素是一个高度糖基化的多肽,它与抑制素和激活素的 β 亚单位具有亲和力。激活素与之结合后,失去刺激 FSH 产生的能力。卵泡抑制素的主要功能是通过自分泌/旁分泌作用,抑制 FSH 的产生。

(二)细胞因子和生长因子

白细胞介素-Ⅰ、肿瘤坏死因子-α、胰岛素样生长因子、血管内皮生长因子、表皮生长因子、成纤维细胞生长因子、转化生长因子、血小板衍生生长因子等细胞因子和生长因子通过自分泌或旁分泌形式也参与卵泡生长发育的调节。

（汪振梅）

第三节　生殖器其他部位周期性变化

在卵巢性激素周期性作用下,阴道黏膜、宫颈黏液、输卵管以及乳房组织也发生相应性变化。

一、阴道黏膜周期性变化

月经周期中阴道黏膜上皮呈现周期性变化,以阴道上段最为明显。排卵前,阴道上皮在雌激素的作用下,底层细胞增生,逐渐演变成中层与表层细胞,使阴道黏膜增厚;表层细胞角化程度增高,至排卵期程度最高;细胞内糖原含量增多,经阴道内的乳杆菌分解成乳酸,使阴道内保持酸性环境,从而抑制了致病菌的繁殖。排卵后在孕激素作用下,阴道表层细胞脱落。临床上可借助阴道脱落细胞的变化了解体内雌激素水平和有无排卵。

二、宫颈黏液周期性变化

宫颈黏膜腺细胞分泌的黏液在卵巢性激素的影响下也有明显的周期性改变。雌、孕激素可调节宫颈黏膜腺细胞的分泌功能。月经来潮后,体内雌激素水平降低,此时宫颈管分泌的黏液量很少。随着雌激素水平提高,黏液分泌量不断增加,至排卵期宫颈分泌的黏液变得非常稀薄、透明,拉丝度可达 10 cm 以上。宫颈黏液涂片干燥后置于显微镜下检查,可见羊齿植物叶状结晶。这种结晶在月经周期第 6～7 天即可出现,到排卵期结晶形状最清晰而典型。排卵后受孕激素影响,黏液分泌量逐渐减少,质地变黏稠而浑浊,拉丝度差,易断裂。涂片检查可发现结晶逐步模糊,至月经周期第 22 天左右完全消失,而代之以排列成行的椭圆体。临床上根据宫颈黏液检查,可了解卵巢的功能状态。

宫颈黏液是含有糖蛋白,血浆蛋白,氯化钠和水分的水凝胶。宫颈黏液中的氯化钠含量在月经周期中发生明显变化。在月经前后,氯化钠含量仅占黏液干重的 2%～20%,而排卵期则为40%～70%。由于黏液是等渗的,排卵期宫颈黏液氯化钠比例的增加使其水分亦相应增加,故排卵期的宫颈黏液稀薄而量多。宫颈黏液中的糖蛋白排列成网状。近排卵时,在雌激素影响下网眼变大,以适宜精子通过。雌、孕激素的作用使宫颈在月经周期中对精子穿透发挥生物阀的作用。

三、输卵管周期性变化

输卵管的形态及功能在雌、孕激素作用下同样发生周期性变化。在雌激素的作用下,输卵管黏膜上皮纤毛细胞生长,体积增大;非纤毛细胞分泌增加,为卵子提供运输和种植前的营养物质。雌激素还促进输卵管的发育及加强输卵管肌层节律性收缩的振幅。孕激素则能抑制输卵管收缩的振幅,并可抑制输卵管黏膜上皮纤毛细胞的生长,降低分泌细胞分泌黏液的能力。在雌、孕激素的协同作用下,受精卵才能通过输卵管正常到达子宫腔。

四、乳房周期性变化

雌激素促进乳腺管增生,而孕激素则促进乳腺小叶及腺泡生长。某些女性在经前期有乳房肿胀和疼痛感,可能是由于乳腺管的扩张、充血以及乳房间质水肿所致。由于雌、孕激素撤退,月经来潮后上述症状大多消退。

(王素平)

第四节　月经周期性变化

女性生殖系统周期性变化是其重要的生理特点,而月经是该变化的重要标志。月经周期性变化是一个非常复杂的过程,主要涉及下丘脑、垂体和卵巢。下丘脑分泌促性腺激素释放激素通过调节垂体促性腺激素的分泌来调控卵巢功能。卵巢分泌的性激素对下丘脑-垂体又有反馈调节作用。下丘脑、垂体与卵巢之间相互调节、相互影响,形成一个完整而协调的神经内分泌系统,称为下丘脑-垂体-卵巢轴(hypothalamic-pituitary-ovarian axis,HPO)。除下丘脑、垂体和卵巢激素之间的相互调节外,抑制素-激活素-卵泡抑制素系统也参与 HPO 对月经周期的调节。此外,HPO 的神经内分泌活动还受到大脑高级中枢的影响。

一、下丘脑促性腺激素释放激素

促性腺激素释放激素(gonadotropin-releasing hormone,GnRH)是下丘脑弓状核神经细胞分泌的一种十肽激素,通过垂体门脉系统输送到腺垂体,其生理功能是调节垂体促性腺激素的合成和分泌。其分泌特征是脉冲式释放,脉冲频率为 60～120 分钟,其频率与月经周期时相有关。正常月经周期的生理功能和病理变化均伴有相应的 GnRH 脉冲式分泌模式变化。GnRH 的脉冲式释放可调节 LH/FSH 的比值。脉冲频率减慢时,血中 FSH 水平升高,LH 水平降低,从而导致 LH/FSH 比值下降;频率增加时,LH/FSH 比值升高。

下丘脑是 HPO 的启动中心,GnRH 的分泌受垂体促性腺激素和卵巢性激素的反馈调节,包括起促进作用的正反馈和起抑制作用的负反馈调节。反馈调节包括长反馈,短反馈和超短反馈三种。长反馈指卵巢分泌到循环中的性激素对下丘脑的反馈作用;短反馈是指垂体激素对下丘脑 GnRH 分泌的负反馈调节;超短反馈是指 GnRH 对其本身合成的负反馈调节。这些激素反馈信号和来自神经系统高级中枢的神经信号一样,通过多种神经递质,包括去甲肾上腺素、多巴胺、内啡肽、5-羟色胺和降黑素等调节 GnRH 的分泌。去甲肾上腺素促进 GnRH 的释放,内源性鸦片肽抑制 GnRH 的释放,多巴胺对 GnRH 的释放则具有促进和抑制双重作用。

二、垂体生殖激素

与生殖有关的激素有促性腺激素和催乳激素。

(一)促性腺激素

腺垂体的促性腺激素细胞分泌卵泡刺激素(follicle-stimulating hormone,FSH)和黄体生成素(lute inizing hormone,LH)。它们对 GnRH 的脉冲式刺激起反应,自身亦呈脉冲式分泌,并受卵巢性激素和抑制素的调节。FSH 和 LH 均为糖蛋白激素,皆由 α 与 β 两个亚单位肽链以共价键结合而成。它们的 α 亚基结构相同,β 亚基结构不同。β 亚基是决定激素特异抗原性和特异功能的部分,但必须与 α 亚基结合成完整分子才具有生物活性。人类的促甲状腺激素(TSH)和人绒毛膜促性腺激素(HCG)也均由 α 和 β 两个亚单位组成。这四种糖蛋白激素的 α 亚单位中的氨基酸组成及其序列基本相同,它们的免疫反应也基本相同,各激素的特异性均存在于 β 亚单位。

FSH 是卵泡发育必需的激素,其主要生理作用包括:①直接促进窦前卵泡及窦状卵泡颗粒细胞增殖与分化,分泌卵泡液,使卵泡生长发育;②激活颗粒细胞芳香化酶,合成与分泌雌二醇;③在前一周期的黄体晚期及卵泡早期,促使卵巢内窦状卵泡群的募集;④促使颗粒细胞合成分泌 IGF 及其受体、抑制素、激活素等物质,并与这些物质协同作用,调节优势卵泡的选择与非优势卵泡的闭锁退化;⑤在卵泡期晚期与雌激素协同,诱导颗粒细胞生成 LH 受体,为排卵及黄素化作准备。

LH 的生理作用包括:①在卵泡期刺激卵泡膜细胞合成雄激素,主要是雄烯二酮,为雌二醇的合成提供底物;②排卵前促使卵母细胞最终成熟及排卵;③在黄体期维持黄体功能,促进孕激素、雌二醇和抑制素 A 的合成与分泌。

(二)催乳激素(prolactin,PRL)

PRL 是由腺垂体的催乳细胞分泌的由 198 个氨基酸组成的多肽激素,具有促进乳汁合成功能。其分泌主要受下丘脑释放入门脉循环的多巴胺(PRL 抑制因子)抑制性调节。促甲状腺激素释放激素(TRH)亦能刺激 PRL 的分泌。由于多巴胺与 GnRH 对同一刺激或抑制作用常同时发生效应,因此,当 GnRH 的分泌受到抑制时,可出现促性腺激素水平下降,而 PRL 水平上升,临床表现为闭经泌乳综合征。另外,由于 TRH 升高,可使一些甲状腺功能减退的妇女出现泌乳现象。

三、卵巢性激素的反馈调节

卵巢分泌的雌、孕激素对下丘脑-垂体的反馈调节作用如下。

(一)雌激素

雌激素对下丘脑产生负反馈和正反馈两种作用。在卵泡期早期,一定水平的雌激素负反馈作用于下丘脑,抑制 GnRH 释放,并降低垂体对 GnRH 的反应性,从而实现对垂体促性腺激素脉冲式分泌的抑制。在卵泡期晚期,随着卵泡的发育成熟,当雌激素的分泌达到阈值(≥200 pg/mL)并维持 48 小时以上时,雌激素即可发挥正反馈作用,刺激 LH 分泌高峰。在黄体期,协同孕激素对下丘脑有负反馈作用。

（二）孕激素

在排卵前，低水平的孕激素可增强雌激素对促性腺激素的正反馈作用。在黄体期，高水平的孕激素对促性腺激素的脉冲分泌产生负反馈抑制作用。

四、月经周期调控过程

（一）卵泡期

在一次月经周期的黄体萎缩后，雌、孕激素和抑制素 A 水平降至最低，对下丘脑和垂体的抑制解除，下丘脑又开始分泌 GnRH，使垂体 FSH 分泌增加，促进卵泡发育，分泌雌激素，子宫内膜发生增生期变化。随着雌激素逐渐增加，其对下丘脑的负反馈增强，抑制下丘脑 GnRH 的分泌，加之抑制素 B 的作用，使垂体 FSH 分泌减少。随着卵泡逐渐发育，接近成熟时卵泡分泌的雌激素达到 200 pg/mL 以上，并持续 48 小时，即对下丘脑和垂体产生正反馈作用，形成 LH 和 FSH 峰，两者协同作用，促使成熟卵泡排卵。

（二）黄体期

排卵后循环中 LH 和 FSH 均急剧下降，在少量 LH 和 FSH 作用下，黄体形成并逐渐发育成熟。黄体主要分泌孕激素，也分泌雌二醇，使子宫内膜发生分泌期变化。排卵后第 7～8 天循环中孕激素达到高峰，雌激素亦达到又一高峰。由于大量孕激素和雌激素以及抑制素 A 的共同负反馈作用，又使垂体 LH 和 FSH 分泌相应减少，黄体开始萎缩，雌、孕激素分泌减少，子宫内膜失去性激素支持，发生剥脱而月经来潮。雌、孕激素和抑制素 A 的减少解除了对下丘脑和垂体的负反馈抑制，FSH 分泌增加，卵泡开始发育，下一个月经周期重新开始，如此周而复始。

月经周期主要受 HPO 的神经内分泌调控，同时也受抑制素-激活素-卵泡抑制素系统的调节，此外，其他腺体内分泌激素对月经周期也有影响。HPO 的生理活动还受大脑皮层神经中枢的调节，如外界环境、精神因素等均可影响月经周期。大脑皮层、下丘脑、垂体和卵巢任何一个环节发生障碍，都会引起卵巢功能紊乱，导致月经失调。

（严崴巍）

第二章

妇产科疾病常见症状

第一节 白带异常

白带是由阴道黏膜渗出液、宫颈管、子宫内膜及输卵管黏膜腺体分泌物混合而成,正常白带呈白色稀糊状或蛋清样,高度黏稠,无腥臭味,量少。白带量多少与雌激素相关:月经前后 2～3 天量少,排卵期增多,青春期前、绝经后少,妊娠期量多。生殖道炎病或肿瘤时,白带量明显增多且特点有改变。

一、原因

白带异常主要见于两类疾病:生殖器炎病和生殖器肿瘤。

(一)生殖器炎病

阴道炎(较常见的有滴虫阴道炎、假丝酵母菌阴道炎、细菌性阴道病、萎缩性阴道炎),宫颈炎,盆腔炎等。

(二)生殖器肿瘤

子宫黏膜下肌瘤、阴道癌、宫颈癌、子宫内膜癌、输卵管癌等。

(三)其他

阴道腺病、卵巢功能失调、阴道内异物、放置宫内节育器等。

二、鉴别要点

(一)灰黄色或黄白色泡沫状稀薄白带

此为滴虫阴道炎的特征,多伴外阴瘙痒。

(二)凝乳或豆渣样白带

此为假丝酵母菌阴道炎的特征,多伴外阴奇痒或灼痛。

(三)灰白色匀质白带

此常见于细菌性阴道病,有鱼腥味,可伴外阴瘙痒。

(四)透明黏性白带

外观正常,量明显增多,应考虑卵巢功能失调、阴道腺病或宫颈高分化腺癌。

（五）脓性白带

此为细菌感染所致，色黄或黄绿，黏稠，有臭味，可见于阴道炎、急性宫颈炎及宫颈管炎、宫腔积脓、阴道内异物、阴道癌或宫颈癌并发感染。

（六）血性白带

血性白带是指白带中混有血液，血量多少不定，可考虑宫颈癌、子宫内膜癌、宫颈息肉、子宫黏膜下肌瘤、放置宫内节育器等。

（七）水样白带

水样白带是指持续流出淘米水样白带，具奇臭者，一般为晚期宫颈癌。间断性排出清澈黄红色水样白带，应考虑为输卵管癌。

（李轩宇）

第二节 外阴瘙痒

外阴瘙痒是多种不同病变引起的一种病状，但也可能发生在正常妇女。严重时影响生活、工作和休息。

一、病因

（一）局部原因

1.阴道分泌物刺激

患有慢性宫颈炎及各种阴道炎时，由于其分泌物增多刺激外阴部皮肤而常引起外阴瘙痒，滴虫性阴道炎和假丝酵母菌性阴道炎是引起外阴瘙痒的最常见原因。

2.外阴营养不良

外阴发育营养不良者，其外阴瘙痒难忍。

3.不良卫生习惯

不注意外阴清洁，经血、大小便等长期刺激，月经垫不洁及穿不透气的化纤内裤等，均能诱发外阴瘙痒。

4.化学物品、药品刺激及过敏

肥皂、避孕套、某些药物等的直接刺激或过敏，均能引起外阴瘙痒。

5.其他

阴虱、疥疮、疱疹、尖锐湿疣、外阴湿疹、蛲虫感染等亦能引起外阴瘙痒。

（二）全身原因

糖尿病及黄疸患者尿液对外阴皮肤的刺激，维生素缺乏，尤其是维生素 A、B 族维生素的缺乏，妊娠期肝内胆汁淤积病，妊娠期或经前期外阴部充血等均可引起外阴不同程度的瘙痒。另有部分患者虽外阴瘙痒十分严重，但原因不明，可能与精神或心理方面因素有关。

二、临床表现及诊断

主要病状是外阴瘙痒，瘙痒多位于阴蒂、大小阴唇、会阴、肛周。一般在夜间或食用刺激性食

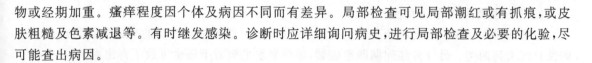

物或经期加重。瘙痒程度因个体及病因不同而有差异。局部检查可见局部潮红或有抓痕,或皮肤粗糙及色素减退等。有时继发感染。诊断时应详细询问病史,进行局部检查及必要的化验,尽可能查出病因。

三、治疗

(一)一般治疗
保持外阴皮肤清洁、干燥,切忌搔抓。不用热水烫洗,忌用肥皂,有感染时可用高锰酸钾液坐浴。内裤应宽松透气。

(二)病因治疗
积极治疗引起外阴瘙痒的疾病,如各种阴道炎、糖尿病等。若有阴虱应剔净阴毛,内裤和被褥要煮洗、消毒,局部应用氧化氨基汞软膏,配偶也应同时治疗。

(三)对病治疗
1.外用药

急性炎病期可用3‰硼酸液湿敷,洗后局部涂搽40%氧化锌软膏、炉甘石洗剂等。慢性瘙痒可使用皮质激素或2%苯海拉明软膏涂擦,有止痒作用。

2.内服药

病状严重者,服用镇静、脱敏药物,如氯苯那敏、苯海拉明等。

3.乙醇注射法

对外阴皮肤正常、瘙痒严重、其他疗法无效的难治性患者,可采用纯乙醇皮下注射。

4.中药熏洗

(1)蛇床子散:蛇床子、花椒、明矾、百部、苦参各9～15 g,煎水先熏后坐浴,每天2次,连用10天。

(2)茵苦洗剂:茵陈、苦参各9 g,煎水熏洗。

(3)皮炎洗剂:透骨草9 g,蒲公英、马齿苋、紫花地丁、黄芩、防风、独活、羌活各5 g,艾叶6 g,甘草3 g,煎水熏洗。

（黄会林）

第三节 阴 道 流 血

阴道流血为女性患者就诊时最常见的主诉,指妇女生殖道任何部位的出血,包括宫体、宫颈、阴道和外阴等处。虽然绝大多数出血来自宫体,但无论其源自何处,除正常月经外,均称"阴道流血"。阴道流血也可为凝血功能异常的一种表现,如白血病、再生障碍性贫血、特发性血小板减少性紫癜及肝功能损害等。

一、原因

根据患者年龄及性生活等情况鉴别阴道流血的病因。

（一）若患者为青春期女性

应首先排除卵巢内分泌功能变化引起的子宫出血，包括无排卵性功能失调性子宫出血及排卵性月经失调两类。另外月经间期卵泡破裂，雌激素水平短暂下降也可致子宫出血。

（二）若患者为生育期女性且性生活正常

应首先考虑与妊娠有关的子宫出血，常见的有先兆流产、不全流产、异位妊娠、妊娠滋养细胞疾病、产后胎盘部分残留、胎盘息肉和子宫复旧不全等。其次考虑卵巢内分泌功能变化引起的出血，包括无排卵性和排卵性异常子宫出血，以及月经间期卵泡破裂。最后考虑生殖器炎病，如外阴出血见于外阴溃疡、尿道肉阜等；阴道出血见于阴道溃疡、阴道炎；宫颈出血见于急、慢性宫颈炎，宫颈糜烂，宫颈溃疡，宫颈息肉等；子宫出血见于急、慢性子宫内膜炎，慢性子宫肌炎，急、慢性盆腔炎等；以及生殖器肿瘤，如子宫肌瘤、宫颈癌、子宫内膜癌等。此外，性交所致处女膜或阴道损伤、放置宫内节育器、雌激素或孕激素使用不当（包括含性激素保健品使用不当）也可引起不规则阴道出血。

（三）若患者为绝经过渡期和绝经后女性

应首先排除生殖器肿瘤，如外阴癌、阴道癌、宫颈癌、子宫内膜癌、子宫肉瘤、绒毛膜癌、某些具有内分泌功能的卵巢肿瘤。其次考虑生殖器炎病，如外阴炎、阴道炎、宫颈炎和子宫内膜炎等，以及卵巢内分泌功能变化引起的子宫出血，如无排卵性功能失调性子宫出血。

（四）若患者为儿童期女性

首先排除损伤、异物和外源性性激素等因素，如外阴、阴道骑跨伤、幼女玩弄别针等而放入阴道而引起的出血。其次考虑有性早熟或生殖道恶性肿瘤可能。新生女婴出生后数天有少量阴道流血，是因为离开母体后雌激素水平骤然下降、子宫内膜脱落所致。

（五）与全身疾病有关的阴道流血

如白血病、再生障碍性贫血、特发性血小板减少性紫癜及肝功能损害等均可导致子宫出血。

二、临床表现

阴道流血的形式有以下几种。

（一）经量增多

月经周期基本正常，但经量多（>80 mL）或经期延长，为子宫肌瘤的典型病状，其他如子宫腺肌病、排卵性月经失调、放置宫内节育器，均可有经量增多。

（二）周期不规则的阴道流血

多为无排卵性功能失调性子宫出血，但围绝经期妇女应注意排除早期子宫内膜癌。性激素药物应用不当或使用避孕药后也会引起周期不规则阴道流血。

（三）无任何周期可辨的长期持续阴道流血

多为生殖道恶性肿瘤所致，首先应考虑宫颈癌或子宫内膜癌的可能。

（四）停经后阴道流血

若患者为育龄妇女，伴或不伴有下腹疼痛、恶心等病状，应首先考虑与妊娠有关的疾病，如流产、异位妊娠、葡萄胎等；若患者为青春期无性生活史女性或围绝经期女性，多为无排卵性功能失调性子宫出血，但应排除生殖道恶性肿瘤。

（五）阴道流血伴白带增多

一般应考虑晚期宫颈癌、子宫内膜癌或子宫黏膜下肌瘤伴感染。

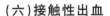

（六）接触性出血

于性交后或阴道检查后立即有阴道出血，色鲜红，量可多可少，应考虑急性宫颈炎、早期宫颈癌、宫颈息肉或子宫黏膜下肌瘤可能。

（七）月经间期出血

发生于下次月经来潮前 14～15 天，历时 3～4 天，一般出血量少于月经量，偶可伴有下腹疼痛和不适。此类出血是月经间期卵泡破裂、雌激素水平暂时下降所致，又称排卵期出血。

（八）经前或经后点滴出血

月经来潮前数天或来潮后数天持续少量阴道流血，常淋漓不尽。可见于排卵期月经失调或为放置宫内节育器的不良反应。此外，子宫内膜异位病亦可能出现类似情况。

（九）绝经多年后阴道流血

一般流血量较少，历时 2～3 天即净，多为绝经后子宫内膜脱落引起的出血或萎缩性阴道炎；若流血量较多，流血持续不净或反复阴道流血，应考虑子宫内膜癌的可能。

（十）间歇性阴道排出血性液体

应警惕有输卵管癌可能。

（十一）外伤后阴道流血

常见于骑跨伤后，流血量可多可少。

（王　娜）

第四节　下腹部肿块

下腹部肿块是妇科患者就医时的常见主诉。肿块可能是患者本人或家属无意发现，或因其他病状（如下腹痛、阴道流血等）做妇科检查时或行 B 型超声检查盆腔时发现。女性下腹肿块可以来自子宫与附件、肠道、腹膜后、泌尿系统及腹壁组织。根据肿块质地不同，分为囊性和实性。囊性肿块多为良性病变，如充盈膀胱、卵巢囊肿、输卵管卵巢囊肿、输卵管积水等。实性肿块除妊娠子宫、子宫肌瘤、卵巢纤维瘤、盆腔炎性包块等为良性外，其他实性肿块均应首先考虑为恶性肿瘤。

下腹部肿块可以是子宫增大、子宫附件肿块、肠道肿块、泌尿系统肿块、腹壁或腹腔肿块。

一、子宫增大

位于下腹正中且与宫颈相连的肿块，多为子宫增大。子宫增大的原因如下。

（一）妊娠子宫

育龄妇女有停经史，下腹部扪及包块，应首先考虑为妊娠子宫。停经后出现不规则阴道流血，且子宫增大超过停经周数者，可能为葡萄胎。妊娠早期子宫峡部变软，宫体似与宫颈分离，此时应警惕将宫颈误认为宫体，将妊娠子宫误认为卵巢肿瘤。

（二）子宫肌瘤

子宫均匀增大，或表面有单个或多个球形隆起。子宫肌瘤典型病状为月经过多。带蒂的浆膜下肌瘤仅蒂与宫体相连，不扭转无病状，妇科检查时有可能将其误诊为卵巢实性肿瘤。

(三)子宫腺肌病

子宫均匀增大,通常不超过手拳大小,质硬。患者多伴有逐年加剧的痛经、经量增多及经期延长。

(四)子宫恶性肿瘤

老年患者子宫增大且伴有不规则阴道流血,应考虑子宫内膜癌。子宫增长迅速伴有腹痛及不规则阴道流血,可能为子宫肉瘤。有生育史或流产史,特别是有葡萄胎史,子宫增大且外形不规则及子宫不规则出血时,应想到子宫绒毛膜癌的可能。

(五)子宫畸形

双子宫或残角子宫可扪及子宫另一侧有与其对称或不对称的包块,两者相连,硬度也相似。

(六)经血外流受阻

患者至青春期无月经来潮,有周期性腹痛并扪及下腹部肿块,应考虑处女膜闭锁或阴道无孔横膈。宫腔积脓或积液也可使子宫增大,见于子宫内膜癌合并宫腔积脓。

二、子宫附件肿块

附件包括输卵管和卵巢。输卵管和卵巢常不能扪及。当子宫附件出现肿块时,多属病理现象。临床常见的子宫附件肿块有以下几种。

(一)输卵管妊娠

肿块位于子宫旁,大小、形状不一,有明显触痛。患者多有短期停经史,随后出现阴道持续少量流血及腹痛史。

(二)附件炎性肿块

肿块多为双侧性,位于子宫两旁,与子宫有粘连,压痛明显。急性附件炎病患者有发热、腹痛症状。慢性附件炎性疾病患者,多有不育及下腹隐痛史,甚至出现反复急性盆腔炎病发作。

(三)卵巢非赘生性囊肿

多为单侧、可活动的囊性包块,直径通常≤8 cm。黄体囊肿可在妊娠早期扪及。葡萄胎常并发卵巢双侧或一侧黄素囊肿。卵巢子宫内膜异位囊肿多为与子宫有粘连、活动受限、有压痛的囊性包块。输卵管卵巢囊肿常有不孕或盆腔感染病史,附件区囊性块物,可有触痛,边界清或不清,活动受限。

(四)卵巢赘生性肿块

无论肿块大小,其表面光滑、囊性且可活动者,多为良性囊肿。肿块为实性,表面不规则,活动受限,特别是盆腔内扪及其他结节或伴有胃肠道病状者,多为卵巢恶性肿瘤。

三、肠道及肠系膜肿块

(一)粪块嵌顿

肿块位于左下腹,多呈圆锥状,直径 4～6 cm,质偏实,略能推动。排便后肿块消失。

(二)阑尾周围脓肿

肿块位于右下腹,边界不清,距子宫较远且固定,有明显压痛伴发热、白细胞增多和红细胞沉降率加快。初发病时先有脐周疼痛,随后疼痛逐渐转移并局限于右下腹。

(三)腹部手术或感染后继发的肠管、大网膜粘连

肿块边界不清,叩诊时部分区域呈鼓音。患者以往有手术史或盆腔感染史。

（四）肠系膜肿块

部位较高,肿块表面光滑,左右移动度大,上下移动受限制,易误诊为卵巢肿瘤。

（五）结肠癌

肿块位于一侧下腹部,呈条块状,略能推动,有轻压痛。患者多有下腹隐痛、便秘、腹泻,或便秘、腹泻交替,以及粪便带血史,晚期出现贫血、恶病质。

四、泌尿系统肿块

（一）充盈膀胱

肿块位于下腹正中、耻骨联合上方,呈囊性,表面光滑,不活动。导尿后囊性肿块消失。

（二）异位肾

先天异位肾多位于髂窝部或盆腔内,形状类似正常肾,但略小。通常无自觉病状。静脉尿路造影可确诊。

五、腹壁或腹腔肿块

（一）腹壁血肿或脓肿

位于腹壁内,与子宫不相连。患者有腹部手术或外伤史。抬起患者头部使腹肌紧张,若肿块更明显,多为腹壁肿块。

（二）腹膜后肿瘤或脓肿

肿块位于直肠和阴道后方,与后腹壁固定,不活动,多为实性,以肉瘤最常见;亦可为囊性,如良性畸胎瘤、脓肿等。静脉尿路造影可见输尿管移位。

（三）腹水

大量腹水常与巨大卵巢囊肿相混淆。腹部两侧叩诊浊音,脐周鼓音为腹水特征。腹水合并卵巢肿瘤,腹部冲击触诊法可发现潜在肿块。

（四）盆腔结核包裹性积液

肿块为囊性,表面光滑,界限不清,固定不活动。囊肿可随患者病情加剧而增大或好转而缩小。

（五）直肠子宫陷凹囊（脓）肿

肿块呈囊性,向后穹隆突出,压痛明显,伴发热及急性盆腔腹膜炎体征。后穹隆穿刺抽出脓液可确诊。

（刘　刚）

第三章

女性生殖系统炎症

第一节 外 阴 炎

外阴与阴道、尿道、肛门相毗邻,经常受到阴道分泌物、经血、尿液和粪便的刺激,若不注意局部清洁,常诱发外阴皮肤与黏膜的炎症。

一、非特异性外阴炎

凡由一般化脓性细菌引起的外阴炎称为非特异性外阴炎,大多为混合性细菌感染,常见病原菌有金黄色葡萄球菌、乙型溶血性链球菌、大肠埃希菌、变形杆菌、厌氧菌等。临床上可分为单纯性外阴炎、毛囊炎、外阴脓疱病、外阴疖病、蜂窝织炎及汗腺炎等。

(一)单纯性外阴炎

1.病因

当宫颈或阴道发炎时,阴道分泌物流出刺激外阴可引起外阴炎;穿着透气性差的化纤内裤,外阴皮肤经常湿润或尿瘘、粪瘘患者外阴长期被尿液、大便浸渍均可继发感染而导致外阴炎。

2.临床表现

炎症多发生于小阴唇内、外侧或大阴唇甚至整个外阴部,急性期表现为外阴发红、肿胀、灼热、疼痛,亦可发生外阴糜烂、表皮溃疡或成片湿疹样变。有时并发腹股沟淋巴结肿大、压痛。慢性患者由于长期刺激可出现皮肤增厚、粗糙、皲裂,有时呈苔藓化或色素减退。

3.治疗

(1)去除病因:积极治疗宫颈炎、阴道炎;改穿棉质内裤;有尿瘘或粪瘘者行修补术;糖尿病尿液刺激引起的外阴炎,则应治疗糖尿病。

(2)局部用药:1∶5 000 高锰酸钾温热水坐浴,每天 2 次,清洁外阴后涂 1‰硫酸新霉素软膏或金霉素软膏。

(3)物理疗法:红外线、微波或超短波局部治疗,均有一定的疗效。

(二)外阴毛囊炎

1.病因

外阴毛囊炎为细菌侵犯毛囊及其所属皮脂腺引起的急性化脓性感染。病原体多为金黄色葡

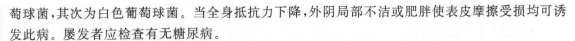

萄球菌,其次为白色葡萄球菌。当全身抵抗力下降,外阴局部不洁或肥胖使表皮摩擦受损均可诱发此病。屡发者应检查有无糖尿病。

2.临床表现

最初出现一个红、肿、痛的小结节,逐渐增大,呈锥状隆起,数天后结节中央组织坏死变软,出现黄色小脓栓,再过数天脓栓脱落,排出脓液,炎症逐渐消退,但常反复发作。

3.治疗

(1)保持外阴清洁,勤换内裤,勤洗外阴,避免进食辛辣食物或饮酒。

(2)出疹较广泛时,可口服头孢类大环内酯类抗生素。已有脓疱者,可用消毒针刺破,并局部涂上1%新霉素软膏或2%莫匹罗星软膏。

(三)外阴疖病

1.病因

由金黄色葡萄球菌或白色葡萄球菌引起。屡发者应检查有无糖尿病。

2.临床表现

开始时毛囊口周围皮肤轻度充血肿痛,逐渐形成高于周围皮肤的紫红色硬结,皮肤表面紧张,有压痛,硬结边缘不清楚,常伴腹股沟淋巴结肿大;以后疖肿中央变软,表面皮肤变薄,并有波动感,继而中央顶端出现黄白色点,不久溃破,脓液排出后,疼痛减轻,红肿消失,逐渐愈合。

3.治疗

保持外阴清洁,早期用1:5 000高锰酸钾温热水坐浴后涂敷抗生素软膏,以促使炎症消散或局限化,亦可用红外线照射以促使疖肿软化。有明显炎症或发热者应口服抗生素,有人主张用青霉素20万~40万U溶于0.5%普鲁卡因10~20 mL做封闭治疗,封闭时应在疖肿边缘外2~3 cm处注射。当疖肿变软,有波动感时,应切开引流。切口要适当大,以便脓液及坏死组织能顺利排出。但切忌挤压,以免炎症扩散。

(四)外阴急性蜂窝织炎

1.病因

外阴急性蜂窝织炎为外阴皮下、筋膜下、肌间隙或深部蜂窝组织的一种急性弥漫性炎症。致病菌以溶血性链球菌为主,其次为金黄色葡萄球菌及厌氧菌。炎症由皮肤或软组织损伤引起。

2.临床表现

特点是病变不易局限化,迅速扩散,与正常组织无明显界限。表浅的急性蜂窝织炎局部明显红肿、剧痛,并向四周扩大,病变中央常因缺血而坏死。深部的蜂窝织炎,局部红肿不明显,只有局部水肿和深部压痛,疼痛较轻,但病情较严重,有高热、寒战、头痛、全身乏力、白细胞计数升高,压迫局部偶有捻发音。蜂窝组织和筋膜有坏死,以后可有进行性皮肤坏死,脓液恶臭。

3.治疗

早期采用头孢类或青霉素类抗生素口服或静脉滴注。局部可采用热敷或中药外敷,若不能控制,应多处切开引流(切忌过早引流),去除坏死组织,伤口用3%过氧化氢溶液冲洗和湿敷。

(五)外阴汗腺炎

1.病因

青春期外阴部汗腺分泌旺盛,分泌物黏稠,加上继发性葡萄球菌或链球菌感染,致使腺管堵塞导致外阴汗腺炎。

2.临床表现

外阴部有多个瘙痒的皮下小结节,若不及时治疗则会形成脓疱,最后穿破。

3.治疗

保持外阴清洁,宣传外阴清洁的重要性,避免穿尼龙内裤。早期治疗可用1:5 000高锰酸钾液温热坐浴,每天2~3次。外阴清洁后保持干爽。严重时口服或肌内注射抗生素,形成脓疱时切开排脓。

二、婴幼儿外阴炎

(一)病因

由于婴幼儿卵巢功能尚未成熟,外阴发育较差,自我防御机制不健全,因而外阴易受到各种病原体感染导致婴幼儿外阴炎。常见病原体为大肠埃希菌、葡萄球菌、链球菌、淋病奈瑟菌、假丝酵母菌、滴虫或蛲虫等。传播方式为母亲或保育员的手、衣物、毛巾、浴盆等间接传播;也可由于自身大便污染或外阴不洁等。

(二)临床表现

局部皮肤红肿、疼痛或瘙痒致使婴幼儿烦躁不安及哭闹。检查发现外阴、阴蒂部红肿,尿道口或阴道口充血、水肿或破溃,严重时可致小阴唇粘连,因阴唇粘连覆盖尿道口,尿液由粘连部上方或下方裂隙排出,婴幼儿排尿时因尿液刺激致使疼痛加重而哭闹。

(三)治疗

(1)注意卫生,不穿开裆裤,减少外阴受污染机会。婴幼儿大小便后尤其大便后应清洗外阴,避免用刺激性强的肥皂。清洁外阴后撒布婴儿浴粉或氧化锌粉,以保持外阴干燥。

(2)急性炎症时,用1:5 000高锰酸钾液坐浴,每天2~3次。坐浴后擦干外阴,可选用下列药物涂敷:①40%紫草油纱布;②炉甘石洗剂;③15%氧化锌粉;④瘙痒明显者可用10%氢化可的松软膏。

(3)阴唇粘连时,粘连处可用两大拇指将两侧阴唇向外、向下轻轻按压使粘连分离。分离后创面用40%紫草油涂敷,以免再度粘连,也可涂擦0.1%雌激素软膏。

(4)口服或静脉滴注抗生素治疗。

三、老年性外阴炎

(一)病因

绝经后,雌激素水平明显降低,外阴脂肪减少,大小阴唇变平,皮肤变薄,弹性消失,阴毛稀疏,腺体减少,容易出现老年性外阴炎。

(二)临床表现

外阴因干枯发痒而搔抓,抓破后易导致感染,轻度摩擦均会引起外阴皮肤损伤。若外阴萎缩范围达肛门周围,导致肛门括约肌张力降低而发生轻度大便失禁,亦可因粪便污染而致炎症。

(三)治疗

保持外阴清洁。外阴瘙痒时可用氢化可的松软膏外涂以缓解瘙痒,而且软膏的润滑作用可使皮肤不会因干燥而发生磨损。症状严重者,如无禁忌证可给予雌激素治疗,口服倍美力0.625 mg,每晚1次,亦可用倍美力阴道软膏局部涂搽。

四、慢性肥厚性外阴炎

(一)病因

慢性肥厚性外阴炎又称外阴象皮肿。病原体为丝虫。其微丝蚴寄生于外阴淋巴系统中,引起淋巴管炎性阻塞,导致皮肤增厚。

(二)临床表现

外阴部皮肤(阴蒂、大小阴唇)呈局限性或弥漫性增厚,表面粗糙,有时凹凸不平呈结节状、乳头状或疣状。因外阴皮肤肥厚肿大,导致患者坐立不安、大小便困难、性生活受影响。病变局部瘙痒,抓破后容易引起继发性感染,出现溃疡、渗液、疼痛等。患者可有丝虫感染史或乳糜尿。

(三)治疗

乙胺嗪,4~6 mg/kg,每天 3 次,7 天为 1 个疗程,也有人主张用短程疗法,即每天 1.5 g 分2 次口服,连服 2 天。局部病灶要注意干燥清洁,预防继发性感染,病灶增大及肥厚严重者,可考虑手术切除。

五、前庭大腺炎

(一)病因

前庭大腺为一对管泡状结构的腺体,位于两侧大阴唇下 1/3 深部,腺管开口于处女膜与小阴唇之间。因解剖部位的特点,在性交、流产、分娩等情况污染外阴时,病原体易侵入引起前庭大腺炎。炎症一般发生于生育年龄妇女。病原体多为金黄色葡萄球菌、大肠埃希菌、厌氧菌(类杆菌)或淋病奈瑟菌等混合感染。

(二)临床表现

前庭大腺炎可分为 3 种类型:前庭大腺导管炎、前庭大腺脓肿和前庭大腺囊肿。

1.前庭大腺导管炎

初期感染阶段多为导管炎,局部红肿、疼痛及性交痛,检查可见患侧前庭大腺开口处呈白色小点,有明显压痛。

2.前庭大腺脓肿

导管开口处闭塞,脓性分泌物不能排出,积聚于导管及腺体中,并逐渐扩大形成前庭大腺脓肿。脓肿直径达 3~6 cm,多为单侧,局部有红肿热痛,皮肤变薄,触痛明显,有波动感,脓肿继续增大,壁薄,可自行破溃,症状随之减轻,若破口小,脓液引流不畅,症状可反复发作。全身症状可有发热,白细胞计数增高,患侧腹股沟淋巴结肿大。

3.前庭大腺囊肿

前庭大腺导管因非特异性炎症阻塞,使腺体内分泌物积聚,形成囊性扩张所致,但腺体无炎症。小者长期存在而无自觉症状,大者囊肿阻塞阴道口,导致患者行动不便,有肿胀感。检查可见大阴唇下方有囊性块物,椭圆形,肿物大小不等,囊肿内含清澈透明液体,感染时可呈脓性。

(三)治疗

1.前庭大腺导管炎

多卧床休息;口服青霉素类、头孢菌素类、喹诺酮类抗生素;局部可用 1∶5 000 高锰酸钾液坐浴。

2.前庭大腺脓肿

待脓肿成熟有波动感时行切开引流术。消毒外阴后,在脓肿表面皮肤最薄处(大阴唇内侧)做一半弧形切口,切口不宜过小,便于脓液充分引流排出,术后应置纱条于脓腔内引流,防止切口过早闭合。切开引流术后症状可迅速消除,但愈合后有可能反复发作,故可在炎症消除后,行前庭大腺摘除术。

3.前庭大腺囊肿

有感染时,按前庭大腺脓肿处理。无继发感染,则可行囊肿造口术。于大阴唇内侧皮肤与黏膜交界处行半弧形切口,剪去菱形状黏膜及囊壁一小块,然后将黏膜与囊壁间断缝合。由于前庭大腺开口未闭塞,故腺体仍有正常分泌功能。亦可采用 CO_2 激光造口术,复发率较低。

六、外阴前庭炎

外阴前庭炎为一慢性持续性临床综合征,其特点为外阴前庭部发红,性交时阴道口有剧痛不适,或触摸、压迫前庭时局部疼痛。

(一)病因

尚不清楚。可能与感染尤其是人乳头瘤病毒(HPV)感染、尿中尿酸盐刺激以及心理因素有关。

(二)临床表现

好发于性生活活跃的妇女。主要症状为性交时阴道口剧痛或长期阴道口处烧灼感,可伴有尿痛、尿频,严重者导致性交畏惧感。检查见前庭部充血、肿胀,压痛明显。

(三)治疗

由于病因不明,治疗效果不理想。对症状较轻者,可采用药物治疗;对病变严重或药物治疗无效者,可采用手术治疗。

1.药物治疗

1∶5 000 高锰酸钾温水坐浴,性交前液状石蜡润滑前庭部,1%氢化可的松或 0.025%氟轻松软膏局部外涂,亦可同时应用 2%~5%利多卡因溶液外涂。近年报道,前庭局部黏膜下注射 α-干扰素有一定疗效,有效率为 50%。

2.手术治疗

切除前庭部疼痛处黏膜层,然后潜行游离部分阴道黏膜予以覆盖。前庭大腺开口处被切除后仍能自行重建。

七、外阴接触性皮炎

(一)病因

外阴皮肤直接接触某些刺激性物质或变应原而发生的炎症,如接触消毒剂、卫生巾、肥皂、阴茎套、紧身内裤等。

(二)临床表现

外阴接触刺激物或变应原后,局部有灼热感、疼痛、瘙痒,检查见皮肤潮红、皮疹、水肿、水疱,甚至坏死、溃疡。

（三）治疗

去除病因，避免用刺激性物质。可口服赛庚啶、阿司咪唑或肾上腺皮质激素，局部用3％硼酸溶液冲洗后，涂抹炉甘石洗剂。若有继发感染时，可给予1％新霉素软膏涂抹。

（卢　霞）

第二节　阴　道　炎

女性阴道及其特定的菌群共同形成了一个巧妙的平衡生态体系，当此平衡被破坏时，即可导致阴道炎。改变阴道生态平衡的药物和其他因素有抗生素、激素、避孕药、阴道冲洗、阴道用药、性交、性传播疾病、紧张和多性伴侣等。

阴道内主要需氧菌有革兰阳性乳酸杆菌、类白喉杆菌、革兰阳性表皮葡萄球菌、链球菌、肠球菌和革兰阴性大肠埃希菌及阴道杆菌。主要厌氧菌有革兰阳性消化球菌属及消化链球菌属、革兰阴性类杆菌属、梭状芽孢杆菌。除细菌外尚有衣原体、支原体、病毒、原虫、真菌等。

阴道炎主要病因：①外阴阴道假丝酵母菌病；②滴虫性阴道炎；③细菌性阴道病；④老年性阴道炎；⑤阿米巴性阴道炎；⑥婴幼儿阴道炎；⑦过敏性阴道炎。

一、外阴阴道假丝酵母菌病

外阴阴道假丝酵母菌病是由假丝酵母菌引起的一种常见外阴阴道炎，约75％妇女一生中至少患过1次外阴阴道假丝酵母菌病。

（一）病因

假丝酵母菌呈卵圆形，有芽生孢子及细胞发芽伸长而形成的假菌丝，80％～90％病原体为白色假丝酵母菌，10％～20％为光滑假丝酵母菌、近平滑假丝酵母菌、热带假丝酵母菌等。假丝酵母菌为阴道内常驻菌种，也可由肠道传染来，其繁殖、致病、发病取决于宿主抵抗力以及阴道内环境的变化。当阴道内糖原增多，酸度增高时，最适宜假丝酵母菌繁殖而引起炎症。妊娠、避孕药、抗生素、激素和免疫抑制剂的使用均有利于假丝酵母菌繁殖，阴道和子宫颈有病理改变时，假丝酵母菌发病率亦增高，肥胖及甲状旁腺、甲状腺和肾上腺功能减退等均影响假丝酵母菌的繁殖和生长且与发病有关，亦与大量雌激素应用、糖尿病、穿紧身化纤内裤、性交过频、性传播、偏嗜甜食有关。

（二）临床表现

主要表现为外阴阴道瘙痒，严重时抓破外阴皮肤，可有外阴烧灼感、阴道痛、性交疼痛及排尿灼热感，排尿或性交可使症状加剧，阴道分泌物增多，典型的白带为白色豆渣样，稠厚，无臭味。

检查时可见阴道黏膜被白色膜状豆渣样分泌物覆盖，擦除后见黏膜充血、水肿或为表浅糜烂面，外阴因搔抓或分泌物刺激可出现抓痕、表皮剥脱、肿胀和红斑。

（三）诊断

典型病例不难诊断，若在分泌物中找到假丝酵母菌的芽孢及菌丝即可确诊。检查时可用悬滴法（加1滴生理盐水或10％氢氧化钾）在显微镜下找芽孢和假菌丝。若有症状而多次检查阴性时，可改用培养法。顽固病例应检查尿糖，必要时查血糖，并详细询问有无服用大量皮质激素和长期应用抗生素的病史,以寻找发病的可能诱因。

(四)治疗

1.去除诱因

及时了解存在的诱因并及时消除,如停服广谱抗生素、雌激素等。合并糖尿病时要同时予以治疗,宜选用棉质内裤,患者的毛巾、内裤等衣物要隔离洗涤,用开水烫,以免传播。假丝酵母菌培养阳性但无症状者无须治疗,因为10%～20%妇女阴道内有假丝酵母菌寄生。

2.改变阴道酸碱度

假丝酵母菌在 pH 5.5～6.5 环境下最适宜生长繁殖,因此可改变阴道酸碱度造成不利于其生长的环境。方法是用碱性溶液如 2%～4%碳酸氢钠溶液冲洗阴道或坐浴,每天 2 次,10 天为1 个疗程。

3.药物治疗

(1)制霉菌素栓(米可定泡腾阴道片):每枚 10 万 U,每晚置阴道内 1 枚,10～14 天为 1 个疗程,怀疑为肠道假丝酵母菌传播致病者,应口服制霉菌素片剂,每次 50 万～100 万 U,每天 3 次,7～10 天为 1 个疗程,以消灭自身的感染源。

(2)咪唑类药物:布康唑、咪康唑、克霉唑、酮康唑、益康唑、伊曲康唑、特康唑、氟康唑等,已成为治疗外阴阴道假丝酵母菌病的推荐疗法。①布康唑:阴道霜,5 g/d,睡时阴道内用,共 3 天。②咪康唑:阴道栓剂,每晚 1 粒,每粒 200 mg,共 7 天或每粒 400 mg,共 3 天。2%咪康唑乳膏,5 g/d,睡时阴道内用,共 7 天。③克霉唑:又称三苯甲咪唑,克霉唑阴道片 100 mg,每晚 1 次,7 天为 1 个疗程,或200 mg,每晚 1 次,3 天为 1 个疗程;亦有用 1%克霉唑阴道乳膏 5 g 每晚涂于阴道黏膜上,7～14 天为 1 个疗程。油膏亦可涂在外阴及尿道口周围,以减轻瘙痒症状及小便疼痛。克霉唑 500 mg 单剂阴道给药,疗效与上述治疗方案相近。④酮康唑:是一种新型口服吸收的抗真菌药物,200 mg,每天 1 次或 2 次口服,5 天为 1 个疗程,疗效与克霉唑或咪康唑阴道给药相近。对于复发性外阴阴道假丝酵母菌病患者,现主张用酮康唑口服治疗。⑤益康唑:系咪唑类药物,抗菌谱较广、对深部或浅部真菌均有效,制剂有 50 mg 或 150 mg 的阴道栓剂,1%的阴道霜剂,3 天为 1 个疗程。⑥伊曲康唑:每片 200 mg,口服每天 2 次,每次 1 片即可,也可200 mg 口服,每天 1 次,共 3 天。⑦特康唑:0.4%霜剂,5 g/d,阴道内给药,共 7 天;0.8%霜剂,5 g/d,阴道内给药,共 3 天;阴道栓剂 80 mg/d,共 3 天。⑧氟康唑:唯一获得 FDA 许可的治疗假丝酵母菌感染的口服药物,每片 150 mg,仅需服用 1 片即可。

(3)顽固病例的治疗:外阴阴道假丝酵母菌病患者经过治疗,临床症状及体征消失,真菌学检查阴性后,又出现症状,真菌学检查阳性,并且一年内发作 4 次或 4 次以上者,称为复发性外阴阴道假丝酵母菌病,复发原因可能与性交传播或直肠假丝酵母菌感染有关。①查尿糖、血糖,除外糖尿病。②月经期间不能中断治疗,治疗期间不能性交。③最佳方案尚未确定,推荐一开始给予积极治疗10～14 天,随即维持治疗 6 个月。如酮康唑每次 100 mg,每天 1 次,维持 6 个月;或者治疗 1 个疗程结束后 6 个月内,每次经前用阴道栓剂,共 3 天。④应用广谱抗生素治疗其他感染性疾病期间,应同时用抗真菌软膏涂抹阴道,以防复发。⑤口服氟康唑、伊曲康唑、制霉菌素治疗直肠假丝酵母菌感染。⑥当与滴虫性阴道炎并存时,应注意同时治疗。

(4)妊娠期感染的治疗:为避免新生儿感染,应进行局部治疗。目前认为制霉菌素或咪康唑妊娠期局部用药对胎儿无害,可用 2%碳酸氢钠溶液冲洗外阴后,阴道置上述栓剂,孕中期阴道给药时不宜塞入过深。

二、滴虫性阴道炎

(一)病因

滴虫性阴道炎由阴道毛滴虫引起。阴道毛滴虫为厌氧可活动的原虫,梨形,全长 15~20 μm,虫体前端有 4 根鞭毛,在 pH 5.5~6.0 时生长繁殖迅速。月经前后阴道 pH 发生变化时,隐藏在腺体及阴道皱襞中的滴虫常得以繁殖,引起炎症发作。滴虫能消除或吞噬阴道细胞内的糖原,阻碍乳酸的生成。本病可因性交引起,也与使用不洁浴具或穿着污染衣裤、接触污染便盆、被褥等有关。

(二)临床表现

20%~50%患者无症状,称为带虫者。滴虫单独存在时可不导致炎症反应。但由于滴虫消耗阴道细胞内糖原,改变阴道酸碱度,破坏其防御机制,故常在月经前后、妊娠期或产后等阴道 pH 改变时,继发细菌感染,引起炎症发作。

临床症状表现为阴道分泌物异常增多,常为稀薄泡沫状,有臭味,当混合细菌感染时分泌物呈脓性。10%患者诉外阴、阴道口瘙痒,有时伴性交痛、尿频、尿痛、血尿。

检查可见阴道黏膜呈散在红色点状皮损或草莓状宫颈,后穹隆有较多的泡沫状分泌物。单纯带虫者阴道黏膜可无异常发现。

(三)诊断

采用悬滴法在阴道分泌物中找到滴虫即可确诊。阴道分泌物涂片可见大量白细胞而未能从镜下检出滴虫者,可采用培养法。采集分泌物前 24~48 小时应避免性交、阴道冲洗或局部用药,且不宜行双合诊检查,窥阴器不涂抹润滑剂。近来开始运用荧光标记单克隆抗体检测、酶联免疫吸附法和多克隆抗体乳胶凝集法诊断,敏感度为 76%~95%。

(四)治疗

1.甲硝唑

传统治疗方案:200 mg 口服,每天 3 次,7 天为 1 个疗程,或 400 mg 口服,每天 2 次,5 天为 1 个疗程。亦可 2 g 单次口服。单剂量治疗的好处是总药量少,患者乐意接受,但因剂量大,可出现不良反应,因此选用单剂量疗法一定要慎重。用药期间或用药后 24 小时内不能饮用含酒精的饮料,配偶亦需同时采用甲硝唑口服治疗。

2.替代方案

(1)替硝唑 500 mg,每天 2 次,连服 7 天。

(2)甲苯达唑 100 mg,每天 2 次,连服 3 天。

(3)硝呋拉太 200 mg,每天 3 次,连服 7 天。

3.阴道局部用药

阴道局部用药症状缓解相对较快,但不易彻底杀灭滴虫,停药后易复发。先采用 0.5%醋酸清洗阴道后,将甲硝唑 200 mg 置入阴道内,每晚 1 次,7 天为 1 个疗程,或用甲硝唑泡腾片 200 mg,滴维净(每片含乙酰胂胺 250 mg、硼酸 30 mg),卡巴胂 200 mg,曲古霉素栓 10 万 U,每晚一枚置阴道内,7 天为 1 个疗程。

4.治疗中的注意事项

月经干净后阴道 pH 偏碱性,利于滴虫生长,因而可能在月经干净后复发,故应在下次月经净后再治疗 1 个疗程,以巩固疗效。

三、细菌性阴道病

(一)病因

细菌性阴道病为阴道内正常菌群失调所致的一种混合感染。以往曾称非特异性阴道炎、嗜血杆菌性阴道炎、棒状杆菌性阴道炎、加德纳菌性阴道炎、厌氧性阴道病,1984 年被正式命名为细菌性阴道病。此病非单一致病菌引起,而是多种致病菌大量繁殖导致阴道生态系统失调的一种阴道病理状态,因局部无明显炎症反应,分泌物中白细胞少,故而称作阴道病。

细菌性阴道病为生育妇女最常见的阴道感染性疾病。有统计在性传播疾病门诊的发生率为 15%～64%,年龄在 15～44 岁,妊娠妇女发病率 16%～29%。正常阴道内以产生过氧化氢的乳杆菌占优势,细菌性阴道病时,乳杆菌减少而其他细菌大量繁殖,主要有加德纳菌、动弯杆菌、普雷沃菌、类杆菌等厌氧菌以及人型支原体,其数量可增加 100～1 000 倍。阴道生态环境和 pH 的改变,是加德纳菌等厌氧菌大量繁殖的致病诱因,其发病与妇科手术、既往妊娠数、性伴侣数目有关。口服避孕药有支持乳杆菌占优势的阴道环境的作用,对细菌性阴道病起到一定防护作用。

(二)临床表现

20%～50%患者无症状,有症状者表现为阴道分泌物增多,呈灰白色或灰黄色,稀薄,腥臭味,尤其是性交后更为明显,因碱性黏液可使阴道 pH 升高,促进加德纳菌等厌氧菌的生长,引起胺类释放所致。少数患者可有外阴瘙痒及灼热感。细菌性阴道炎可引起宫颈上皮非典型增生、子宫内膜炎、输卵管炎、盆腔炎、异位妊娠与不孕。孕期细菌性阴道炎感染可引起早产、胎膜早破、绒毛膜羊膜炎、产褥感染、新生儿感染。

检查见阴道口有分泌物流出,可闻到鱼腥味,分泌物稀薄并黏着于阴道壁,易擦掉,阴道黏膜无充血等炎症改变。

(三)诊断

根据临床特征和阴道分泌物镜检多能明确诊断。临床上如按滴虫性阴道炎、外阴阴道假丝酵母菌病治疗无效时,应考虑细菌性阴道病。细菌性阴道炎诊断的 4 项标准,有其中的 3 项即可诊断:①阴道分泌物增多,均匀稀薄。②阴道 pH>4.5。③胺试验阳性,取阴道分泌物少许置玻片上,加入 10%氢氧化钾溶液 1～2 滴,立即可闻及一种鱼腥味即为阳性。这是由于厌氧菌产生的胺遇碱释放氨所致,但非细菌性阴道炎患者性生活后由于碱性精液的影响,胺试验也可为阳性。④线索细胞阳性,取少许阴道分泌物置玻片上,加 1 滴生理盐水于高倍镜下观察,视野中见到 20%以上的线索细胞即为阳性。线索细胞是阴道壁脱落的表层细胞,于细胞边缘吸附大量颗粒状物质,即各种厌氧菌尤其是加德纳菌,以致细胞边缘不清,呈锯齿状。

(四)治疗

治疗目的是缓解阴道症状和体征。治疗原则:①无症状者无须治疗;②性伴侣不必治疗;③妊娠期细菌性阴道炎应积极治疗;④经阴道手术如子宫内膜活检、宫腔镜、节育环放置、子宫输卵管碘油造影检查、刮宫术等应在术前积极治疗。

1.全身治疗

(1)首选药物为甲硝唑,有助于细菌性阴道炎患者重建正常阴道内环境。美国疾病控制中心的推荐方案是甲硝唑 500 mg 口服,每天 2 次,或 400 mg 口服,每天 3 次,共 7 天,治愈率达 82%～97%。备用方案是甲硝唑 2 g 单次顿服,治愈率 47%～85%。

(2)克林霉素对厌氧菌及加德纳菌均有效。用法:300 mg 口服,1 天 2 次,共 7 天,治愈率

97％,尤其适用于妊娠期细菌性阴道炎患者及甲硝唑治疗失败或不能耐受者。不良反应有腹泻、皮疹、阴道刺激症状,均不严重,无须停药。

2.局部治疗

(1)甲硝唑 500 mg 置于阴道内,每晚 1 次,7～10 天为 1 个疗程,或 0.75％甲硝唑软膏(5 g)阴道涂布,每天 2 次,5～7 天为 1 个疗程。

(2)2％克林霉素软膏 5 g 阴道涂布,每天 1 次,7 天为 1 个疗程,治愈率 80％～85％,适宜于妊娠期细菌性阴道炎治疗。

(3)乳酸(pH 3.5)5 mL 置入阴道内,每天 1 次,7 天为 1 个疗程。

(4)3％过氧化氢冲洗阴道,每天 1 次,7 天为 1 个疗程。

(5)对于混合感染如合并滴虫性阴道炎、外阴阴道假丝酵母菌病患者,可采用聚甲酚磺醛阴道栓 1 枚,每天 1 次,或保菌清阴道栓(含硫酸新霉素、多黏菌素 B、制霉菌素、乙酰肿胺)1 枚,每天 1 次,6 天为 1 个疗程。

3.妊娠期细菌性阴道炎的治疗

推荐方法为甲硝唑 200 mg,每天 3 次,共 7 天。替代疗法为甲硝唑 2 g 顿服或克林霉素 300 mg,每天 2 次,共 7 天。妊娠期不宜阴道内给药,有可能增加早产的危险。

四、老年性阴道炎

(一)病因

绝经后妇女由于卵巢功能衰竭,雌激素水平下降,阴道黏膜变薄,皱褶消失,细胞内缺乏糖原,阴道内 pH 多呈碱性,杀灭病原菌能力降低;加之血供不足,当受到刺激或被损伤时,毛细血管容易破裂,出现阴道不规则点状出血,如细菌侵入繁殖,可引起老年性阴道炎。

(二)临床表现

阴道分泌物增多,水样、脓性或脓血性。可有下腹坠胀不适及阴道灼热感。由于分泌物刺激,患者感外阴及阴道瘙痒。

检查见阴道呈老年性改变,皱襞消失,上皮菲薄,阴道黏膜充血,有点状出血,严重时形成表浅溃疡。若溃疡面相互粘连,阴道检查分离时可引起出血,粘连严重者可导致阴道闭锁,闭锁段上端分泌物不能排出可形成阴道或宫腔积脓。长期炎性刺激后可因阴道黏膜下结缔组织纤维化,致使阴道狭窄。

(三)诊断

根据临床表现不难诊断,但必须除外滴虫性阴道炎或外阴阴道假丝酵母菌病。此外,发现血性白带时还需警惕子宫恶性肿瘤的存在,必要时应行分段诊断性刮宫或局部活检予以确诊。

(四)治疗

治疗原则为增强阴道抵抗力和抑制细菌生长。

1.保持外阴清洁和干燥

分泌物多时可用1％乳酸或 0.5％醋酸或 1∶5 000 高锰酸钾坐浴或冲洗阴道。

2.雌激素制剂全身给药

尼尔雌醇,每半月 2～4 mg 口服;结合雌激素,每天 0.625 mg 口服;戊酸雌二醇,每天 1～2 mg 口服;克龄蒙(每片含戊酸雌二醇 2 mg,醋酸环丙孕酮 1 mg),每天 1 片;诺更宁(每片含雌二醇 2 mg,醋酸炔诺酮 1 mg),每天 1 片。以上药物可任意选用一种。

3.雌激素制剂局部给药

己烯雌酚 0.5 mg,每晚 1 次,7 天为 1 个疗程;或结合雌激素阴道软膏 0.5～2 g/d,7 天为 1 个疗程。

4.抗生素软膏或粉剂局部给药

甲硝唑、氧氟沙星、磺胺异唑、氯霉素局部涂抹,隔天 1 次,7 次为 1 个疗程。

五、婴幼儿阴道炎

(一)病因

婴幼儿卵巢尚未发育,阴道细长,黏膜仅由数层立方上皮组成,阴道上皮糖原很少,阴道 pH 6.0～7.5,故对细菌的抵抗力弱,阴道内乳杆菌极少,而杂菌较多,这些细菌作用于抵抗力较弱或受损的阴道时,极易产生婴幼儿阴道炎。婴幼儿阴道炎常与外阴炎并存,多见于 1～5 岁的幼女。80%为大肠埃希菌属感染,葡萄球菌、链球菌、变形杆菌、淋病奈瑟菌、滴虫、假丝酵母菌、蛲虫也可引起感染。年龄较大儿童阴道内异物亦常致继发性感染。

(二)临床表现

主要症状为阴道口处见脓性分泌物,味臭。由于阴道分泌物刺激可导致外阴瘙痒,患者常用手搔抓外阴,甚至哭闹不安。检查可见外阴红肿、破溃、前庭黏膜充血。慢性外阴炎可致小阴唇粘连,慢性阴道炎可致阴道闭锁。

(三)诊断

根据症状、体征,临床诊断并不困难。应取分泌物找滴虫、假丝酵母菌或涂片染色找致病菌,必要时做细菌培养。还应做肛门检查以排除阴道异物及肿瘤。

(四)治疗

(1)保持外阴清洁、干燥,不穿开裆裤。如阴道分泌物较多,可在尿布内垫上消毒棉垫并经常更换棉垫与尿布。

(2)婴幼儿大小便后用 1∶5 000 高锰酸钾温热水冲洗外阴,年龄较大的小儿可用 1∶5 000 高锰酸钾温水坐浴,每天 3 次。外阴擦干后,可用下列药物:15%氧化锌粉、15%滑石粉、炉甘石洗剂、紫草油。瘙痒剧烈时可用制霉菌素软膏或氢化可的松软膏,外阴及阴道口可适量涂抹雌激素霜剂或软膏,也可口服己烯雌酚 0.1 mg,每晚 1 次,连服 7 天。

(卢　霞)

第三节　子 宫 颈 炎

子宫颈炎(简称宫颈炎)是妇科常见疾病之一。正常情况下,宫颈具有多种防御功能,包括黏膜免疫、体液免疫及细胞免疫,是阻止病原菌进入上生殖道的重要防线,但宫颈也容易受分娩、性交及宫腔操作的损伤,且宫颈管柱状上皮抗感染能力较差,易发生感染。临床上一般将宫颈炎分为急性和慢性两种类型。

一、急性宫颈炎

(一)病因

急性宫颈炎常发生于不洁性交后,分娩、流产、宫颈手术等亦可导致宫颈损伤而继发感染。此外,接触高浓度刺激性液体、药物,阴道内异物如遗留的纱布、棉球也是引起急性宫颈炎的原因。最常见病原体为淋病奈瑟菌和沙眼衣原体,淋病奈瑟菌感染时45%～60%常合并沙眼衣原体感染,其次为一般化脓菌,如链球菌、葡萄球菌、肠球菌、大肠埃希菌以及假丝酵母菌、滴虫、阿米巴原虫等。淋病奈瑟菌及沙眼衣原体主要侵犯宫颈管柱状上皮,如直接向上蔓延可导致上生殖道黏膜感染,亦常侵袭尿道移行上皮、尿道旁腺和前庭大腺。一般化脓菌则侵入宫颈组织较深,并可沿两侧宫颈淋巴管向上蔓延导致盆腔结缔组织炎。

(二)临床表现

主要表现为白带增多,呈脓性或脓血性,常伴有下腹坠痛、腰背痛、性交疼痛和尿路刺激症状,体温可轻微升高。妇科检查见宫颈充血、红肿,颈管黏膜水肿,宫颈黏膜外翻,宫颈触痛,脓性分泌物从宫颈管内流出,若尿道、尿道旁腺、前庭大腺感染,则可见尿道口、阴道口黏膜充血、水肿以及多量脓性分泌物。沙眼衣原体性宫颈炎则症状不典型或无症状,有症状者表现为宫颈分泌物增多,点滴状出血或尿路刺激症状,妇科检查宫颈口可见黏液脓性分泌物。

(三)诊断

根据病史、症状及妇科检查,诊断急性宫颈炎并不困难,关键是确定病原体。疑为淋病奈瑟菌感染时,应取宫颈管内分泌物做涂片检查(敏感性50%～70%)或细菌培养(敏感性80%～90%),对培养可疑的菌落,可采用单克隆抗体免疫荧光法检测。检测沙眼衣原体感染时,可取宫颈管分泌物涂片染色找细胞质内包涵体,但敏感性不高,培养法技术要求高,费时长,难以推广,目前推荐的方法是直接免疫荧光法或酶免疫法,敏感性为89%～98%。注意诊断时要考虑是否合并上生殖道感染。

(四)治疗

采用抗生素全身治疗。抗生素选择、给药途径、剂量和疗程则根据病原体和病情严重程度决定。目前,淋菌性宫颈炎推荐的首选药物为头孢曲松钠,备用药物有大观霉素、青霉素、氧氟沙星、左旋氧氟沙星、依诺沙星等,治疗时需同时加服多西环素。沙眼衣原体性宫颈炎推荐的首选药物为阿奇霉素或多西环素,备用药物有米诺环素、氧氟沙星等。一般化脓菌感染最好根据药敏试验进行治疗。急性宫颈炎的治疗应力求彻底,以免形成慢性宫颈炎。

二、慢性宫颈炎

(一)病因

慢性宫颈炎常由于急性宫颈炎未予治疗或治疗不彻底转变而来。急性宫颈炎容易转为慢性的原因主要是宫颈黏膜皱褶较多,腺体呈葡萄状,病原体侵入腺体深处后极难根除,导致病程反复、迁延不愈。阴道分娩、流产或手术损伤宫颈后继发感染亦可表现为慢性过程,此外,不洁性生活、雌激素水平下降、阴道异物均可引起慢性宫颈炎。病原体一般为葡萄球菌、链球菌、沙眼衣原体、淋病奈瑟菌、厌氧菌等。

(二)病理

1.宫颈糜烂

宫颈外口处的宫颈阴道部外观呈细颗粒状的红色区,称为宫颈糜烂。目前,已废弃宫颈糜烂这一术语,而改称为宫颈柱状上皮异位,并认为其不是病理改变,而是宫颈生理变化。在此沿用宫颈糜烂一词,专指病理炎性糜烂。宫颈糜烂是慢性宫颈炎最常见的一种表现,糜烂面呈局部细小颗粒状红色区域,其边界与正常宫颈上皮的界限清楚,甚至可看到交界线呈现一道凹入的线沟,有的糜烂可见到毛细血管浮现在表面上,表现为局部慢性充血。镜下见黏膜下有白细胞及淋巴细胞浸润,间质有小圆形细胞和浆细胞浸润。

根据糜烂面外观和深浅常分为 3 种类型:①单纯型糜烂,糜烂面仅为单层柱状上皮覆盖,浅而平坦,外表光滑。②颗粒型糜烂,由于腺体和间质增生,糜烂表面凹凸不平,呈颗粒状。③乳突型糜烂,糜烂表面组织增生更明显,呈乳突状。

根据糜烂区所占宫颈的比例可分为 3 度。①轻度糜烂:糜烂面积占整个宫颈面积的 1/3 以内。②中度糜烂:糜烂面积占宫颈的 1/3~2/3。③重度糜烂:糜烂面积占宫颈的 2/3 以上。

宫颈糜烂愈合过程中,柱状上皮下的基底细胞增生,最后分化为鳞状上皮。邻近的鳞状上皮也可向糜烂面的柱状上皮生长,逐渐将腺上皮推移,最后完全由鳞状上皮覆盖而痊愈。糜烂的愈合呈片状分布,新生的鳞状上皮生长于炎性糜烂组织的基础上,故表层细胞极易脱落而变薄,稍受刺激又可恢复糜烂,因此愈合和炎症的扩展交替发生,不容易彻底治愈。

2.宫颈肥大

由于慢性炎症的长期刺激,宫颈组织充血、水肿,腺体和间质增生,纤维结缔组织增厚,导致宫颈肥大,但表面仍光滑,严重者较正常宫颈增大 1 倍以上。

3.宫颈息肉

慢性炎症长期刺激,使宫颈管局部黏膜增生并向宫颈外口突出而形成一个或多个息肉,直径在 1 cm 左右,色红,舌形,质软而脆,血管丰富易出血,蒂长短不一,蒂根附着于宫颈外口或颈管壁内。镜检特点为息肉表面被柱状上皮覆盖,中心为充血、水肿及炎性细胞浸润的结缔组织。息肉的恶变率不到 1%,但极易复发。

4.宫颈腺囊肿

宫颈糜烂愈合过程中,宫颈腺管口被新生的鳞状上皮覆盖,腺管口堵塞,导致腺体分泌物排出受阻,液体潴留而形成囊肿。检查时见宫颈表面突出数毫米大小的青白色囊泡,内含无色黏液。

5.宫颈管内膜炎

炎症局限于宫颈管黏膜及黏膜下组织,宫颈口充血,有脓性分泌物,而宫颈阴道部外观光滑。

(三)临床表现

主要症状为白带增多,常刺激外阴引起外阴不适和瘙痒。由于病原体种类、炎症的范围、程度和病程不同,白带的量、颜色、性状、气味也不同,可为乳白色黏液状至黄色脓性,可有血性或宫颈接触性出血。若白带增多,似白色干酪样,应考虑可能合并假丝酵母菌感染;若白带呈稀薄泡沫状,有臭味,则应考虑滴虫性阴道炎。严重感染时可有腰骶部疼痛、下腹坠胀,由于慢性宫颈炎可直接向前蔓延或通过淋巴管扩散,当波及膀胱三角区及膀胱周围结缔组织时,可出现尿路刺激症状。较多的黏稠脓性白带有碍精子上行,可导致不孕。妇科检查可见宫颈不同程度的糜烂、肥大,有时可见宫颈息肉、宫颈腺囊肿等,宫颈口多有分泌物,亦可有宫颈触痛和宫颈触血。

（四）诊断

宫颈糜烂诊断并不困难，但必须除外宫颈上皮内瘤样病变、早期宫颈癌、宫颈结核、宫颈尖锐湿疣等，因此应常规进行宫颈细胞学检查。目前已有电脑超薄细胞检测系统，准确率显著提高。必要时须做病理活检以明确诊断，电子阴道镜辅助活检对提高诊断准确率很有帮助。宫颈息肉、宫颈腺囊肿可根据病理活检确诊。

（五）治疗

局部治疗为主，方法有物理治疗、药物治疗及手术治疗。

1.物理治疗

目的在于使糜烂面坏死、脱落，原有柱状上皮为新生鳞状上皮覆盖。

（1）电灼（熨）治疗：采用电灼器或电熨器对整个病变区电灼或电熨，直至组织呈乳白色或微黄色为止。一般近宫口处稍深，越近边缘越浅，深度为 2 mm 并超出病变区 3 mm，深入颈管内 0.5～1.0 cm，治愈率 50%～90%。术后涂抹磺胺粉或呋喃西林粉，用醋酸冲洗阴道，每天 1 次，有助于创面愈合。

（2）冷冻治疗：利用液氮快速达到超低温（－196 ℃），使糜烂组织冻结、坏死、变性、脱落，创面修复而达到治疗目的。一般采用接触冷冻法，选择相应的冷冻头，覆盖全部病变区并略超过其范围 2～3 mm，根据快速冷冻、缓慢复温的原则，冷冻 1 分钟、复温 3 分钟、再冷冻 1 分钟。进行单次或重复冷冻，治愈率 80% 左右。

（3）激光治疗：采用 CO_2 激光器使糜烂部分组织炭化、结痂，痂皮脱落后，创面修复而达到治疗目的。激光头距离糜烂面 3～5 cm，照射范围应超出糜烂面 2 mm，轻症的烧灼深度为 2～3 mm，重症可达 4～5 mm，治愈率 70%～90%。

（4）微波治疗：微波电极接触局部病变组织时，瞬间产生高热效应（44～61 ℃）而达到组织凝固的目的，并可出现凝固性血栓形成而止血，治愈率 90% 左右。

（5）波姆光治疗：采用波姆光照射糜烂面，直至变为均匀灰白色为止，照射深度为 2～3 mm，治愈率可达 80%。

（6）红外线凝结法：红外线照射糜烂面，局部组织凝固、坏死，形成非炎性表浅溃疡，新生鳞状上皮覆盖溃疡面而达到治愈，治愈率 90% 以上。

（7）高强度聚焦超声治疗：高强度聚焦超声是治疗宫颈糜烂的一种新方法，通过超声波在焦点处产生的热效应、空化效应和机械效应，破坏病变组织。与传统物理治疗方法有所不同的是，利用聚焦超声良好的组织穿透性和定位性，将声波聚焦在宫颈病变深部，对宫颈组织的损伤部位是在表皮下的一定深度，而不是直接破坏表面黏膜层，深部病变组织被破坏后，由深及浅，促进健康组织的再生和表皮的重建。

物理治疗的注意事项：①治疗时间应在月经干净后 3～7 天进行。②排除宫颈上皮内瘤样病变、早期宫颈癌、宫颈结核和急性感染期后方可进行。③术后阴道分泌物增多，甚至有大量水样排液，有时呈血性，脱痂时可引起活动性出血，如量较多先用过氧化氢清洗伤口，用消毒棉球局部压迫止血，24 小时后取出。④物理治疗的次数、持续时间、强度、范围应严格掌握。⑤创面愈合需要一段时间（2～8 周），在此期间禁止盆浴和性生活。⑥定期复查，随访有无宫颈管狭窄。

2.药物治疗

药物治疗适用于糜烂面积小和炎症浸润较浅的病例。

（1）硝酸银或重铬酸钾液：为强腐蚀剂，局部涂擦进行治疗，方法简单，但因疗效不佳，现基本已弃用。

(2)聚甲酚磺醛浓缩液或栓剂:目前临床上应用较多,聚甲酚磺醛是一种高酸物质,可使病变组织的蛋白质凝固脱落,对健康组织无损害且可增加阴道酸度,有利于乳酸杆菌生长。用法是将浸有聚甲酚磺醛浓缩液的棉签插入宫颈管,转动数次取出,然后将浸有浓缩液的纱布块轻轻敷贴于病变组织,纱布块应稍大于糜烂面,浸蘸的药液以不滴下为度,持续 1～3 分钟,每周 2 次,一个月经周期为 1 个疗程;聚甲酚磺醛栓剂为每隔天晚阴道放置一枚,12 次为 1 个疗程。

(3)免疫治疗:采用重组人 α-干扰素栓,每晚一枚,6 天为 1 个疗程。近年报道用红色奴卡放线菌细胞壁骨架 N-CWs 菌苗治疗宫颈糜烂,该菌苗具有非特异性免疫增强及消炎作用,能促进鳞状上皮化生,修复宫颈糜烂病变达到治疗效果。

(4)宫颈管内膜炎时,根据细菌培养和药敏试验结果,采用抗生素全身治疗。

3.手术治疗

对于糜烂面积广而深,或用上述方法久治不愈的患者可考虑行宫颈锥形切除术,多采取宫颈环形电切除术。锥形切除范围从病灶外缘 0.3～0.5 cm 开始,深入宫颈管 1～2 cm,锥形切除,术后压迫止血。宫颈息肉可行息肉摘除术或电切术。

(卢　霞)

第四节　盆腔炎性疾病

一、概述

盆腔炎性疾病是妇女常见疾病,包括子宫内膜炎、附件炎、盆腔腹膜炎、盆腔结缔组织炎、女性生殖器结核等。既往盆腔炎性疾病多因产后、剖宫产后、流产后以及妇科手术后细菌进入创面感染而致病,近年来则多由下生殖道的性传播疾病及细菌性阴道病上行感染造成。发病可局限于一个部位、几个部位或整个盆腔脏器。

(一)发病率

盆腔炎性疾病在一些性生活紊乱及性病泛滥的国家中是最常见的疾病。在工业化国家中,生育年龄组妇女每年盆腔炎性疾病的发生率可达 2%,美国每年估计有高达 100 万人患此病,其中需住院治疗者约 20 万人。我国盆腔炎性疾病发病率亦有升高的趋势,但尚无此方面确切的统计数字。

(二)病原体

通过对上生殖道细菌培养的研究,明确证明盆腔炎性疾病的发生为多重微生物感染所致,且许多细菌为存在于下生殖道的正常菌群。常见的致病菌有以下几种。

1.需氧菌

(1)葡萄球菌:属革兰阳性球菌,其中以金黄色葡萄球菌致病力最强,多于产后、剖宫产后、流产后或妇科手术后细菌通过宫颈上行感染至子宫、输卵管黏膜。葡萄球菌对一般常用的抗生素可产生耐药,根据药物敏感试验用药较为理想,耐青霉素的金黄色葡萄球菌对头孢唑林钠、万古霉素、克林霉素及第三代头孢菌素敏感。

（2）链球菌：也属革兰阳性球菌，其中以乙型链球菌致病力最强，能产生溶血素及多种酶，使感染扩散。本菌对青霉素敏感，患病后只要及时、足量、足疗程治疗基本无死亡。此菌可在成年女性阴道长期寄居，有报道妊娠后期此类菌在阴道的携带率为 5%～29%。

（3）大肠埃希菌：为肠道的寄生菌，一般不致病，但在机体抵抗力下降，或因外伤等侵入肠道外组织或器官时可引起严重的感染，甚至产生内毒素休克，常与其他致病菌混合感染。本菌对卡那霉素、庆大霉素、头孢唑林钠、羧苄西林敏感，但易产生耐药菌株，可在药敏试验指导下用药。

此外，尚有肠球菌、克雷伯杆菌属、奈瑟淋病双球菌、阴道嗜血杆菌等。

2.厌氧菌

厌氧菌是盆腔感染的主要菌种。厌氧菌主要来源于结肠、直肠、阴道及口腔黏膜，肠腔中厌氧菌与需氧菌的数量比为 100∶1，阴道内两者的比例为 10∶1。女性生殖道内常见的厌氧菌有以下几种。

（1）消化链球菌：属革兰阳性菌，易滋生于产后子宫内坏死的蜕膜碎片或残留的胎盘中，其内毒素毒力低于大肠埃希菌，但能破坏青霉素的 β-内酰胺酶，对青霉素有抗药性，还可产生肝素酶，溶解肝素。促进凝血，导致血栓性静脉炎。

（2）脆弱类杆菌：是革兰阴性菌，为严重盆腔感染中的主要厌氧菌，这种感染易造成盆腔脓肿，恢复期长，伴有恶臭。本菌对甲硝唑、克林霉素、头孢菌素、多西环素敏感，对青霉素易产生耐药。

（3）产气荚膜梭状芽孢杆菌：属革兰阴性菌，多见于创伤组织感染及非法堕胎等的感染，分泌物恶臭，组织内有气体，易产生中毒性休克、弥散性血管内凝血及肾衰。对克林霉素、甲硝唑及三代头孢菌素敏感。

除上述 3 种常见的厌氧菌外，二路拟杆菌和二向拟杆菌也是常见的致病菌，对青霉素耐药，对抗厌氧菌抗生素敏感。

3.性传播的病原体

如淋球菌、沙眼衣原体、支原体等。是工业化国家中导致盆腔炎性疾病的主要病原体，占60%～70%。性传播病原体与多种微生物感染导致的盆腔炎性疾病常可混合存在，且在感染过程中可相互作用。淋球菌、衣原体所造成的宫颈炎、子宫内膜炎为阴道内的细菌上行感染创造了条件，也有人认为在细菌性阴道病时，淋球菌及衣原体更易进入上生殖道。

（三）感染途径

盆腔炎性疾病主要由病原体经阴道、宫颈的上行感染引起。其他途径尚以下几种。

1.经淋巴系统蔓延

细菌经外阴、阴道、宫颈裂伤、宫体创伤处的淋巴管侵入内生殖器及盆腔腹膜、盆腔结缔组织等部分，可形成产后感染，流产后感染或手术后感染。

2.直接蔓延

盆腔中其他脏器感染后，直接蔓延至内生殖器。如阑尾炎可直接蔓延到右侧输卵管，发生右侧输卵管炎。盆腔手术损伤后的继发感染亦可引起严重的盆腔炎。

3.经血液循环传播

病原体先侵入人体的其他系统，再经过血液循环达内生殖器，如结核菌感染，由肺或其他器官的结核灶可经血液循环而传至内生殖器，菌血症也可导致盆腔炎症。

（四）盆腔炎性疾病的预防

盆腔炎性疾病可来自产后、剖宫产、流产以及妇科手术操作后。因此必须做好宣传教育,注意孕期的体质,分娩时减少局部的损伤,对损伤部位的操作要轻,注意局部的消毒。月经期生殖器官抵抗力较弱,宫颈口开放,易造成上行感染,故应避免手术。手术前应详细检查患者的体质,有无贫血及其他脏器的感染灶,如有应予以治疗。此外,也存在一些盆腔手术后发生的盆腔炎性疾病,妇科围术期应选用广谱类抗生素,常用的有氨苄西林、头孢羟氨苄、头孢唑林钠、头孢西丁钠、头孢噻肟钠、头孢替坦、头孢曲松钠等。多数学者主张抗生素应在麻醉诱导期,即术前30分钟1次足量静脉输注,20分钟后组织内抗生素浓度可达高峰。必要时加用抗厌氧菌类抗生素如甲硝唑、替硝唑、克林霉素等。如手术操作60~90分钟,在4小时内给第2次药。剖宫产术可在钳夹脐带后给药,可选用抗厌氧菌类药物,如甲硝唑、替硝唑、克林霉素等。给药剂量及次数还需根据病变种类、手术的复杂性及患者情况而定。

可导致盆腔炎性疾病常见的其他手术,有各类需将器械伸入宫腔的操作,如人工流产,放、取环术,子宫输卵管造影等。我国在进行宫腔的计划生育手术前,需常规检查阴道清洁度、滴虫、真菌等,发现有阴道炎症者先给予治疗,有助于预防术后盆腔炎性疾病的发生。

性乱史是导致盆腔炎性疾病的重要因素。应加强对年轻妇女及其性伴侣的性传播疾病教育工作,包括延迟初次性交的时间、限制性伴侣的数量、避免与有性传播疾病者进行性接触、坚持使用屏障式的避孕工具、积极诊治无并发症的下生殖道感染等。

二、子宫内膜炎

子宫内膜炎是妇科常见的疾病,多与子宫体部的炎症并发,有急性子宫内膜炎及慢性子宫内膜炎两种。

（一）急性子宫内膜炎

1.概述

急性子宫内膜炎多发生于产后、剖宫产后、流产后以及宫腔内的手术后。一些妇女在月经期、身体抵抗力虚弱时性交,或医务人员在不适当的情况下(如宫腔或其他部位的脏器已有感染)进行刮宫术,宫颈糜烂的电熨术,输卵管通液或造影术等均可导致急性子宫内膜炎。感染的细菌最常见者为链球菌、葡萄球菌、大肠埃希菌、淋球菌、衣原体及支原体、厌氧菌等,细菌可突破子宫颈的防御功能侵入子宫内膜发生急性炎症。

(1)病理表现:子宫内膜炎时子宫内膜充血、肿胀,有炎性渗出物,可混有血,也可为脓性渗出物;重症子宫内膜炎内膜坏死,呈灰绿色,分泌物可有恶臭。镜下见子宫内膜有大量多核白细胞浸润,细胞间隙内充满液体,毛细血管扩张,严重者细胞间隙内可见大量细菌,内膜坏死脱落形成溃疡。如果宫颈开放,引流通畅,宫腔分泌物清除可自愈;但也有炎症向深部侵入导致子宫肌炎、输卵管炎;如宫颈肿胀,引流不畅则形成子宫腔积脓。

(2)临床表现:急性子宫内膜炎患者可见白带增多,下腹痛,白带呈水样、黄白色、脓性,或混有血,如为厌氧菌感染,则分泌物带有恶臭。下腹痛可向双侧大腿放射,疼痛程度根据病情而异。发生在产后、剖宫产后或流产后者则有恶露长时间不净,如炎症未治疗,可扩散至子宫肌层及输卵管、卵巢、盆腔结缔组织,症状可加重,高热可达39~40℃,下腹痛加剧,白带增多。体检子宫可增大,有压痛,全身体质衰弱。

2.诊断要点

主要根据病史和临床表现来诊断。

3.治疗方案

(1)全身治疗:本病全身治疗较重要,需卧床休息,给以高蛋白流质或半流质饮食,在避免感冒情况下,开窗通风,体位以头高脚低位为宜,以利于宫腔分泌物引流。

(2)抗生素治疗:在药物敏感试验无结果前给以广谱抗生素,如青霉素,氨基糖苷类抗生素如庆大霉素、卡那霉素等对需氧菌有效,而甲硝唑对厌氧菌有效。细菌培养药物敏感试验结果得出后,可更换敏感药物。①庆大霉素:80 mg 肌内注射,每 8 小时 1 次。②头孢菌素:可用第三代产品,对革兰阳性、阴性菌,球菌及杆菌均有效,急救情况下,可将此药 1 g 溶于 0.9% 盐水 100 mL 中同时加入地塞米松 5～10 mg,静脉点滴,每天 1～2 次,经 3 天治疗后体温下降病情好转时,可改服头孢唑林钠 0.25 g 每天 4 次,皮质激素也应逐渐减量至急性症状消失。如对青霉素过敏,可换用林可霉素 300～600 mg,静脉滴注,每天 3 次,体温平稳后,可改口服用药,每天 1.5～2 g,分 4 次给药,持续 1 周,病情稳定后停药。③诺氟沙星片:对变形杆菌、铜绿假单胞菌具有强大的抗菌作用,可抑制细菌 DNA 合成,服药后可广泛分布于全身,对急性子宫内膜炎有良好的治疗作用。每次 0.2 g,每天 3 次,连服 10～14 天,或氧氟沙星 200 mg 静脉滴注,每天 2～3 次,对喹诺酮类药物过敏者最好不用。④有条件者可对急性子宫内膜炎患者进行住院治疗,以解除症状及保持输卵管的功能。可选择抗生素方案:头孢西丁 2 g 静脉注射,每 6 小时 1 次,或头孢替坦 2 g 静脉注射,每 12 小时 1 次,加强力霉素 100 mg 每 12 小时 1 次口服或静脉注射,共 4 天,症状改善后 48 小时,继续使用多西环素 100 mg,每天 2 次,共 10～14 天。此方案对淋球菌及衣原体感染均有效。克林霉素 900 mg 静脉注射,每 8 小时 1 次,庆大霉素 2 mg/kg 静脉或肌内注射,此后约 1.5 mg/kg,每 8 小时 1 次,共 4 天,用药 48 小时后,如症状改善,继续用多西环素 100 mg,每天 2 次口服,共给药 10～14 天,此方案对厌氧菌及兼性革兰阴性菌有效。使用上述方案治疗后,体温下降或症状消失 4 小时后患者可出院,继续服用多西环素 100 mg,每 12 小时 1 次,共 10～14 天,对淋球菌及衣原体感染均有效。

(3)手术治疗:一般急性子宫内膜炎不行手术治疗,以免引起炎症扩散,但如宫腔内有残留物、宫颈引流不畅或老年妇女宫腔积脓时,需在给大量抗生素、病情稳定后,清除宫腔残留物及取出宫内避孕器,或扩张宫颈使宫腔分泌物引流通畅,尽量不做刮宫。

(二)慢性子宫内膜炎

1.概述

慢性子宫内膜炎常因宫腔内分泌物通过子宫口流出体外,症状不甚明显,仅有少部分患者因防御机制受损,或病原体作用时间过长,对急性炎症治疗不彻底而形成。其病因如下。

(1)分娩、产后、剖宫产术后:有少量胎膜或胎盘残留于子宫腔,子宫复旧不全,引起慢性子宫内膜炎。

(2)宫内避孕器:宫内避孕器的刺激常可引起慢性子宫内膜炎。

(3)更年期或绝经期:体内雌激素水平降低,子宫内膜菲薄,易受细菌感染,发生慢性子宫内膜炎。

(4)宫腔内有黏膜下肌瘤、息肉、子宫内膜腺癌:子宫内膜易受细菌感染发生炎症。

(5)子宫内膜下基底层炎症:常可感染子宫内膜功能层而发生炎症。

(6)老年性子宫内膜炎:常可与老年性阴道炎同时发生。

（7）细菌性阴道病：病原体上行感染至子宫内膜所致。

2.病理表现

其内膜间质常见有大量浆细胞及淋巴细胞,内膜充血、肿胀,有时尚可见到肉芽组织及纤维性变。

3.临床表现

慢性子宫内膜炎患者常诉有不规则阴道流血或月经不规则,有时有轻度下腹痛及白带增多。妇科检查子宫可增大,有触痛。少数子宫内膜炎可导致不孕。

4.诊断要点

主要依据患者病史和临床表现来诊断。

5.治疗方案

慢性子宫内膜炎在治疗上应去除原因,如在产后、剖宫产后、人工流产后疑有胎膜、胎盘残留者,如无急性出血,可给抗生素3～5天后做刮宫术;如因宫内避孕器而致病者,可取出宫内避孕器;如有黏膜下息肉、肌瘤或内膜腺癌者,可做相应的处理;如合并有输卵管炎、卵巢炎等则应做相应的处理;同时存在细菌性阴道病者,抗生素中应加用抗厌氧菌药物。

三、附件炎、盆腔腹膜炎

(一)概述

附件炎和盆腔腹膜炎,目前本病仍为多发病,国外以淋球菌及沙眼衣原体感染为最多,占60％～80％,其他为厌氧菌及需氧菌多种微生物的混合感染;国内以后者感染为主,但由性传播疾病引起者亦有增加趋势。主要原因有以下几种。

1.产后、剖宫产后及流产后感染

内在及外来的细菌上行通过剥离面或残留的胎盘、胎膜、子宫切口等至肌层、输卵管、卵巢及盆腔腹膜发生炎症,也可经破损的黏膜、胎盘剥离面通过淋巴、血行播散到盆腔。通过对上生殖道细菌培养的研究,明确证明盆腔炎性疾病是多重微生物感染,包括阴道的需氧菌、厌氧菌、阴道加德纳菌、流感嗜血杆菌等,其中厌氧菌占70％～80％。厌氧菌中以各类杆菌及脆弱类杆菌最常见。

2.月经期性交

月经期宫颈口开放,子宫内膜剥脱面有扩张的血窦及凝血块,均为细菌的上行及滋生提供了良好的环境。如在月经期性交或使用不洁的月经垫,可使细菌侵入发生炎症。

3.妇科手术操作

任何通过宫颈黏液屏障的手术操作导致的盆腔感染,都称医源性盆腔炎性疾病,如放置宫内避孕器、人工流产、输卵管通液、造影等。其他妇科手术如宫颈糜烂电熨术、腹腔镜绝育术、人工流产导致子宫穿孔,盆腔手术误伤肠管等均可导致急性炎症。

4.邻近器官炎症的蔓延

邻近器官的炎症最常见者为急性阑尾炎、憩室炎、腹膜炎等。

5.盆腔炎性疾病

再次急性发作盆腔炎性疾病所造成的盆腔粘连、输卵管积水、扭曲等后遗症,易造成盆腔炎性疾病的再次急性发作,尤其是在患者免疫力低下、有不洁性交史等情况下。

6.全身性疾病

如败血症、菌血症等,细菌也可波及输卵管及卵巢发生急性盆腔炎性疾病。

7.淋球菌及沙眼衣原体

多为上行性急性感染,病原体多来自尿道炎、前庭大腺炎、宫颈炎等。

(二)病理表现

1.附件炎

当多重微生物造成产后、剖宫产后、流产后的急性输卵管炎、卵巢炎、输卵管卵巢脓肿时,病变可通过子宫颈的淋巴播散至子宫颈旁的结缔组织,首先侵及输卵管浆膜层再达肌层,输卵管内膜受侵较轻,或可不受累。病变是以输卵管间质炎为主,由于输卵管管壁增粗,可压迫管腔变窄,轻者管壁充血、肿胀,重者输卵管肿胀明显,且弯曲,并有纤维素性渗出物,引起周围组织粘连。炎症如经子宫内膜向上蔓延,首先引起输卵管内膜炎,使输卵管内膜肿胀、间质充血、肿胀及大量中性多核白细胞浸润,重者输卵管内膜上皮可有退行性变或成片脱落,引起输卵管管腔粘连闭塞或伞端闭锁,如有渗出物或脓液积聚,可形成输卵管积脓,与卵巢粘连形成炎性包块。卵巢表面有一层白膜包被,很少单独发炎,卵巢多与输卵管伞端粘连,发生卵巢周围炎,进一步形成卵巢脓肿,如脓肿壁与输卵管粘连贯通则形成输卵管卵巢脓肿。脓肿可发生于初次感染之后,但往往是在反复发作之后形成。脓肿多位于子宫后方、阔韧带后叶及肠管间,可向阴道、直肠间贯通,也可破入腹腔,发生急性弥漫性腹膜炎。

2.盆腔腹膜炎

病变腹膜充血、肿胀,伴有含纤维素的渗出液,可形成盆腔脏器粘连,渗出物聚集在粘连的间隙内,形成多个小脓肿,或聚集在子宫直肠窝形成盆腔脓肿,脓肿破入直肠,症状可减轻;如破入腹腔则可引起弥漫性腹膜炎,使病情加重。

(三)临床表现

视病情及病变范围大小,表现的症状不同,轻者可以症状轻微或无症状。重者可有发热及下腹痛,发热前可先有寒战、头痛,体温可达39~40℃,下腹痛多为双侧下腹部剧痛或病变部剧痛,可与发热同时发生。如疼痛发生在月经期则可有月经的变化,如经量增多、月经期延长;在非月经期发作则可有不规则阴道出血、白带增多、性交痛等。由于炎症的刺激,少数患者也可有膀胱及直肠刺激症状,如尿频、尿急、腹胀、腹泻等。体格检查患者呈急性病容,脉速,唇干。妇科检查见阴道充血,宫颈充血有分泌物,呈黄白色或黏液脓性,有时带恶臭,阴道穹隆有触痛,宫颈有举痛,子宫增大,压痛,活动受限,双侧附件有增厚,或触及包块,压痛明显。下腹部剧痛常拒按,或一侧压痛,摆动宫颈时更明显,炎症波及腹膜时呈现腹膜刺激症状。如已发展为盆腔腹膜炎,则整个下腹部有压痛及反跳痛。

(四)诊断要点

重症及典型的盆腔炎性疾病病例根据病史、临床及实验室检查所见,诊断不难,但此部分患者只占盆腔炎性疾病的4%左右。临床上绝大多数盆腔炎性疾病为轻到中度及亚临床感染者。这部分患者可无明确病史,临床症状轻微,或仅表现有下腹部轻微疼痛,白带稍多,给临床诊断带来困难。有研究显示因感染造成的输卵管性不孕患者中,30%~75%无盆腔炎性疾病病史,急性盆腔炎性疾病有发热者仅占30%,有下腹痛、白带多、宫颈举痛者仅占20%。鉴于此,美国疾病控制与预防中心提出了新的盆腔炎性疾病诊断标准:①至少必须具备下列3项主要标准,下腹痛、宫颈举痛、附件区压痛。②此外,下列标准中具备一项或一项以上时,增加诊断的特异性。体温＞38 ℃、异常的宫颈或阴道排液、沙眼衣原体或淋病双球菌的实验室证据、血沉加快或 C 反应蛋白升高。③对一些有选择的病例必须有下列的确定标准。阴道超声或其他影像诊断技术的阳性发现如输卵管增粗、伴或不伴管腔积液、输卵管卵巢脓肿或腹腔游离液体、子宫内膜活检阳性、腹腔镜下有与盆腔炎性疾病一致的阳性所见。

盆腔炎性疾病中有 10％～20％伴有肝周围炎或局部腹膜炎，多在腹腔镜检查时发现，被认为是感染性腹腔液体直接或经淋巴引流到膈下区域造成，以沙眼衣原体引起者最多见，偶见有淋球菌及厌氧菌引起者。腹腔镜下见肝周充血，炎性渗出以及肝膈面与上腹、横膈形成束状、膜状粘连带。此种肝周炎很少侵犯肝实质，肝功能多正常。

1.阴道分泌物涂片检查

此方法简便、经济、实用。阴道分泌物涂片检查中每个阴道上皮细胞中多于 1 个以上的多形核白细胞就会出现白带增多，每高倍视野有 3 个以上白细胞诊断盆腔炎性疾病的敏感性达 87％，其敏感性高于血沉、C 反应蛋白以及经过内膜活检或腹腔镜证实的有症状的盆腔炎性疾病所呈现出来的外周血的白细胞计数值。

2.子宫内膜活检

可得到子宫内膜炎的组织病理学诊断，被认为是一种比腹腔镜创伤小而又能证实盆腔炎性疾病的方法，因子宫内膜炎常合并有急性输卵管炎。子宫内膜活检与腹腔镜检查在诊断盆腔炎性疾病上有 90％的相关性。子宫内膜活检的诊断敏感性达 92％，特异性为 87％，并可同时取材做细菌培养，但有被阴道细菌污染的机会。

3.超声等影像学检查

在各类影像学检查方法中，B 超是最简便、实用和经济的方法，且与腹腔镜检查有很好的相关性。在急性、严重的盆腔炎性疾病时，经阴道超声可见输卵管增粗、管腔积液或盆腔有游离液体。B 超还可用于监测临床病情的发展，出现盆腔脓肿时，B 超可显示附件区肿块，伴不均匀回声。CT、MRI 有时也可显示出较清晰的盆腔器官影像，但由于其价值昂贵而不能普遍用于临床。对于早期、轻度的盆腔炎性疾病，B 超敏感性差。

4.腹腔镜检查

目前被认为是诊断盆腔炎性疾病的金标准，因可在直视下观察盆腔器官的病变情况，并可同时取材行细菌鉴定及培养而无阴道污染之虑。腹腔镜下诊断盆腔炎性疾病的最低标准为输卵管表面可见充血、输卵管壁肿胀及输卵管表面与伞端有渗出物，也可显示肝包膜渗出、粘连。

5.其他实验室检查

其他实验室检查包括白细胞计数增多、血沉增快、C 反应蛋白升高、血清 CA125 升高等，虽对临床诊断有所帮助，但均缺乏敏感性与特异性。

(五)治疗方案

盆腔炎性疾病治疗目的是缓解症状、消除当前感染及降低远期后遗症的危险。

1.全身治疗

重症者应卧床休息，给予高蛋白流食或半流食，体位以头高脚低位为宜，以利于宫腔内及宫颈分泌物排出体外，盆腔内的渗出物聚集在子宫直肠窝内而使炎症局限。补充液体，纠正电解质紊乱及酸碱平衡，高热时给以物理降温，并应适当给予止痛药，避免无保护性交。

2.抗生素治疗

近年来由于新的抗生素不断问世，细菌培养技术的提高以及药物敏感试验的配合，使临床上得以合理使用抗生素,对急性炎症可达到微生物学的治愈(治愈率为 84%～98%),一般在药物敏感试验做出以前,先使用需氧菌、厌氧菌以及淋球菌、沙眼衣原体兼顾的广谱抗生素,待药敏试验做出后再更换,一般是根据病因以及发病后已用过何种抗生素作为参考来选择用药。急性附件炎、盆腔腹膜炎常用的抗生素如下。

(1)青霉素或红霉素与氨基糖苷类药物及甲硝唑联合:青霉素 G 每天 240 万～1 000 万 U,静脉滴注,病情好转后改为每天 120 万～240 万 U,每 4～6 小时 1 次,分次给药或连续静脉滴注。红霉素每天 0.9～1.25 g 静脉滴注,链霉素 0.75 g 肌内注射,每天 1 次。庆大霉素每天 16 万～32 万 U,分 2～3 次静脉滴注或肌内注射,一般疗程<10 天。甲硝唑 500 mg 静脉滴注,每 8 小时 1 次,病情好转后改口服 400 mg,每 8 小时 1 次。

(2)第一代头孢菌素与甲硝唑合用:对第一代头孢菌素敏感的细菌有 β 溶血性链球菌、葡萄球菌、大肠埃希菌等。头孢噻吩每天 2 g,分 4 次肌内注射;头孢唑林钠每次 0.5～1 g,每天 2～4 次,静脉滴注;头孢拉定,静脉滴注每天量为 100～150 mg/kg,分次给予,口服每天 2～4 g,分 4 次空腹服用。

(3)克林霉素与氨基糖苷类药物联合:克林霉素每次 600 mg,每 6 小时 1 次,静脉滴注,体温降至正常后 24～48 小时改口服,每次 300 mg,每 6 小时 1 次。克林霉素对多数革兰阳性和厌氧菌(如类杆菌、消化链球菌等)及沙眼衣原体有效。与氨基糖苷类药物合用有良好的效果。但此类药物与红霉素有拮抗作用,不可与其联合。

(4)林可霉素:其作用与克林霉素相同,用量每次 300～600 mg,每天 3 次,肌内注射或静脉滴注。

(5)第二代头孢菌素:对革兰阴性菌的作用较为优越,抗酶性能强,抗菌谱广。临床用于革兰阴性菌。如头孢呋辛,每次 0.75～0.5 g,每天 3 次肌内注射或静脉滴注;头孢孟多轻度感染每次 0.5～1 g,每天 4 次静脉滴注,较重的感染每天 6 次,每次 1 g;头孢西丁对革兰阳性及阴性需氧菌与厌氧菌包括脆弱类杆菌均有效,每次 1～2 g,每 6～8 小时 1 次静脉注射或静脉滴注,可单独使用。

(6)第三代头孢菌素:对革兰阴性菌的作用较第二代头孢菌素更强,抗菌谱广,耐酶性能强,对第一、二代头孢菌素耐药的一些革兰阴性菌株常可有效。头孢噻肟对革兰阴性菌有较强的抗菌效能,但对脆弱杆菌较不敏感。一般感染每天 2 g,分 2 次肌内注射或静脉注射,中度或重度感染每天 3～6 g,分 3 次肌内注射或静脉注射。头孢曲松钠 1～2 g,每天 2 次静脉注射。

(7)哌拉西林:对多数需氧菌及厌氧菌均有效,每天 4～12 g,分 3～4 次静脉注射或静脉滴注,严重感染每天可用 16～24 g。

(8)喹诺酮类药物:如诺氟沙星、氧氟沙星、环丙沙星等,其抗菌谱广,对革兰阳性、阴性菌均有抗菌作用,且具有较好的组织渗透性,口服量每天 0.2～0.6 g,分 2～3 次服用。其中氟罗沙星由于其半衰期长,每天 1 次服 0.2～0.4 g 即可。

3.中药治疗

主要为活血化瘀、清热解毒,如用银翘解毒汤、清营汤、安宫牛黄丸、紫雪丹等。

4.手术治疗

(1)经药物治疗 48～72 小时,体温持续不降,肿块增大,出现肠梗阻、脓肿破裂或中毒症状时,应及时行手术处理。年轻妇女要考虑保留卵巢功能,对体质衰弱的患者,手术范围需根据具体情况决定。如为盆腔脓肿,可在 B 超、CT 等影像检查引导下经腹部或阴道切开排脓,也可在腹腔镜下行盆腔脓肿切开引流,同时注入抗生素。

(2)输卵管脓肿、卵巢脓肿,经保守治疗病情好转,肿物局限,也可行手术切除肿物。

(3)脓肿破裂,患者出现腹部剧痛,伴高热、寒战、恶心、呕吐、腹胀、拒按等情况时应立即剖腹探查。

四、盆腔结缔组织炎

(一)急性盆腔结缔组织炎

1.概述

盆腔结缔组织是腹膜外的组织,位于盆腔腹膜的后方,子宫两侧及膀胱前间隙处,这些部位的结缔组织间并无明显的界限。急性盆腔结缔组织炎是指盆腔结缔组织初发的炎症,不是继发于输卵管、卵巢的炎症,是初发于子宫旁的结缔组织,然后再扩展至其他部位。

本病多由于分娩或剖宫产时宫颈或阴道上端的撕裂,困难的宫颈扩张术时宫颈裂伤,经阴道的子宫全切除术时阴道残端周围的血肿以及人工流产术中误伤子宫及宫颈侧壁等情况时细菌侵入发生感染。

本病的常见病原体多为链球菌、葡萄球菌、大肠埃希菌、厌氧菌、淋球菌、衣原体、支原体等。

2.病理表现

发生急性盆腔结缔组织炎后,局部组织出现肿胀、充血,并有多量白细胞及浆细胞浸润。炎症初起时多位于生殖器官受到损伤的部位,如自子宫颈部的损伤浸润至子宫颈一侧盆腔结缔组织,逐渐可蔓延至盆腔对侧的结缔组织及盆腔的前半部分。病变部分易化脓,形成大小不等的脓肿,如未能及时控制,炎症可通过淋巴向输卵管、卵巢或髂窝处扩散,由于盆腔结缔组织与盆腔内血管接近,可引起盆腔血栓性静脉炎。如阔韧带内已形成脓肿未及时切开引流,脓肿可向阴道、膀胱、直肠破溃,高位的脓肿也可向腹腔破溃引起弥漫性腹膜炎,脓毒血症使病情急剧恶化,但引流通畅后,炎症可逐渐消失。如排脓不畅,也可发生长期不愈的窦道。

3.临床表现

炎症初期患者可有高热,下腹痛,体温可达 39～40 ℃,下腹痛多与急性输卵管卵巢炎相似。如病史中在发病前曾有全子宫切除术、剖宫产术时有单侧壁或双侧壁损伤,诊断更易。如已形成脓肿,除发热、下腹痛外,常见有直肠、膀胱压迫症状如便意频数、排便痛、恶心、呕吐、尿频、尿痛等症状。

妇科检查在发病初期,子宫一侧或双侧有明显的压痛与边界不明显的增厚感,增厚可达盆壁,子宫略大,活动差,压痛,一侧阴道或双侧阴道穹隆可触及包块,包块上界常与子宫底平行,触痛明显。如已形成脓肿则因脓液向下流入子宫后方,阴道后穹隆常可触及较软的包块,且触痛明显。

4.诊断要点

根据病史、临床症状及妇科检查所见诊断不难,但需做好鉴别诊断。

(1)输卵管妊娠破裂:有停经史、下腹痛突然发生,面色苍白,急性病容,腹部有腹膜刺激症状,阴道出血少量、尿 HCG(+)、后穹隆穿刺为血液。

(2)卵巢囊肿蒂扭转:有突发的一侧性下腹痛,有或无肿瘤史,有单侧腹膜刺激症状,触痛明显,妇科检查子宫一侧触及肿物及触痛,无停经史。

(3)急性阑尾炎:疼痛缓慢发生,麦氏点有触痛,妇科检查无阳性所见。

5.治疗方案

(1)抗生素治疗:可用广谱抗生素,如青霉素、头孢菌素、氨基糖苷类抗生素、林可霉素、克林霉素、多西环素及甲硝唑等。待细菌药物敏感试验出结果后,改用敏感的抗生素。

(2)手术治疗:急性盆腔结缔组织炎,轻症者一般不作手术治疗,以免炎症扩散或出血,但有些情况需手术处理。①宫腔内残留组织伴阴道出血:首先应积极抗感染,如无效或出血较多时,在用药物控制感染的同时,用卵圆钳清除宫腔内容物,而避免做刮宫术。②子宫穿孔:如无肠管损伤及内出血,可不必剖腹修补。③宫腔积脓:应扩张宫口使脓液引流通畅。④已形成脓肿者:根据脓肿的部位采取切开排脓手术,如为接近腹股沟韧带的脓肿,应等待脓肿扩大后再作切开;如脓肿位于阴道一侧则应自阴道做切开,尽量靠近中线,以免损伤输尿管或子宫动脉。

(二)慢性盆腔结缔组织炎

1.概述

慢性盆腔结缔组织炎多由于急性盆腔结缔组织炎治疗不彻底,或患者体质较差,炎症迁延而成慢性。由于宫颈的淋巴管直接与盆腔结缔组织相通,故也可因慢性宫颈炎发展至盆腔结缔组织炎。

2.病理表现

本病的病理变化多为盆腔结缔组织由充血、肿胀,转为纤维组织,增厚、变硬的瘢痕组织,与盆壁相连,子宫被固定不能活动,或活动受限,子宫常偏于患侧的盆腔结缔组织。

3.临床表现

轻度慢性盆腔结缔组织炎,一般多无症状,偶尔于身体劳累时有腰痛,下腹坠痛,重度者可有较严重的下腹坠痛,腰酸痛及性交痛。妇科检查,子宫多呈后倾后屈位,三合诊时触及宫骶韧带增粗呈索条状,有触痛,双侧宫旁组织肥厚,有触痛,如为一侧性者可触及子宫变位,屈向于患侧,如已形成冰冻骨盆,则子宫的活动完全受到限制。

4.诊断要点

根据有急性盆腔结缔组织炎史、临床症状与妇科检查,诊断不难,但需与子宫内膜异位症、结核性盆腔炎、卵巢癌以及陈旧性异位妊娠等鉴别。

(1)子宫内膜异位症:多有痛经史,且进行性加重。妇科检查可能触及子宫骶韧带处有触痛结节,或子宫两侧有包块,B超及腹腔镜检查有助于诊断。

(2)结核性盆腔炎:多有其他脏器结核史,腹痛常为持续性,腹胀,偶有腹部包块,有时有闭经史,可同时伴子宫内膜结核,X线检查下腹部可见钙化灶,包块位置较慢性盆腔结缔组织炎高。

(3)卵巢癌:包块多为实质性,较硬,表面不规则,常有腹水,患者一般情况差,晚期患者有下腹痛,诊断时有困难,B超、腹腔镜检查、肿瘤标志物及病理活组织检查有助于诊断。

(4)陈旧性异位妊娠:多有闭经史及阴道出血,下腹痛偏于患侧,妇科检查子宫旁有境界不清的包块,触痛,B超及腹腔镜检查有助于诊断。

5.治疗方案

需积极治疗慢性宫颈炎及急性盆腔结缔组织炎。慢性宫颈炎的治疗包括物理治疗如超短波、激光、微波、中波、直流电离子导入、紫外线等。对慢性盆腔结缔组织炎可用物理治疗,以减轻疼痛。对急性盆腔结缔组织炎需积极彻底治疗,不使病原体潜伏于体内。应用抗生素治疗可取得一定的疗效,与物理治疗合用效果较好。慢性盆腔结缔组织炎经治疗后症状可减轻,但易复发,如月经期后、性交后以及过度体力劳动后。

五、女性生殖器结核

(一)概述

由人型结核杆菌侵入机体后在女性生殖器引起的炎症性疾病称为女性生殖器结核,常继发于肺、肠、肠系膜淋巴结、腹膜等器官的结核,也有少数患者继发于骨、关节结核,多数患者在发现生殖器结核时原发病灶已愈。结核杆菌首先侵犯输卵管,然后下行传播至子宫内膜和卵巢,很少侵犯子宫颈,阴道及外阴结核更属罕见。由于本病病程缓慢,症状不典型,易被忽视。

(二)传播途径

生殖器结核是全身结核的一种表现,一般认为是继发性感染,主要来源于肺或腹膜结核。传播途径可有以下几种。

1.血行传播

血行传播最为多见。结核杆菌一般首先感染肺部,短时间即进入血液循环,传播至体内其他器官,包括生殖器官。有研究发现,肺部原发感染发生在月经初期时结核菌通过血行播散可被单核-吞噬细胞系统清除,但在输卵管内可形成隐性传播灶,处于静止状态可达 1～10 年,直至机体免疫功能低下时细菌重新激活发生感染。青春期时生殖器官发育,血供较为丰富,结核菌易借血行传播。

2.淋巴传播

淋巴传播较少见。多为逆行传播,如肠结核通过淋巴管逆行传播至生殖器官。

3.直接蔓延

结核性腹膜炎和肠系膜淋巴结核可直接蔓延到输卵管。腹膜结核与输卵管结核常并存,平均占生殖器结核的 50%,两处结核病灶可通过直接接触相互传染。

4.原发性感染

原发性感染极为少见。一般多为男性附睾结核的结核菌通过性交传染给女性。

(三)病理表现

女性生殖器结核绝大多数首先感染输卵管,其次为子宫内膜、卵巢、宫颈、阴道及外阴。

1.输卵管结核

输卵管结核占 90%～100%。多为双侧性。典型病变输卵管黏膜皱襞可有广泛的肉芽肿反应及干酪样坏死,镜下可见结核结节。由于感染途径不同,结核性输卵管炎初期大致有 3 种类型。

(1)结核性输卵管周围炎:输卵管浆膜面充血、肿胀,见散在黄白色粟米状小结节,可与周围器官广泛粘连,常为盆腔腹膜炎或弥漫性腹膜炎的一部分。可能出现少量腹水。

(2)结核性输卵管间质炎:由血行播散而来。输卵管黏膜下层或肌层最先出现散在小结节,后波及黏膜和浆膜。

(3)结核性输卵管内膜炎:多由血行播散所致,继发于结核性腹膜炎者较少见,结核杆菌可由输卵管伞端侵入。输卵管黏膜首先受累,发生溃疡和干酪样坏死,病变以输卵管远端为主,伞端黏膜肿胀,黏膜皱襞相互粘连,伞端可外翻呈烟斗状但并不一定闭锁。

输卵管结核随病情发展可有两种类型。①增生粘连型:较多见,此型病程进展缓慢,临床表现多不明显。输卵管增粗僵直,伞端肿大开放呈烟斗状,但管腔可发生狭窄或阻塞。切面可在黏膜及肌壁找到干酪样结节,慢性病例可见钙化灶。当病变扩展到浆膜层或整个输卵管被破坏后,可有干酪样物质渗出，随后肉芽组织侵入，使输卵管与邻近器官如卵巢、肠管、肠系膜、膀胱和直肠等广泛紧密粘连，形成难以分离的实性肿块，如有积液则形成包裹性积液。②渗出型：此型病程急性或亚急性。渗出液呈草黄色，澄清，为浆液性，偶可见血性液体，量多少不等。输卵管管壁有干酪样坏死，黏膜有粘连，管腔内有干酪样物质潴留而形成输卵管积脓。与周围器官可无粘连而活动，易误诊为卵巢囊肿。较大的输卵管积脓可波及卵巢而形成结核型输卵管卵巢脓肿。

2.子宫内膜结核

子宫内膜结核占 50％～60％。多由输卵管结核扩散而来。由于子宫内膜有周期性脱落而使内膜结核病灶随之排出，病变多局限于子宫内膜，早期呈散在粟粒样结节，极少数严重者病变侵入肌层。宫体大小正常或略小，外观无异常。刮取的子宫内膜镜下可见结核结节，严重者出现干酪样坏死。典型的结核结节中央为 1～2 个巨细胞，细胞呈马蹄状排列，周围有类上皮细胞环绕，外侧有大量淋巴细胞和浆细胞浸润。子宫内膜结核结节的特点是结核结节周围的腺体对卵巢激素反应不敏感，表现为持续性增生或分泌不足。严重的内膜结核可出现干酪样坏死而呈表浅的溃疡，致使内膜大部分或全部被破坏，以后还可形成瘢痕，内膜的功能全部丧失而发生闭经。子宫内膜为干酪样组织或形成溃疡时可形成宫腔积脓；全部为干酪样肉芽肿样组织时可出现恶臭的浆液性白带，须排除子宫内膜癌。

3.卵巢结核

卵巢结核占 20％～30％。病变多由输卵管结核蔓延而来，多为双侧性，卵巢表面可见结核结节或干酪样坏死或肉芽肿。卵巢虽与输卵管相邻较近，但因有白膜包裹而较少累及，常仅有卵巢周围炎。若由血行传播引起的感染可在卵巢深层间质中形成结节，或发生干酪样坏死性脓肿。

4.子宫颈结核

子宫颈结核占 5％～15％。常由子宫内膜结核下行蔓延形成，或经血行淋巴播散而来。肉眼观病变呈乳头状增生或溃疡型而不易与宫颈癌鉴别，确诊需经病理组织学检查。宫颈结核一般有四种类型：溃疡型、乳头型、间质型和子宫颈黏膜型。

5.外阴、阴道结核

外阴、阴道结核占 1％。多自子宫和子宫颈向下蔓延而来或血行传播。病灶表现为外阴和阴道局部单个或数个表浅溃疡，久治不愈可形成窦道。

(四)临床表现

1.病史

病史对本病的诊断极为重要。需详细询问家族结核史、本人结核接触史及本人生殖器以外的脏器结核史，生殖器结核患者中约有 1/5 的患者有结核家族史。

2.症状

患者的临床症状多为非特异性的。不少患者无不适主诉，而有的则症状严重。

(1)月经失调：为女性生殖器结核较常见的症状，与病情有关。早期患者因子宫内膜充血或形成溃疡而表现为月经量过多、经期延长或不规则阴道出血，易被误诊为功能失调性子宫出血。多数患者就诊时发病已久，此时子宫内膜已遭受不同程度的破坏，表现为月经量过少，甚至闭经。

(2)下腹坠痛：盆腔炎症和粘连，结核性输卵管卵巢脓肿等均可引起不同程度的下腹坠痛，经期尤甚。

(3)不孕：输卵管结核患者输卵管管腔可狭窄、阻塞，黏膜纤毛丧失或粘连，输卵管间质发生炎症者输卵管蠕动异常，输卵管失去正常功能而导致不孕。子宫内膜结核是引起不孕的另一主要原因。在原发性不孕患者中,生殖器结核常为主要原因之一。

(4)白带增多:多见于合并子宫颈结核者,尤其当合并子宫颈炎时,分泌物可呈脓性或脓血性,组织脆,有接触性出血,易误诊为癌性溃疡。

(5)全身症状:可有疲劳、消瘦、低热、盗汗、食欲下降或体重减轻等结核的一般症状。无自觉症状的患者临床亦不少见。有的患者可仅有低热,尤其在月经期比较明显,每次经期低热是生殖器结核的典型临床表现之一。生殖器结核常继发于肺、脑膜、肠和泌尿系统等脏器的结核,因而可有原发脏器结核的症状,如咯血、胸痛、血尿等。

3.体征

因病变部位、程度和范围不同而有较大差异。部分病例妇科检查子宫因粘连而活动受限,双侧输卵管增粗,变硬,如索条状。严重病例妇科检查可扪及盆腔包块,质硬,不规则,与周围组织广泛粘连,活动差,无明显触痛。包裹性积液患者可扪及囊性肿物,颇似卵巢囊肿。生殖器结核与腹膜结核并存患者腹部可有压痛,腹部触诊腹壁揉面感,腹水征阳性。个别患者于子宫旁或子宫直肠窝处扪及小结节,易误诊为盆腔子宫内膜异位症或卵巢恶性肿瘤。生殖器结核患者常有子宫发育不良,子宫颈结核患者窥阴器检查时可见宫颈局部乳头状增生或小溃疡形成。

(五)诊断要点

症状、体征典型的患者诊断多无困难,多数因无明显症状和体征极易造成漏诊或误诊。有些患者仅因不孕行诊断性刮宫,经病理组织学检查才证实为子宫内膜结核。如有以下情况应首先考虑生殖器结核可能:①有家族性结核史,既往有结核接触史,或本人曾患肺结核、胸膜炎和肠结核者。②不孕伴月经过少或闭经,有下腹痛等症状,或盆腔有包块者。③未婚妇女,无性接触史,主诉低热、盗汗、下腹痛和月经失调,肛门指诊盆腔附件区增厚有包块者。④慢性盆腔炎久治不愈者。

由于本病患者常无典型临床表现,需依靠辅助诊断方法确诊。常用的辅助诊断方法有以下几种。

1.病理组织学检查

盆腔内见粟粒样结节或干酪样物质者一般必须做诊断性刮宫。对不孕及可疑患者也应取子宫内膜做病理组织学检查。诊刮应在月经来潮后12小时之内进行,因此时病变表现较为明显。刮宫时应注意刮取两侧子宫角内膜,因子宫内膜结核多来自输卵管,使病灶多首先出现在宫腔两侧角。刮出的组织应全部送病理检查,最好将标本做系统连续切片,以免漏诊。如在切片中找到典型的结核结节即可确诊。子宫内膜有炎性肉芽肿者应高度怀疑内膜结核。无结核性病变但有巨细胞体系存在也不能否认结核的存在。可疑患者需每隔2~3个月复查,如3次内膜检查均阴性者可认为无子宫内膜结核存在。因诊刮术有引起结核扩散的危险性,术前、术后应使用抗结核药物预防性治疗。其他如宫颈、阴道、外阴等病灶也须经病理组织学检查才能明确诊断。

2.结核杆菌培养、动物接种

取经血、刮取的子宫内膜、宫颈分泌物、宫腔分泌物、盆腔包块穿刺液或盆腔包裹性积液等做培养,到2个月时检查有无阳性结果。或将这些物质接种于豚鼠腹壁皮下,6~8周后解剖检查,如在接种部位周围的淋巴结中找到结核杆菌即可确诊。如果结果为阳性,可进一步做药敏试验以指导临床治疗。经血培养(取月经第1天的经血6~8 mL)可避免刮宫术引起的结核扩散,但阳性率较子宫内膜细菌学检查为低。一般主张同时进行组织学检查、细菌培养和动物接种,可提高阳性确诊率。本法有一定技术条件要求,而且需时较长,尚难推广使用。

3.X线检查

（1）胸部X线片：必要时还可做胃肠系统和泌尿系统X线检查，以便发现其原发病灶。但许多患者在发现生殖器结核时其原发病灶往往已经愈合，而且不留痕迹，故X线片阴性并不能排除盆腔结核。

（2）腹部X线片：如显示孤立的钙化灶，提示曾有盆腔淋巴结结核。

（3）子宫输卵管碘油造影：子宫输卵管碘油造影对生殖器结核的诊断有一定的价值。其显影特征：①子宫腔形态各不相同，可有不同程度的狭窄或变形，无刮宫或流产病史者边缘亦可呈锯齿状。②输卵管管腔有多发性狭窄，呈典型的串珠状或细小僵直状。③造影剂进入子宫壁间质、宫旁淋巴管或血管时应考虑有子宫内膜结核。④输卵管壶腹部与峡部间有梗阻，并伴有碘油进入物卵管间质中的灌注缺损。⑤相当于输卵管、卵巢和盆腔淋巴结部位有多数散在粟粒状透亮斑点阴影，似钙化灶。子宫输卵管碘油造影有可能将结核菌或干酪样物质带入盆腹腔，甚至造成疾病扩散而危及生命，因此应严格掌握适应证。输卵管有积脓或其他疾病时不宜行造影术。造影前后应给予抗结核药物，以防病情加重。造影适宜时间在经净后2～3天内。

4.腹腔镜检查

腹腔镜检查在诊断妇女早期盆腔结核上较其他方法更有价值。对于宫内膜组织病理学和细菌学检查阴性的患者可行腹腔镜检查。镜下观察子宫和输卵管的浆膜面有无粟粒状结节，输卵管周围有无膜状粘连，以及输卵管卵巢有无肿块等，同时可取可疑病变组织做活检，并取后穹隆液体做结核菌培养等。

5.聚合酶链反应检测

经血或组织中结核杆菌特异的荧光聚合酶链反应定量测定可对疾病作出迅速诊断，但判断结果时要考虑病程。

6.血清CA125值测定

晚期腹腔结核患者血清CA125水平明显升高。伴或不伴腹水的腹部肿块患者血清CA125值异常升高也应考虑结核的可能，腹腔镜检查结合组织活检可明确诊断，以避免不必要的剖腹手术。血清CA125值的检测还可用于监测抗结核治疗的疗效。

7.宫腔镜检查

宫腔镜检查可直接发现子宫内膜结核病灶，并可在直视下取活组织做病理检查。但有可能使结核扩散，且因结核破坏所致的宫腔严重粘连变形可妨碍观察效果，难以与外伤性宫腔粘连鉴别，故不宜作为首选。如必须借助宫腔镜诊断，镜检前应排除有无活动性结核，并应进行抗结核治疗。宫腔镜下可见子宫内膜因炎症反应而充血发红，病灶呈黄白色或灰黄色。轻度病变子宫内膜高低不平，表面可附着粟粒样白色小结节；重度病变子宫内膜为结核破坏，致宫腔粘连，形态不规则，腔内可充满杂乱、质脆的息肉状突起，瘢痕组织质硬，甚至形成石样钙化灶，难以扩张和分离。

8.其他检查

如结核菌素试验、血常规、血沉和血中结核抗体检测等，但这些检查对病变部位无特异性，仅可作为诊断的参考。

（六）治疗方案

1.一般治疗

增强机体抵抗力及免疫力对治疗有一定的帮助。活动性结核患者，应卧床休息，至少休息

3个月。当病情得到控制后,可从事部分较轻工作,但需注意劳逸结合,加强营养,适当参加体育活动,增强体质。

2.抗结核药物治疗

(1)常用的抗结核药物:理想的抗结核药物具有杀菌、灭菌或较强的抑菌作用,毒性低,不良反应小,不易产生耐药菌株,价格低廉,使用方便,药源充足;经口服或注射后药物能在血液中达到有效浓度,并能渗入吞噬细胞、腹膜腔或脑脊液内,疗效迅速而持久。

目前常用的抗结核药物分为4类:①对细胞内外菌体效力相仿者,如利福平、异烟肼、乙硫异烟胺和环丝氨酸等。②细胞外作用占优势者,如链霉素、卡那霉素、卷曲霉素和紫霉素等。③细胞内作用占优势者,如吡嗪酰胺。④抑菌药物,如对氨基水杨酸钠、乙胺丁醇和氨硫脲等。

链霉素、异烟肼和对氨基水杨酸钠称为第一线药物;其他各药称为第二线药物。临床上一般首先选用第一线药物,在第一线药物产生耐药菌株或因毒性反应患者不能耐受时则可换用1～2种第二线药物。

常用的抗结核药物:①异烟肼具有杀菌力强、可以口服、不良反应小、价格低廉等优点。结核杆菌对本药的敏感性很易消失,故多与其他抗结核药物联合使用。其作用机制主要是抑制结核菌脱氧核糖核酸(DNA)的合成,并阻碍细菌细胞壁的合成。口服后吸收快,渗入组织杀灭细胞内外代谢活跃或静止的结核菌,局部病灶药物浓度亦相当高。剂量:成人口服1次0.1～0.3 g,1天0.2～0.6 g;静脉用药1次0.3～0.6 g,加5%葡萄糖注射液或等渗氯化钠注射液20～40 mL缓慢静脉注射,或加入250～500 mL液体中静脉滴注;局部(子宫腔内、子宫直肠窝或炎性包块内)用药1次50～200 mg;也可1天1次0.3 g顿服或1周2次,1次0.6～0.8 g口服,以提高疗效并减少不良反应。本药常规剂量很少发生不良反应,大剂量或长期使用时可见周围神经炎、中枢神经系统中毒(兴奋或抑制)、肝脏损害(血清丙氨酸氨基转移酶升高)等。异烟肼急性中毒时可用大剂量维生素B_6对抗。用药期间注意定期检查肝功能。肝功能不良、有精神病和癫痫史者慎用。本品可加强香豆素类抗凝药、某些抗癫痫药、降压药、抗胆碱药、三环抗抑郁药等的作用,合用时需注意。抗酸药尤其是氢氧化铝可抑制本品吸收,不宜同时服用。②利福平是广谱抗生素。其杀灭结核菌的机制在于抑制菌体的RNA聚合酶,阻碍mRNA合成。对细胞内、外代谢旺盛及偶尔繁殖的结核菌均有作用,常与异烟肼联合应用。剂量:成人每天1次,空腹口服0.45～0.6 g。本药不良反应轻微,除消化道不适、流感综合征外,偶有短暂性肝功能损害。与INH、PAS联合使用可加强肝毒性。用药期间检查肝功能,肝功能不良者慎用。长期服用本品可降低口服避孕药的作用而导致避孕失败。服药后尿、唾液、汗液等排泄物可呈橘红色。③链霉素为广谱氨基糖苷类抗生素,对结核菌有杀菌作用。其作用机制在于干扰结核菌的酶活性,阻碍蛋白合成。对细胞内的结核菌作用较小。剂量:成人每天0.75～1.0 g,1次或分2次肌内注射,50岁以上或肾功能减退者用0.5～0.75 g。间歇疗法每周2次,每次肌内注射1 g。本药毒副作用较大,主要为第Ⅷ对脑神经损害,表现为眩晕、耳鸣、耳聋等,严重者应及时停药;对肾脏有轻度损害,可引起蛋白尿和管型尿,一般停药后可恢复,肾功能严重减损者不宜使用;其他变态反应有皮疹、剥脱性皮炎和药物热等,过敏性休克较少见。单独用药易产生耐药性。④吡嗪酰胺能杀灭吞噬细胞内酸性环境中的结核菌。剂量:35 mg/(kg·d),分3～4次日服。不良反应偶见高尿酸血症、关节痛、胃肠不适和肝损害等。⑤乙胺丁醇对结核菌有抑菌作用,与其他抗结核药物联用时可延缓细菌对其他药物产生耐药性。剂量:1次0.25 g,1天0.5～0.75 g,也可开始25 mg/(kg·d),分2～3次口服,8周后减量为15 mg/(kg·d),分2次给予;长期联合用药方案中,可1周2次,每次

50 mg/kg。不良反应甚少为其优点,偶有胃肠不适。剂量过大或长期服用时可引起球后神经炎、视力减退、视野缩小和中心盲点等,一旦停药多能缓慢恢复。与 RFP 合用有加强视力损害的可能。糖尿病患者须在血糖控制基础上方可使用,已发生糖尿病性眼底病变者慎用本品。⑥对氨基水杨酸钠为抑菌药物。其作用机制可能在结核菌叶酸的合成过程中与对氨苯甲酸竞争,影响结核菌的代谢。与链霉素、异烟肼或其他抗结核药联用可延缓对其他药物发生耐药性。剂量:成人每天 8~12 g,每次 2~3 g 口服;静脉用药每天 4~12 g(从小剂量开始),以等渗氯化钠或5%葡萄糖液溶解后避光静脉滴注,5 小时内滴完,1 个月后仍改为口服。不良反应有食欲减退、恶心、呕吐和腹泻等,饭后服用或与碳酸氢钠同服可减轻症状。忌与水杨酸类同服,以免胃肠道反应加重和导致胃溃疡。肝肾功能减退者慎用。能干扰 RFP 的吸收,两者同用时给药时间最好间隔 6~8 小时。

(2)用药方案:了解抗结核药物的作用机制并结合药物的不良反应是选择联合用药方案的重要依据。

长程标准方案:采用 SM、INH 和 PAS 三联治疗,疗程 1.5~2 年。治愈标准为病变吸收,处于稳定而不再复发。但因疗程长,部分患者由于症状消失而不再坚持正规用药导致治疗不彻底,常是诱发耐药变异菌株的原因。治疗方案为开始 2 个月每天用 SM、INH 和 PAS,以后 10 个月用 INH 和 PAS;或 2 个月用 SM、INH 和 PAS,3 个月每周用 SM2 次,每天用 INH 和 PAS,7 个月用 INH 和 PAS。

短程方案:与长程标准方案对照,减少用药时间和药量同样可达到治愈效果。近年来倾向于短程方案,以达到疗效高、毒性低和价格低廉的目的。短程治疗要求:①必须含两种或两种以上杀菌剂。②INH 和 RFP 为基础,并贯穿疗程始末。③不加抑菌剂,但 EMB 例外,有 EMB 时疗程应为 9 个月。治疗方案有前 2 个月每天口服 SM、INH、RFP 和 PZA,然后每天用 INH、RFP和 EMB 4 个月;每天用 SM、INH、RFP 和 PZA 2 个月,然后 6 个月每周 3 次口服 INH、RFP 和EMB;每天给予 SM、INH 和 RFP 2 个月,然后每周 2 次给予 SM、INH 和 RFP 2 个月,再每周2 次给予 SM、INH5 个月,每天给予 SM、INH、RFP 和 PZA 治疗 2 个月,以后 4~6 个月用氨硫脲(T)和 INH。

(3)抗结核药物用药原则:①早期用药。早期结核病灶中结核杆菌代谢旺盛,局部血供丰富,药物易杀灭细菌。②联合用药。除预防性用药外,最好联合用药,其目的是取得各种药物的协同作用,并降低耐药性。③不宜同时给予作用机制相同的药物。④选择对细胞内和细胞外均起作用的药物,如 INH、RFP、EMB。⑤使用不受结核菌所处环境影响的药物,如 SM 在碱性环境中起作用,在酸性环境中不起作用;PZA 则在酸性环境中起作用。⑥须考虑抗结核药物对同一脏器的不良影响,如 RFP、INH、乙硫异烟胺等对肝功能均有影响,联合使用时应注意检测血清谷丙转氨酶。⑦规则用药。中断用药是治疗失败的主要原因,可使细菌不能被彻底消灭,反复发作,出现耐药。⑧适量用药。剂量过大会增加不良反应;剂量过小则达不到治疗效果。⑨全程用药。疗程的长短与复发率密切相关,坚持合理全程用药,可降低复发率。⑩宜选用杀菌力强、安全性高的药物,如 INH、RFP 的杀菌作用不受各种条件影响,疗效高;SM、PZA 的杀菌作用受结核菌所在环境影响,疗效较差。

3.免疫治疗

结核病病程中可引起 T 细胞介导的免疫应答,也有 I 型超敏反应。结核患者处于免疫紊乱状态,细胞免疫功能低下,而体液免疫功能增强,出现免疫功能严重失调,对抗结核药物的治疗反应迟钝,往往单纯抗结核药物治疗疗效不佳。辅助免疫调节剂可及时调整机体的细胞免疫功能,提高治愈率,减少复发率。常用的结核免疫调节剂有以下几种。

(1)卡提素(PNS):PNS是卡介苗的菌体热酚乙醇提取物,含 BCG 多糖核酸等 10 种免疫活性成分,具有提高细胞免疫功能及巨噬核酸功能,使 T 细胞功能恢复,提高 H_2O_2 的释放及自杀伤细胞的杀菌功能。常用 PNS 1 mg 肌内注射,每周 2 次。与 INH、SM、RFP 并用作为短程化疗治疗初活动性肺结核。

(2)母牛分枝杆菌菌苗:其作用机制一是提高巨噬细胞产生 NO 和 H_2O_2 的水平杀灭结核菌,二是抑制变态反应。每 3～4 周深部肌内注射 1 次,0.1～0.5 mg,共用 6 次,并联合抗结核药物治疗初始和难治性肺结核,可缩短初治肺结核的疗程,提高难治性结核病的治疗效果。

(3)左旋咪唑:主要通过激活免疫活性细胞,促进淋巴细胞转化产生更多的活性物质,增强单核-吞噬细胞系统的吞噬能力,故对结核患者治疗有利,但对正常机体影响并不显著。LMS 作为免疫调节剂治疗某些难治性疾病已被临床日益重视。LMS 一般联合抗结核药物辅助治疗初始肺结核。用法:150 mg/d,每周连服 3 天,同时每天抗结核治疗,疗程 3 个月。

(4)γ-干扰素:可使巨噬细胞活化产生 NO,从而抑制或杀灭分枝杆菌。常规抗结核药物无效的结核患者在加用 γ-IFN 后可以缓解临床症状。25～50 $\mu g/m^2$,皮下注射,每周 2 次或 3 次。作为辅助药物治疗难治性播散性分枝杆菌感染的用量为 50～100 $\mu g/m^2$,每周至少 3 次。不良反应有发热、寒战、疲劳、头痛,但反应温和而少见。

4.耐药性结核病的治疗

耐药发生的结果必然是近期治疗失败或远期复发。一般结核杆菌对 SM、卡那霉素、紫霉素有单相交叉耐药性,即 SM 耐药的结核杆菌对卡那霉素和紫霉素敏感,对卡那霉素耐药者对 SM 也耐药,但对紫霉素敏感,对紫霉素耐药者则对 SM、卡那霉素均耐药。临床上应按 SM、卡那霉素、紫霉素的顺序给药。

初治患者原始耐药不常见,一般低于2%,主要是对 INH 和/或 SM 耐药,而对 RFP、PZA 或 EMB 耐药者很少见。用药前最好做培养和药敏,以便根据结果调整治疗方案,要保证至少2种药敏感。如果患者为原发耐药,必须延长治疗时间,才能达到治疗目的。怀疑对 INH 和/或 SM 有原发耐药时,强化阶段应选择 INH、RFP、PZA 和 EMB,巩固阶段则用 RFP 和 EMB 治疗。继发耐药是最大也是最难处理的耐药形式,一般是由于药物联合不当、药物剂量不足、用药不规则、中断治疗或过早停药等原因引起。疑有继发耐药时,选用化疗方案前一定要做培养和药敏。如果对 INH、RFP、PZA 和 EMB 等多药耐药,强化阶段应选用 4～5 种对细菌敏感的药物,巩固阶段至少用 3 种药物,总疗程 24 个月。为防止出现进一步耐药,必须执行短程化疗法。

5.手术治疗

(1)手术适应证:①输卵管卵巢脓肿经药物治疗后症状减退,但肿块未消失,患者自觉症状反复发作。②药物治疗无效,形成结核性脓肿者。③已形成较大的包裹性积液。④子宫内膜广泛破坏,抗结核药物治疗无效。⑤结核性腹膜炎合并腹水者,手术治疗联合药物治疗有利于腹膜结核的痊愈。

(2)手术方法:手术范围应根据年龄和病灶范围决定。由于患者多为生育年龄妇女,必须手术治疗时也应考虑保留患者的卵巢功能。如患者要求保留月经来潮,可根据子宫内膜结核病灶已愈的情况予以保留子宫。对于输卵管和卵巢已形成较大的包块并无法分离者可行子宫附件切除术。盆腔结核导致的粘连多,极为广泛和致密,以致手术分离困难,若勉强进行可造成不必要

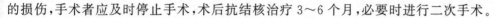

的损伤,手术者应及时停止手术,术后抗结核治疗 3～6 个月,必要时进行二次手术。

(3)手术前后和手术时用药:一般患者在术前已用过 1 个疗程的化疗。手术如行子宫双侧附件切除者,除有其他脏器结核尚需继续正规药物治疗外,一般术后只需再予以药物治疗一个月左右即可。如果术前诊断未明确,术中发现结核病变,清除病灶引流通畅,术中可予 4～5 g SM 腹腔灌注,术后正规抗结核治疗。

(七)预防生殖器结核

原发病灶以肺最常见,预防措施与肺结核相同。加强防痨的宣传教育,增加营养,增强体质。加强儿童保健,防痨组织规定:体重在 2 200 g 以上的新生儿出生 24 小时后即可接种卡介苗;体重不足 2 200 g 或出生后未接种卡介苗者,3 个月内可补种;出生 3 个月后的婴儿需先作结核菌素试验,阴性者可给予接种。青春期少女结核菌素试验阴性者应行卡介苗接种。

生殖器结核患者的阴道分泌物和月经血内可有结核菌存在,应加强隔离,避免传染给接触者。

(卢　霞)

第四章

女性生殖内分泌疾病

第一节 性 早 熟

一、性早熟的发生机制和分类

对女孩来说,8岁之前出现第二性征就称为性早熟。根据发病机制,性早熟可分为 GnRH 依赖性性早熟和非 GnRH 依赖性性早熟两大类。

(一)正常青春期的启动机制

了解正常的青春期启动机制是理解性早熟发生机制的基础。正常女孩的青春期启动发生在 8 岁以后,临床上表现为 8 岁以后开始出现第二性征的发育。性早熟患儿在 8 岁前就出现青春期启动。

正常青春期启动是由两个生理过程组成,它们分别被称为性腺功能初现和肾上腺皮质功能初现。女性性腺功能初现是指青春期下丘脑-垂体-卵巢轴(H-P-O 轴)被激活,卵巢内有卵泡的发育,卵巢性类固醇激素分泌显著增加,临床上表现为乳房发育和月经初潮。肾上腺皮质功能初现是指肾上腺皮质雄激素分泌显著增加,临床上主要表现为血脱氢表雄酮(DHEA)和硫酸脱氢表雄酮(DHEAS)水平升高及阴毛出现,青春期阴毛出现称为阴毛初现。目前认为,性腺功能初现和肾上腺功能初现是两个独立的过程,两者之间不存在因果关系。对女性来讲,青春期启动主要是指卵巢功能被激活。

青春期出现的最主要的生理变化是第二性征的发育和体格生长加速。女性第二性征的发育表现为乳房发育、阴毛生长和外阴发育。乳房是雌激素的靶器官,乳房发育反映的是卵巢的内分泌功能,Tanner 把青春期乳房发育分成 5 期(表 4-1)。阴毛生长是肾上腺皮质分泌的雄激素作用的结果,因此反映的是肾上腺皮质功能初现,Tanner 把青春期阴毛生长也分成 5 期。Tanner 2 期为青春期启动的标志。一般来说,肾上腺皮质功能初现的时间较性腺功能初现的时间早,月经初潮往往出现在乳房开始发育后的 2~3 年。

青春期体格生长加速又称为生长突增,女孩青春期生长突增发生的时间与卵巢功能初现发生的时间一致,临床上表现为生长突增发生在乳房开始发育的时候。青春期启动前女孩生长速度约为每年 5 cm,生长突增时可达 9~10 cm。生长突增时间持续 2~3 年,初潮后生长速度明显减慢,整个青春期女孩身高可增加 25 cm。

表 4-1　女孩青春发育分期(Tanner 分期)

女性	乳房发育	阴毛发育	同时的变化
1 期	青春前	无阴毛	
2 期	有乳核可触及,乳晕稍大	有浅黑色阴毛稀疏地分布在大阴唇	生长速度开始增快
3 期	乳房和乳晕继续增大	阴毛扩展到阴阜部	生长速度达高峰,阴道黏膜增厚角化,出现腋毛
4 期	乳晕第二次凸出于乳房	类似成人,但范围小,阴毛稀疏	月经初潮(在 3 期或 4 期时)
5 期	成人型	成人型	骨骺闭合,生长停止

(二)性早熟的发生机制及病因分类

性早熟的病因分类见表 4-2。GnRH 依赖性性早熟又称为真性性早熟或中枢性性早熟(CPP),是由下丘脑-垂体-卵巢轴提前激活引起的。其中未发现器质性病变的 GnRH 依赖性性早熟,称为特发性 GnRH 依赖性性早熟。非 GnRH 依赖性性早熟又称为假性性早熟或外周性性早熟,该类性早熟不是由下丘脑-垂体-卵巢轴功能启动引起的,患者体内性激素水平的升高与下丘脑 GnRH 的作用无关。所谓同性性早熟是指提前出现的第二性征与患者的性别一致,如女性提前出现乳房发育等女性第二性征。异性性早熟是指提前出现的第二性征与其性别相反或不一致,如女性提前出现男性的第二性征。不完全性性早熟又称为部分性性早熟。单纯乳房早发育可以认为是正常的变异,其中一部分可以发展为中枢性性早熟,因此需要长期随访。单纯性阴毛早现是由肾上腺皮质功能早现引起的,多数单纯的月经初潮早现与分泌雌激素的卵巢囊肿有关。

表 4-2　性早熟的病因分类

分类	病因
GnRH 依赖性性早熟	1.特发性
	2.中枢性神经系统异常
	先天性:如下丘脑错构瘤、中隔神经发育不良、蛛网膜囊肿等
	获得性:化疗、放疗、炎症、外伤、手术等
	肿瘤
	3.原发性甲状腺功能减退
非 GnRH 依赖性性早熟	1.女性同性性早熟
	McCune-Albright 综合征
	自发性卵泡囊肿
	分泌雌激素的卵巢肿瘤
	分泌雌激素的肾上腺皮质肿瘤
	异位分泌促性腺激素的肿瘤
	外源性雌激素
	2.女性异性性早熟

	先天性肾上腺皮质增生症
	分泌雄激素的卵巢肿瘤
	分泌雄激素的肾上腺皮质肿瘤
	外源性雄激素
不完全性性早熟	1.单纯性乳房早发育
	2.单纯性阴毛早现
	3.单纯性月经初潮早现

McCune-Albright 综合征是一种少见的 G 蛋白病,临床上以性早熟、多发性骨纤维异常增殖症及皮肤斑片状色素沉着为最常见的症状,病因是胚胎形成过程中的鸟嘌呤核苷酸结合蛋白(G 蛋白)α 亚基(Gsα)基因发生突变,使 α 亚基的 GTP 酶活性增加,引起腺苷酸环化酶活性持续被激活,导致 cAMP 水平升高,最后出现卵巢雌激素分泌。McCune-Albright 综合征是一个典型的假性性早熟,它还可以有其他内分泌异常:结节性甲状腺增生伴甲状腺功能亢进、甲状旁腺腺瘤、多发性垂体瘤伴巨人症或高催乳素血症、肾上腺结节伴库欣综合征等。

原发性甲状腺功能减退引起性早熟的机制与促甲状腺素释放激素(TRH)有关。一般认为 TRH 水平升高时不仅使促甲状腺素(TSH)和催乳素分泌增加,也可使促卵泡生长激素(FSH)和促黄体生成素(LH)分泌增加,这可能是原发性甲状腺功能减退引起性早熟的原因。有学者认为原发性甲状腺功能减退引起性早熟的机制与过多的 TSH 和 FSH 受体结合,导致雌激素分泌有关。

(三)诊断及鉴别诊断

8 岁之前出现第二性征就可以诊断为性早熟。为区别性早熟的类型和病因,临床上要做一系列辅助检查。

1.骨龄测定

骨龄超过实际年龄 1 年或 1 年以上就视为提前,是判断骨质成熟度最简单的指标。

2.超声检查

可了解子宫和卵巢的情况。卵巢功能启动的标志是卵巢容积>1 mL,并有多个直径>4 mm 的卵泡。另外盆腔超声可鉴别卵巢肿瘤,肾上腺超声可鉴别肾上腺肿瘤。

3.头颅 MRI 检查

对 6 岁以下的女性性早熟患者应常规做头颅 MRI 检查,目的是除外中枢神经系统病变。

4.激素测定

性早熟儿体内的雌激素水平明显升高,升高程度与 Tanner 分期相关。另外肿瘤患者体内的激素水平异常升高,21-羟化酶患者体内的睾酮水平常≥2 ng/mL,17-羟孕酮水平超过正常水平的数十倍或数百倍。

非 GnRH 依赖性性早熟患者体内的促性腺激素水平通常不升高,但异位分泌促性腺激素的肿瘤患者例外。从理论上讲,GnRH 依赖性性早熟患者体内的促性腺激素水平升高,但临床上测定时却可能发现GnRH依赖性性早熟患者体内的促性腺激素水平并无升高。这与青春期启动早期促性腺激素分泌存在昼夜差别有关,在青春期早期促性腺激素分泌增加只出现在晚上。因此,白天测定出来的促性腺激素水平并无增加。

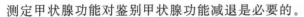

测定甲状腺功能对鉴别甲状腺功能减退是必要的。

5.促性腺激素释放激素(GnRH)兴奋试验

该试验是鉴别 GnRH 依赖性性早熟和非 GnRH 依赖性性早熟的重要方法：GnRH 50～100 μg 或 2.5～3.0 μg/kg 静脉注射,于 0、30、60 和 90 分钟分别采集血样,测定血清 FSH 和 LH 浓度。如果 LH 峰值＞12 U/L,且 LH 峰值/FSH 峰值＞1,则考虑诊断为 GnRH 依赖性性早熟。

(四)性早熟的处理原则

性早熟的处理原则是去除病因,抑制性发育,减少不良心理影响,改善最终身高。对由中枢神经系统病变引起的 GnRH 依赖性性早熟,有手术指征者给予手术治疗,无手术指征者治疗原则同特发性 GnRH 依赖性性早熟。特发性 GnRH 依赖性性早熟主要使用 GnRH 类似物(GnRHa)治疗,目的是改善成年身高,防止性早熟和月经早初潮带来的心理问题。甲状腺功能减退者需补充甲状腺素。

二、特发性 GnRH 依赖性性早熟的治疗

特发性 GnRH 依赖性性早熟的治疗目的是阻止性发育,使已发育的第二性征消退;抑制骨骺愈合,提高成年身高;消除不良心理影响,避免过早性交。目前,临床上常用的药物有孕激素、GnRH 类似物、达那唑和生长激素等,首选 GnRH 类似物。

(一)孕激素

用于治疗特发性 GnRH 依赖性性早熟的孕激素有甲羟孕酮、甲地孕酮和环丙孕酮。

1.甲羟孕酮

主要作用机制是通过抑制下丘脑-垂体轴抑制促性腺激素的释放,另外甲羟孕酮还可以直接抑制卵巢类固醇激素的合成。可使用口服或肌内注射给药。口服,10～40 mg/d;肌内注射 100～200 mg/m^2,每周 1 次或每 2 周 1 次。临床上多选口服制剂。

长期大量使用甲羟孕酮的主要不良反应有:①皮质醇样作用,能抑制 ACTH 和皮质醇的分泌;②增加食欲,使体重增加;③可引起高血压和库欣综合征样表现。

2.甲地孕酮

其作用机制和不良反应与甲羟孕酮相似。用法:甲地孕酮 10～20 mg/d,口服。

3.环丙孕酮

环丙孕酮有抗促性腺激素、孕激素活性,作用机制和不良反应与甲羟孕酮相似。环丙孕酮最大的特点是有抗雄激素活性。用法:每天 70～100 mg/m^2,口服。

由于孕激素无法减缓骨龄增加速度,因此对改善最终身高没有益处。另外,许多患儿不能耐受长期大量使用孕激素。目前临床上更主张用 GnRH 类似物来代替孕激素。

(二)达那唑

达那唑能抑制下丘脑-垂体-卵巢轴,增加体内雌二醇的代谢率,因此能降低体内的雌激素水平。临床上常用达那唑治疗雌激素依赖性疾病,如子宫内膜异位症、子宫内膜增生症和月经过多等。有作者用达那唑治疗 GnRH 依赖性性早熟也取得了不错的疗效。北京市儿童医院李文京等用 GnRH 激动剂治疗特发性 CPP 1～2 年后,改用达那唑治疗 1 年,剂量为 8～10 mg/kg,结果发现达那唑药物治疗可以促进骨龄超过12岁的性早熟患儿身高生长。另外,达那唑还可以作为 GnRH 激动剂停药后继续用药的选择(表4-3)。

表 4-3　GnRH 激动剂治疗最后 1 年与达那唑治疗 1 年后的比较

项目	GnRH 激动剂治疗的最后 1 年	达那唑治疗 1 年后
生物年龄(CA)(岁)	(9.76±1.7)	(10.6±1.7)
骨龄(BA)(岁)	(11.85±0.99)	(12.81±0.78)
△BA/△CA	(0.58±0.36)	(0.95±0.82)
身高增长速度(厘米/年)	(4.55±2.63)	(6.78±3.11)
预测身高(PAH)(cm)	(156.79±7.3)	(158.01±6.66)

达那唑的主要不良反应如下。①胃肠道反应:恶心、呕吐等不适;②雄激素过多的表现:皮脂增加、多毛等;③肝功能受损。由于达那唑的不良反应比较明显,因此许多患儿无法耐受。事实上,在临床上达那唑也很少用于治疗性早熟。

(三)GnRH 类似物

根据作用机制可以将 GnRH 类似物分为 GnRH 激动剂和 GnRH 拮抗剂两种,它们均可用于治疗 GnRH 依赖性性早熟。目前,临床上最常用的是长效 GnRH 激动剂,如亮丙瑞林、曲普瑞林、戈舍瑞林等,一般每 4 周肌内或皮下注射一次。长效 GnRH 激动剂对改善第二性征、抑制下丘脑-垂体-卵巢轴有非常好的疗效。另外,由于它能延缓骨龄增加速度,增加骨骺愈合时间,所以能改善最终身高。

1.GnRH 激动剂治疗规范

关于 GnRH 激动剂的使用,中华医学会儿科学分会内分泌遗传代谢学组提出以下建议供参考。

(1)GnRH 激动剂的使用指征:为改善成年身高,建议使用指征如下。①骨龄:女孩≤11.5 岁,骨龄>年龄 2 岁或以上;②预测成年身高:女孩<150 cm;③骨龄/年龄>1,或以骨龄判断身高的标准差积分(SDS)≤-2;④发育进程迅速,骨龄增长/年龄增长>1。

(2)慎用指征:有以下情况时,GnRH 激动剂改善成年身高的疗效差,应酌情慎用。①开始治疗时骨龄:女孩>11.5 岁;②已有阴毛显现;③其靶身高低于同性别、同年龄正常身高平均值 2 个标准差($\overline{x}-2S$)。

(3)不宜使用指征:有以下情况不宜应用 GnRH 激动剂,因为治疗几乎不能改善成年身高。①骨龄:女孩≥12.5 岁;②女孩月经初潮。

(4)不需应用的指征:因性发育进程缓慢(骨龄进展不超越年龄进展)而对成年身高影响不大的 CPP 不需要治疗,但需定期复查身高和骨龄变化。

(5)GnRH 激动剂使用方法。

剂量:首剂为 80～100 μg/kg,2 周后加强 1 次,以后每 4 周 1 次,剂量为 60～80 μg/kg,根据性腺轴功能抑制情况(包括性征、性激素水平和骨龄进展)而定,抑制差者可参照首次剂量,最大剂量为每次3.75 mg。为确切了解骨龄进展的情况,临床医师应自己对治疗前后的骨龄进行评定和对比,不宜只按放射科的报告。

治疗监测:首剂 3 个月末复查 GnRH 激发试验,LH 激发值在青春前期水平说明剂量合适,以后对女孩只需定期复查基础血清雌二醇(E_2)浓度判断性腺轴功能抑制状况。治疗过程中每2～3 个月测量身高和检查第二性征。每 6 个月复查骨龄,同时超声复查子宫和卵巢。

疗程:为改善成年身高,GnRH激动剂的疗程至少需要2年。一般在骨龄12～12.5岁时可停止治疗。对年龄较小开始治疗者,在年龄已追赶上骨龄,且骨龄已达正常青春期启动年龄时可停药,使其性腺轴功能重新启动。

停药后监测:治疗结束后第1年内应每6个月复查身高、体重和第二性征。

2.GnRH激动剂的不良反应

GnRH激动剂没有明显的不良反应。少部分患者有变态反应及注射部位硬结或感染等。临床上人们最关心的是GnRH激动剂对患者的远期影响,目前的研究表明长期使用GnRH激动剂不会给下丘脑-垂体-卵巢轴造成永久性的抑制。一旦停用GnRH激动剂,受抑制的下丘脑-垂体-卵巢轴会很快恢复活动。另外,有患者担心使用GnRH激动剂可造成将来的月经失调,目前尚无证据说明患者以后的月经失调与GnRH激动剂治疗之间存在着联系。

3.GnRH拮抗剂

GnRH拮抗剂也可用于治疗GnRH依赖性性早熟,它与GnRH激动剂的区别在于开始使用时就会对下丘脑-垂体-卵巢轴产生抑制作用。

(四)生长激素

生长激素(GH)是由垂体前叶生长激素细胞产生的一种蛋白激素,循环中的生长激素可以单体、二聚体或聚合体的形式存在。80%为相对分子质量22×10^3单体,含有191个氨基酸,20%为相对分子质量20×10^3单体,含有176个氨基酸。GH对正常的生长是必需的。青春期性激素和GH的水平同步增加提示这两类激素之间存在着相互调节作用,一般认为是性激素驱动GH的分泌和促生长作用。

GnRH激动剂可以减慢生长速率及骨骼成熟、提高患儿最终身高,但一部分患儿生长速率过缓,以致不能到成年预期身高。近年来,为了提高CPP患者的最终身高,采取了与生长激素联合治疗的方案。Pasquino等用曲普瑞林治疗20例特发性中枢性性早熟(ICCP)2～3年后发现这些患儿的身高比正常同龄儿童低25个百分点,随后他们把这些患儿平均分成两组:一组继续单用曲普瑞林,而另一组同时加用GH继续治疗2～4年后发现,GnRH激动剂加生长激素组的平均成年身高比治疗前预期成年身高高(7.9 ± 1.1)cm,而单用GnRH激动剂组只比治疗前预期成年身高高(1.6 ± 1.2)cm。国内一些学者的研究也得出了类似的结果。这说明GnRH激动剂联合生长激素治疗可提高患者的成年身高。

临床上使用的生长激素是用基因重组技术合成的,与天然生长激素具有完全相同的药效学和药代学的人生长激素(HGH)。HGH半衰期为3小时,皮下注射后4～6小时出现GH峰值。用法:每周皮下注射0.6～0.8 U/kg,分3次或6次给药,晚上注射。一般连续治疗6个月以上才有意义。

不良反应:①注射部位脂肪萎缩,每天更换注射部位可避免;②亚临床型甲状腺功能减退,约30%的用药者会出现,此时需要补充甲状腺激素;③少数人会产生抗rGH抗体,但在多数情况下抗体不会影响生长速度。

(五)心理教育

青春期过早启动可能会对儿童的心理产生不利影响。为了避免这种情况的发生,家长和医师应告诉患儿有关知识,让她们对性早熟产生正确的认识。另外,还应对患儿进行适当的性教育。

三、其他性早熟的治疗

对于除特发性 GnRH 依赖性性早熟以外的性早熟治疗来说,治疗的关键是去除原发病因。

(一)颅内疾病

颅内疾病包括颅内肿瘤、脑积水及炎症等。颅内肿瘤主要是下丘脑和垂体部位的肿瘤,这些肿瘤可以引起GnRH依赖性性早熟,治疗主要采用手术、放疗或化疗。脑积水者应行引流减压术。

(二)自发性卵泡囊肿

自发性卵泡囊肿是非 GnRH 依赖性性早熟的常见病因。青春期前儿童卵巢内看到生长卵泡属于正常现象,但这些卵泡直径通常小于 10 mm。个别情况下,卵泡增大成卵泡囊肿,直径可大于 5 cm。如果这些卵泡囊肿反复存在且分泌雌激素,就会导致性早熟的出现。

自发性卵泡囊肿发生的具体机制尚不清楚,有研究提示部分患者可能与 FSH 受体或 LH 受体基因突变,导致受体被激活有关。

自发性卵泡囊肿有时需要与卵巢颗粒细胞瘤相鉴别。另外,自发性卵泡囊肿与其他卵巢囊肿一样,也可出现扭转或破裂,临床上表现为急腹症,此时需要手术治疗。

自发性卵泡囊肿的处理:可以在超声监护下行卵泡囊肿穿刺术。另外,也可口服甲羟孕酮抑制雌激素的合成。

(三)卵巢颗粒细胞瘤

青春期儿童可以发生卵巢颗粒细胞瘤,由于卵巢颗粒细胞瘤能分泌雌激素,因此这些儿童会发生性早熟。一旦诊断为卵巢颗粒细胞瘤,应立即手术,术后需要化疗。

卵巢颗粒细胞瘤能分泌抑制素和抗苗勒管激素(AMH),这两种激素被视为卵巢颗粒细胞瘤的肿瘤标志物,可用于诊断和治疗后随访。

(四)McCune-Albright 综合征

McCune-Albright 综合征的发病机制和临床表现见前面所述。治疗为对症处理。对性早熟可用甲羟孕酮治疗。

(五)先天性肾上腺皮质增生症

导致肾上腺皮质雄激素分泌过多的先天性肾上腺皮质增生症患者会发生女性异性性早熟,临床上表现为女性儿童有男性化体征。这些疾病中最常见的是 21-羟化酶缺陷。

(六)芳香化酶抑制剂的使用

芳香化酶是合成雌激素的关键酶,其作用是将雄激素转化成雌激素。芳香化酶抑制剂可以抑制芳香化酶的活性,阻断雌激素的合成,从而降低体内的雌激素水平。目前临床上有作者认为可用芳香化酶抑制剂如来曲唑等,治疗非 GnRH 依赖性性早熟,如 McCune-Albright 综合征等。

(刘明静)

第二节　经前期综合征

经前期综合征(premenstrual syndromes,PMS)又称经前紧张症(premenstrual tension,

PMT)或经前紧张综合征(premenstrual tension syndrome,PMTS),是育龄妇女常见的问题。PMS是指月经来潮前7～14天(即在月经周期的黄体期),周期性出现的躯体症状(如乳房胀痛、头痛、小腹胀痛、水肿等)和心理症状(如烦躁、紧张、焦虑、嗜睡、失眠等)的总称。PMS症状多样,除上述典型症状外,自杀倾向、行为退化、嗜酒、工作状态差甚至无法工作等也常出现于PMS。由于PMS临床表现复杂且个体差异巨大,因此,诊断的关键是症状出现的时间及严重程度。PMS发生于黄体期,随月经的结束而完全消失,具有明显的周期性,这是区分PMS和心理性疾病的重要依据;上述心理及躯体症状只有达到影响女性正常的工作、生活、人际交往的程度才称为PMS。

一、历史、概念及在疾病分类学中的位置

有关PMS的定义、概念以及其在疾病分类学中的位置在相当一段时间并无定论。Dalton(1984)的定义为"经前再发症状,月经后期则缺乏症状"。美国精神疾病协会(APA)出版的《诊断统计手册》第三修订版(DSM-Ⅲ-R,1987)用"黄体后期心境恶劣障碍(late-luteal phasedysphoric disorder,LLPDD)"来概括经前出现的一组症状,后来在《诊断统计手册第四版》(DSM-Ⅳ,1994)更名为"经前心境恶劣障碍(premenstrual dysphoric disorder,PMDD)"。国际疾病分类系统(ICD-9,1978;ICD-10,1992)将大多数疾病实体按他们的主要表现分类,PMS被包括在"泌尿生殖疾病"类目之下,犹如伴发于女性生殖器官和月经周期的疼痛或其他状态一样。因此,国际上两大分类系统对PMS作了不同的处理,DSM认为它可能是一种心境障碍,ICD则视为妇科疾病。《中国精神疾病分类方案与诊断标准第二版》修订(CCMD-2-R,1995)将PMS列入"内分泌障碍所致精神障碍"类目中,认为PMS"能明确内分泌疾病性质",但命名为经期精神障碍(经前期综合征)。

PMS的临床特点必须考虑:①在大多数月经周期的黄体期,再发性或循环性出现症状;②症状于经至不久缓解,在卵泡期持续不会超过1周;③招致情绪或躯体苦恼或日常功能受累或受损;④症状的再发、循环性和定时性,症状的严重性和无症状期均可通过前瞻性逐日评定得到证实。

二、流行病学研究

PMS的患病率各地报道不一,这与评定方法(回顾性或前瞻性)、调查者的专业、调查样本人群、症状严重水平不一,以及一些尚未确定的因素有关。在妇女生殖阶段可发生,初潮后未婚少女的患病率低,产后倾向出现PMS。

美国妇产科学院委员会声明66号指出,一般认为20%～40%妇女在经前体验到一些症状,只有5%对工作或生活方式带来一定程度的显著影响。

对生活方式不同(包括尼姑、监狱犯人、女同性恋者)的384名妇女进行147项问卷研究,结果发现家庭主妇和教育水平低者有较多的水潴留,自主神经症状和负性情感,但年龄、种族、性偏向、显著的体育活动、婚姻状态或收入与PMS的发生率不相关(Friedman和Jaffe,1985)。双生儿研究显示单卵双生儿发生PMS的同病率为94%,双卵双生儿为44%,对照组为31%(Dalton等,1987)。另一项来自伯明翰的462对妇女双生儿的研究也支持Dalton等的结果,并认为PMS是具遗传性的。口服避孕药(OC)似可降低PMS的发生率。爱丁堡大学曾调查了3 298名妇女,其中756人服用OC,2 542人未服,结果发现口服OC者较少发生PMS。月经长周期

（＞40 天）和周期不规律者 PMS 发生率低，而且主要表现为躯体症状如胃痛、背痛和嗜睡。月经周期长度在 31～40 天者体验到较多的经前症状，而且躯体症状和情绪症状均明显。短而不规律的月经周期妇女则经前症状主要表现为情绪症状，如抑郁、紧张和激惹。

PMS 与产后抑郁症呈正相关，已得到证实。Dalton 报道 610 例 PMS 妇女中，56％在产后出现抑郁症。一些妇女回忆 PMS 是继产后抑郁症之后发生的，另一些则报道受孕前出现 PMS，但 PMS 的严重程度却在产后抑郁症减轻后加重。

PMS 与围绝经期综合征的相关性也为多数学者研究证实。PMS 与围绝经期综合征均有心理症状及躯体症状，均可表现为与卵巢激素水平波动相关的烦躁、抑郁、疲惫、失眠及乳房胀痛、水肿等，在激素水平稳定后（月经结束及绝经后数年）原有症状及体征消失。在经前期和围绝经期原有的抑郁等心理疾病可表现增强，因此 PMS 和围绝经期抑郁均需和原发心理疾病相鉴别。除了临床表现的相关性，围绝经期综合征和 PMS 在流行病学上也密切相关。Harlow 等的研究发现，围绝经期综合征的女性在抑郁流行病学评分（CES-D）中表现为明显抑郁者，多数患有 PMS。同样 Becker 等用视觉模拟评分（VAS）评价女性的心情状态，也发现女性围绝经期的情绪感受与既往经前期的心境变化明显相关。Freeman 等的研究认为患有 PMS 的女性在围绝经期出现抑郁、失眠、性欲低下的可能性大。因此，PMS 在一定程度上可以预测围绝经期抑郁的出现。在易感人群中，PMS 和围绝经期抑郁不但易相继出现，还常常同时发生。围绝经期女性，患有围绝经期抑郁的较未患者出现月经周期相关症状及 PMDD 的明显增多。在 Richards 等的研究中有 21％的围绝经期抑郁患者同时伴有中度以上的 PMDD，而仅有 3％的围绝经期非抑郁女性出现这一疾病。此外，患有 PMS 及围绝经期抑郁的女性也常伴有其他激素相关的情绪异常如产褥抑郁，及其他激素非相关的心理疾病如抑郁症。

经前期综合征与精神疾病关系受到妇科学家、心理学家、精神疾病学家较多的重视与研究。妇女复发性精神疾病状态，不论是认知、情感或混合功能障碍均易于在经前复发。Schukit 和 Wetzel 报道类似结果，情感性疾病患者不仅 PMS 发生率高（72％），症状严重，出现经前不适症状也较正常人多，并且现存的情感症状在经前趋向恶化。精神分裂症患者往往在经前恶化，急性精神疾病症状掩盖了经前不适，导致对检出 PMS 发生率带来困难。多数研究指出，经前期和月经期妇女自杀较之其他阶段多，但这些资料的取得多系回顾性。Mackinnon 的研究并非回顾性，而系死后病理检查子宫内膜改变以确定月经周期。他们指出，黄体期自杀者增多，其高峰在黄体期的早、中期，死于黄体中期者约占 60％；与其他死亡者比较，自然死亡发生于黄体期者占 84％，意外事故为 90％，自杀为 89％，提示在月经周期后半期内妇女容易死于自杀、外伤、中毒和疾病。

三、病因与发病机制

近年研究表明，PMS 病因涉及诸多因素的联合，如社会心理因素、内分泌因素及神经递质的调节等。但 PMS 的准确机制仍不明，一些研究结果尚有矛盾之处，进一步的深入研究是必要的。

（一）社会心理因素

情绪不稳定及神经质、特质焦虑者容易体验到严重的 PMS 症状。应激或负性生活事件可加重经前症状，而休息或放松可减轻之，均说明社会心理因素在 PMS 的发生或延续上发挥作用。

(二)内分泌因素

1.孕激素

英国妇产科学家 Dalton 推断 PMS 是由于经前孕酮不足或缺陷,而且应用黄体酮治疗可以获得明显效果。然而相反的报道则发现 PMS 妇女孕酮水平升高。Hammarback 等对 18 例 PMS 妇女连续 2 月逐日测定血清雌二醇和孕酮,发现严重 PMS 症状与黄体期血清这两种激素水平高相关。孕酮常见的不良反应如心境恶劣和焦虑,类似普通的经前症状。

这一疾病仅出现于育龄女性,青春期前、妊娠期、绝经后期均不会出现,且仅发生于排卵周期的黄体期。给予外源性孕激素可诱发此病,在激素替代治疗(hormone replace therapy,HRT)中使用孕激素建立周期引发的抑郁情绪和生理症状同 PMS 相似;曾患有严重 PMS 的女性,行子宫加双附件切除术后给予 HRT,单独使用雌激素不会诱发 PMS,而在联合使用雌孕激素时 PMS 复发。相反,卵巢内分泌激素周期消失,如双卵巢切除或给予促性腺激素释放激素激动剂(GnRHa)均可抑制原有的 PMS 症状。因此,卵巢激素尤其是孕激素可能与 PMS 的病理机制有关,孕激素可增加女性对甾体类激素的敏感性,使中枢神经系统受激素波动的影响增加。

2.雌激素

(1)雌激素降低学说:正常情况下雌激素有抗抑郁效果,经前雌激素水平下降可能与 PMS,特别是经前心境恶劣的发生有关。Janowsky 强调雌激素波动(中期雌激素明显上升,继之降低)的作用。

(2)雌激素过多学说:持此说者认为雌激素水平绝对或相对高,或者对雌激素的特异敏感性可招致 PMS。Morton 报道给妇女注入雌激素可产生 PMS 样症状。Backstrom 和 Cartenson 指出,具有经前焦虑的妇女,雌激素/黄体酮比值较高。雌孕激素比例异常可能与 PMS 发生有关。

3.雄激素

Lahmeyer 指出,妇女雄激素来自卵巢和肾上腺。在排卵前后,血中睾酮水平随雌激素水平的增高而上升,且由于大部分来自肾上腺,故于围月经期并不下降,其时睾酮/雌激素及睾酮/孕激素之比处于高值。睾酮作用于脑可增强两性的性驱力和攻击行为,而雌激素和孕酮可对抗之。经前期雌激素和孕酮水平下降,脑中睾酮失去对抗物,这至少与一些人 PMS 的发生有关,特别是心境改变和其他精神疾病理表现。

(三)神经递质

研究表明在 PMS 女性中血清性激素的浓度表现为正常,这表明除性激素外还可能有其他因素作用。PMS 患者常伴有中枢神经系统某些神经递质及其受体活性的改变,这种改变可能与中枢对激素的敏感性有关。一些神经递质可受卵巢甾体激素调节,如 5-羟色胺(5-HT)、乙酰胆碱、去甲肾上腺素、多巴胺等。

1.乙酰胆碱(Ach)

Janowsky 推测 Ach 单独作用或与其他机制联合作用与 PMS 的发生有关。在人类 Ach 是抑郁和应激的主要调节物,引起脉搏加快和血压上升,负性情绪,肾上腺交感胺释放和止痛效应。Rausch 发现经前胆碱能占优势。

2.5-HT 与 γ-氨基丁酸

经前 5-HT 缺乏或胆碱能占优势可能在 PMS 的形成上发挥作用。选择性 5-HT 再摄取阻断剂(SSRIs),如氟西汀、舍曲林问世后证明它对 PMS 有效,而那些主要作用于去甲肾上腺素能的三环类抗抑郁药的效果较差,进一步支持 5-HT 在 PMS 病理生物学中的重要作用。PMDD

患者与患 PMS 但无情绪障碍者及正常对照组相比,5-HT 在卵泡期增高,黄体期下降,波动明显增大,因此 Inoue 等认为,5-HT 与 PMS、PMDD 出现的心理症状密切相关。5-羟色胺能系统对情绪、睡眠、性欲、食欲和认知具有调节功能,在抑郁的发生发展中起到重要作用。雌激素可增加 5-HT 受体的数量及突触后膜对 5-HT 的敏感性,并增加5-HT 的合成及其代谢产物 5-羟吲哚乙酸的水平。有临床研究显示选择性 5-HT 再摄取抑制剂(SSRIs)可增加血液中 5-HT 的浓度,对治疗 PMS/PMDD 有较好的疗效。

另外,有研究认为在抑郁、PMS、PMDD 的患者中 γ-氨基丁酸(GABA)活性下降,Epperson 等用磁共振质谱分析法测定 PMDD 及正常女性枕叶皮质部的 GABA、雌激素、孕激素等水平发现,PMDD 者卵泡期 GABA 水平明显低于对照组;同时 Epperson 等认为 PMDD 患者可能存在 GABA 受体功能的异常。PMS 女性黄体期异孕烷醇酮水平较低,而异孕烷醇酮有 GABA 激活作用,因此低水平的异孕烷醇酮使 PMS 女性 GABA 活性降低,产生抑郁。此外,雌激素兼具增加 GABA 的功能及 GABA 受体拮抗剂的双重功能。

3.类阿片物质与单胺氧化酶

Halbreich 和 Endicott 认为内啡肽水平变化与 PMS 的发生有关。他们推测 PMS 的许多症状类似类阿片物质撤出。目前认为在性腺类固醇激素影响下,过多暴露于内源性阿片肽并继之脱离接触可能参与 PMS 的发生。持单胺氧化酶(MAO)学说则认为 PMS 的发生与血小板 MAO 活性改变有关,而这一改变是受孕酮影响的。正常情况下,雌激素对 MAO 活性有抑制效应,而黄体酮对组织中 MAO 活性有促进作用。MAO 活性增强被认为是经前抑郁和雌激素/孕激素不平衡发生的中介。MAO 活性增加可以减少有效的去甲肾上腺素,导致中枢神经元活动降低和减慢。MAO 学说可解释经前抑郁和嗜睡,但无法说明其他众多的症状。

4.其他

前列腺素可影响钠潴留,以及精神、行为、体温调节及许多 PMS 症状,前列腺素合成抑制剂能改善 PMS 躯体症状。一般认为此类非甾体抗炎药物可降低引起 PMS 症状的中介物质的组织浓度起到治疗作用。维生素 B_6 是合成多巴胺与五羟色胺的辅酶,维生素 B_6 缺乏与 PMS 可能有关,一些研究发现维生素 B_6 治疗似乎比安慰剂效果好,但结果并非一致。

四、临床表现

历来提出的症状甚为分散,可达 200 项之多,近年研究提出大约 20 类症状是常见的,包括躯体、心理和行为 3 个方面。其中恒定出现的是头痛、疼痛、肿胀、嗜睡、易激惹和抑郁,行为笨拙,渴望食物。但表现有较大的个体差异,取决于躯体健康状态、人格特征和环境影响。

(一)躯体症状

1.水潴留

经前水潴留一般多见于踝、小腿、手指、腹部和乳房,可导致乳房胀痛、体重增加、面部虚肿或水肿,腹部不适或胀满或疼痛,排尿量减少。这些症状往往在清晨起床时明显。

2.疼痛

头痛较为常见,背痛、关节痛、肌肉痛、乳房痛发生率也较高。

3.自主神经功能障碍

常见恶心、呕吐、头晕、潮热、出汗等。可出现低血糖,许多妇女渴望摄入甜食。

（二）心理症状

主要为负性情绪或心境恶劣。

1.抑郁

心境低落、郁郁不乐、消极悲观、空虚孤独,甚至有自杀意念。

2.焦虑、激动

烦躁不安,似感到处于应激状态。

3.运动共济和认知功能改变

可出现行动笨拙、运动共济不良、记忆力差、自感思路混乱。

（三）行为改变

可表现为社会退缩,回避社交活动;社会功能减低,判断力下降,工作时失误;性功能减退或亢进等改变。

五、诊断与鉴别诊断

（一）诊断标准

PMS 具有三项属性(经前期出现;在此以前无同类表现;经至消失),诊断一般不难。

美国国立精神卫生研究院的工作定义如下:一种周期性的障碍,其严重程度是以影响一个妇女生活的一些方面(如为负性心境,经前一周心境障碍的平均严重程度较之经后一周加重30%),而症状的出现与月经有一致的和可以预期的关系。这一定义规定了 PMS 的症状出现与月经有关,对症状的严重程度做出定量化标准。美国精神学会对经前有精神症状(premenstrual dysphoric disorder,PMDD)的 PMS 测定的诊断标准见表 4-4。

表 4-4　PMS 的诊断标准

对患者 2~3 个月经周期所记录的症状前瞻性评估。在黄体期的最后一个星期存在 5 个(或更多个)下述症状,并且在经后消失,其中至少有 1 种症状必须是 1、2、3 或 4
1.明显的抑郁情绪,自我否定意识,感到失望
2.明显焦虑、紧张、感到"激动"或"不安"
3.情绪不稳定,比如突然伤感、哭泣或对拒绝增加敏感性
4.持续和明显易怒或发怒或与他人的争吵增加
5.对平时活动(如工作、学习、友谊、嗜好)的兴趣降低
6.主观感觉注意力集中困难
7.嗜睡、易疲劳或能量明显缺乏
8.食欲明显改变,有过度摄食或产生特殊的嗜食渴望
9.失眠
10.主观感觉不安或失控
11.其他身体症状,如乳房触痛或肿胀、头痛、关节或肌肉痛、肿胀感、体重增加
这些失调必是明显干扰工作、学习或日常的社会活动及与他人的关系(如逃避社会活动,生产力和工作学习效率降低)
这些失调务必不是另一种疾病加重的表现(如重症抑郁症、恐慌症、恶劣心境或人格障碍)

（二）诊断方法

前瞻性每天评定计分法目前获得广泛应用,它在确定 PMS 症状的周期性方面是最为可信的,评定周期需患者每天记录症状,记录 2～3 个周期,见表 4-5。

表 4-5　经前症状日记

姓名			日期		末次月经		
	周一	周二	周三	周四	周五	周六	周日
月经(以×表示)							
体重增加							
臂/腿肿胀							
乳房肿胀							
腹部肿胀							
痛性痉挛							
背痛							
身体痛							
神经紧张							
情绪波动							
易怒							
不安							
失去耐心							
焦虑							
紧张							
头晕							
抑郁							
健忘							
哭闹							
精神错乱							
失眠							
嗜甜食							
食欲增加							
头痛							
疲劳							
兴奋							
松弛							
友好							
活力							
每天体重							
每天基础体温							

①每晚记下你注意到的上述症状:无,空格;轻,记 1;中,记 2(干扰每天生活);重,记 3(不能耐受)。②记录每天清晨的体重(排空膀胱)。③起床前测基础体温。

(三)鉴别诊断

1.月经周期性精神疾病

PMS 可能是在内分泌改变和心理社会因素作用下起病的,而月经周期性精神疾病则有着更为深刻的原因和发病机制。PMS 的临床表现是以心境不良和众多躯体不适组成,不致发展为重型精神疾病形式,可与月经周期性精神疾病区别。

2.抑郁症

PMS 妇女有较高的抑郁症发生风险以及抑郁症患者较之非情感性障碍患者有较高的 PMS 发生率已如上述。根据 PMS 和抑郁症的诊断标准,可做出鉴别。

3.其他精神疾病经前恶化

根据 PMS 的诊断标准与其他精神疾病经前恶化进行区别。

需注意疑难病例诊断过程中妇科、心理、精神疾病专家协作的重要性。

六、治疗

PMS 的治疗应针对躯体、心理症状、内在病理机制和改变正常排卵性月经周期等方面。此外,心理治疗和家庭治疗也受到较多的重视。轻症 PMS 病例采取环境调整、适当膳食、身体锻炼、改善生活方式、应激处理和社会支持等措施即可,重症患者则需实施以下治疗。

(一)调整生活方式

调整生活方式包括合理的饮食与营养、适当的身体锻炼、戒烟、限制盐和咖啡的摄入。可改变饮食习惯,增加钙、镁、维生素 B_6、维生素 E 的摄入等,但尚没有确切、一致的研究表明以上维生素和微量元素治疗的有效性。体育锻炼可改善血液循环,但其对 PMS 的预防作用尚不明确,多数临床专家认为每天锻炼 20~30 分钟有助于加强药物治疗和心理治疗。

(二)心理治疗

心理因素在 PMS 发生中所起的作用是不容忽视的。精神刺激可诱发和加重 PMS。要求患者日常保持乐观情绪,生活有规律,参加运动锻炼,增强体质,行为疗法曾用以治疗 PMS,放松技术有助于改善疼痛症状。生活在经前综合征妇女身边的人,如父母、丈夫、子女等,要多关心患者,对她们在经前出现的心境烦躁、易激惹等给以容忍和同情。工作周围的人也应体谅她们经前发生的情绪症状,在各方面予以照顾,避免在此期间从事驾驶或其他具有危险性的作业。

(三)药物治疗

1.精神药物

(1)抗抑郁药:5-羟色胺再摄取抑制剂(selective serotonergic reuptake inhibitors,SSRIs)对 PMS 有明显疗效,达 60%~70%且耐受性较好,目前认为是一线药物。如氟西汀(百忧解)20 mg 每天一次,经前口服至月经第 3 天。减轻情感症状优于躯体症状。舍曲林(Sertraline)剂量为每天 50~150 mg。三环类抗抑郁药氯丙咪嗪(Clomipramine)是一种三环类抑制 5-羟色胺和去甲肾上腺素再摄取的药物,每天 25~75 mg 对控制 PMS 有效,黄体期服药即可。SSRIs 与三环类抗抑郁药物相比,无抗胆碱能、低血压及镇静等不良反应,并具有无依赖性和无特殊的心血管及其他严重毒性作用的优点。SSRIs 除抗抑郁外也有改善焦虑的效应,目前应用明显多于三环类。

(2)抗焦虑药:苯二氮䓬类用于治疗 PMS 已有很长时间,如阿普唑仑为抗焦虑药,也有抗抑郁性质,用于 PMS 获得成功,起始剂量为 0.25 mg,1 天 2~3 次,逐渐递增,每天剂量可达 2.4 mg 或 4 mg,在黄体期用药,经至即停药,停药后一般不出现戒断症状。

2.抑制排卵周期

(1)口服避孕药:作用于 H-P-O 轴可导致不排卵,常用以治疗周期性精神疾病和各种躯体症状。口服避孕药对 PMS 的效果不是绝对的,因为一些亚型用本剂后症状不仅未见好转反而恶化。就一般病例而论复方短效单相口服避孕药均有效。国内多选用复方炔诺酮或复方甲地孕酮。

(2)达那唑:一种人工合成的 17α-乙炔睾酮的衍生物,对下丘脑-垂体促性腺激素有抑制作用。$100\sim400$ mg/d 对消极情绪、疼痛及行为改变有效,200 mg/d 能有效减轻乳房疼痛。但其雄激素活性及致肝功能损害作用,限制了其在 PMS 治疗中的临床应用。

(3)促性腺激素释放激素激动剂(GnRHa):GnRHa 在垂体水平通过降调节抑制垂体促性腺激素分泌,造成低促性腺激素水平及低雌激素水平,达到药物切除卵巢的疗效。有随机双盲安慰剂对照研究证明 GnRHa 治疗 PMS 有效。单独应用 GnRHa 应注意低雌激素血症及骨量丢失,故治疗第 3 个月应采用反加疗法(add-back therapy)克服其不良反应。

(4)手术切除卵巢或放射破坏卵巢功能:虽然此方法对重症 PMS 治疗有效,但卵巢功能破坏导致绝经综合征及骨质疏松性骨折、心血管疾病等风险增加,应在其他治疗均无效时酌情考虑。对中、青年女性患者不宜采用。

3.其他

(1)利尿剂:PMS 的主要症状与组织和器官水肿有关。醛固酮受体拮抗剂螺内酯不仅有利尿作用,对血管紧张素功能也有抑制作用。剂量为 25 mg,每天 $2\sim3$ 次,可减轻水潴留,并对精神症状也有效。

(2)抗前列腺素制剂:经前子宫内膜释放前列腺素,改变平滑肌张力、免疫功能及神经递质代谢。抗前列腺素如甲芬那酸 250 mg 每天 3 次,于经前 12 天起服用。餐中服可减少胃刺激。如果疼痛是 PMS 的标志,抗前列腺素有效。除对痛经、乳胀、头痛、痉挛痛、腰骶痛有效,对紧张易怒症状也有报道有效。

(3)多巴胺拮抗剂:高催乳素血症与 PMS 关系已有研究报道。溴隐亭为多巴胺拮抗剂,可降低 PRL 水平并改善经前乳房胀痛。剂量为 2.5 mg,每天 2 次,餐中服药可减轻不良反应。

(刘明静)

第三节 痛 经

痛经是指伴随着月经的疼痛。疼痛可以出现在行经前后或经期,主要集中在下腹部,常呈痉挛性,通常还伴有其他症状,包括腰腿疼、头痛、头晕、乏力、恶心、呕吐、腹泻、腹胀等。痛经是育龄期妇女常见的疾病,发生率很高,文献报道为 $30\%\sim80\%$,每个人的疼痛阈值差异及临床上缺乏客观的评价指标使得人们对确切的发病率难以评估。全国抽样调查结果表明:痛经发生率为 33.19%,其中原发性痛经占 36.06%,其余为继发性痛经。不同年龄段痛经发生率不同,初潮时发生率较低,随后逐渐升高,$16\sim18$ 岁达顶峰,$30\sim35$ 岁时下降,生育期稳定在 40% 左右,以后更低,50 岁时为 20% 左右。

痛经分为原发性和继发性两种。原发性痛经(primary dysmenorrhea)是指不伴有其他明显盆腔疾病的单纯性功能性痛经;继发性痛经(secondary dysmenorrhea)是指因盆腔器质性疾病导致的痛经。

一、原发性痛经

青春期和年轻的成年女性的痛经大多数是原发性痛经,是功能性的,与正常排卵有关,没有盆腔疾病;但有大约10%的严重痛经患者可能会查出有盆腔疾病,如子宫内膜异位症或先天性生殖道发育异常。原发性痛经的发病原因和机制尚不完全清楚,研究发现原发性痛经发作时有子宫收缩的异常,而造成收缩异常的原因有局部前列腺素、白三烯类物质、血管升压素、缩宫素的增高等。

(一)病因和病理生理

1.子宫收缩异常

正常月经期子宫的基础张力<1.33 kPa,宫缩时可达16 kPa,收缩频率为3~4次/分。痛经时宫腔的基础压力提高,收缩频率增高且不协调。因此原发性痛经可能是子宫肌肉活动增强、过渡收缩所致。

2.前列腺素(PG)的合成和释放过多

子宫内膜是合成前列腺素的主要场所,子宫合成和释放前列腺素过多可能是导致痛经的主要原因。PG的增多不仅可以刺激子宫肌肉过度收缩,导致子宫缺血,并且使神经末梢对痛觉刺激敏感化,使痛觉阈值降低。

3.血管紧张素和缩宫素过高

原发性痛经患者体内的血管紧张素增高,血管紧张素可以引起子宫肌层和血管的平滑肌收缩加强,因此,被认为是引起痛经的另一重要因素。缩宫素是引起痛经的另一原因,临床上应用缩宫素拮抗剂可以缓解痛经。

4.其他因素

主要是精神因素,紧张、压抑、焦虑、抑郁等都会影响对疼痛的反应和主观感受。

(二)临床表现

原发性痛经主要发生在年轻女性身上,初潮或初潮后数月开始,疼痛发生在月经来潮前或来潮后,在月经期的48~72小时持续存在,疼痛呈痉挛性,集中在下腹部,有时伴有腰痛,严重时伴有恶心、呕吐、面色苍白、出冷汗等,影响日常生活和工作。

(三)诊断与鉴别诊断

诊断原发性痛经,首先要排除器质性盆腔疾病的存在。全面采集病史,进行全面的体格检查,必要时结合辅助检查,如B超、腹腔镜、宫腔镜、子宫输卵管碘油造影等,排除子宫器质性疾病。鉴别诊断主要排除子宫内膜异位症、子宫腺肌症、盆腔炎等疾病引起的于继发性痛经,还要与慢性盆腔痛相区别。

(四)治疗

1.一般治疗

对痛经患者,尤其是青春期少女,必须进行有关月经的生理知识教育,消除其对月经的心理恐惧。痛经时可卧床休息,热敷下腹部,还可服用非特异性的止痛药。研究表明,对痛经患者施行精神心理干预可以有效减轻症状。

2.药物治疗

(1)前列腺素合成酶抑制剂:非甾体抗炎药是前列腺素合成酶抑制剂,通过阻断环氧化酶通路,抑制前列腺素合成,使子宫张力和收缩力下降,达到止痛的效果。有效率60%~90%,服用简单,不良反应小,还可以缓解其他相关症状,如恶心、呕吐、头痛、腹泻等。用法:一般于月经来潮、痛经出现前开始服用,连续服用 2～3 天,因为前列腺素在月经来潮的最初 48 小时释放最多,连续服药的目的是减少前列腺素的合成和释放。因此疼痛时临时间断给药效果不佳,难以控制疼痛。

常用于治疗痛经的非甾体类药物及剂量见表 4-6。

表 4-6　常用治疗痛经的非甾体类止痛药

药物	剂量
甲芬那酸	首次 500 mg,250 mg/6 h
氟芬那酸	100～200 mg/6～8 h
吲哚美辛(消炎痛)	25～50 mg/6～8 h
布洛芬	200～400 mg/6 h
酮洛芬	50 mg/8 h
芬必得	300 mg/12 h

布洛芬和酮洛芬的血药浓度 30～60 分钟达到峰值,起效很快。吲哚美辛等对胃肠道刺激较大,容易引起消化道大出血,不建议作为治疗痛经的一线药物。

(2)避孕药具:短效口服避孕药和含左炔诺孕酮的宫内节育器(曼月乐)适用于需要采用避孕措施的痛经患者,可以有效地治疗原发性痛经。口服避孕药可以使 50% 的患者疼痛完全缓解,40% 明显减轻。曼月乐对痛经的缓解的有效率也高达 90% 左右。避孕药的主要作用是抑制子宫内膜生长、抑制排卵、降低前列腺素和血管升压素的水平。各类雌、孕激素的复合避孕药均可以减少痛经的发生,它们减轻痛经的程度无显著差异。

(3)中药治疗:中医认为痛经是由于气血运行不畅引起,因此一般以通调气血为主,治疗原发性痛经一般用当归、川芎、茯苓、白术、泽泻等组成的当归芍药散,效果明显。

3.手术治疗

以往对原发性痛经药物治疗无效者的顽固性病例,可以采用骶前神经节切除术,效果良好,但有一定的并发症。近年来,主要用子宫神经部分切除术。无生育要求者,可进行子宫切除术。

二、继发性痛经

继发性痛经是指与盆腔器官的器质性病变有关的周期性疼痛。常在初潮后数年发生。

(一)病因

有许多妇科疾病可能引起继发性痛经,它们包括以下几种。

1.典型周期性痛经的原因

处女膜闭锁、阴道横隔、宫颈狭窄、子宫异常(先天畸形、双角子宫)、子宫腔粘连(Asherman综合征)、子宫内膜息肉、子宫平滑肌瘤、子宫腺肌病、盆腔淤血综合征、子宫内膜异位症、IUD 等。

2.不典型的周期性痛经的原因

子宫内膜异位症、子宫腺肌病、残留卵巢综合征、慢性功能性囊肿形成、慢性盆腔炎等。

(二)病理生理

研究表明,子宫内膜异位症和子宫腺肌症患者体内产生过多的前列腺素,可能是痛经的主要原因之一。前列腺素合成抑制制剂可以缓解该类疾病的痛经症状。环氧化酶(COX)是前列腺素合成的限速酶,在子宫内膜异位症和子宫腺肌症患者体内表达量过度增高。这些均说明前列腺素合成代谢异常与继发性痛经的疼痛有关。

宫内节育器(IUD)的不良反应主要是月经过多和继发痛经,其痛经的主要原因可能是子宫的局部损伤和 IUD 局部的白细胞浸润导致的前列腺素合成增加。

(三)临床表现

痛经一般发生在初潮后数年,生育年龄妇女较多见。疼痛多发生在月经来潮之前,月经前半期达到高峰,此后逐渐减轻,直到结束。继发性痛经症状常有不同,伴有腹胀、下腹坠痛、肛门坠痛等。但子宫内膜异位症的痛经也有可能发生在初潮后不久。

(四)诊断和鉴别诊断

诊断继发性痛经,除了详细询问病史外,主要通过盆腔检查,相关的辅助检查,如 B 超、腹腔镜、宫腔镜及生化指标的化验等,找出相应的病因。

(五)治疗

继发性痛经的治疗主要是针对病因进行治疗,具体方法请参阅相关章节。

(刘明静)

第四节 异常子宫出血

异常子宫出血是青春期和育龄期女性常见的妇科疾病,给患者健康及生活造成严重的不良影响。排卵障碍性异常子宫出血是无排卵、稀发排卵和黄体功能不足引起的异常子宫出血,多与下丘脑-垂体-卵巢轴功能异常有关。本节将主要介绍无排卵和黄体功能不足引起的异常子宫出血。

一、无排卵性异常子宫出血

(一)发病机制

从青春期到绝经前,女性均可发生排卵障碍,但它们的发病机制各不相同。年轻女性不排卵的原因是下丘脑-垂体-卵巢轴功能障碍,雌激素正反馈机制未建立或存在缺陷。围绝经期女性不排卵的原因是卵巢储备功能下降,雌激素正反馈可能正常;由于卵巢对促性腺激素不敏感,卵泡发育不良,卵泡分泌的雌激素达不到诱发正反馈的阈值水平。

在一个正常的排卵性周期中,卵巢内依次出现卵泡生长发育、排卵、黄体生长和黄体溶解,排卵前卵巢只分泌雌激素,排卵后卵巢同时分泌雌激素和孕激素。黄体晚期黄体溶解,女性体内的雌激素和孕激素撤退,水平下降。在卵巢雌、孕激素的序贯作用下,子宫内膜依次出现增殖变厚、分泌反应、子宫内膜脱落和修复。在排卵性月经周期中,月经周期、月经期和月经量相对稳定,可预测。

无排卵时卵巢只分泌雌激素,不分泌孕激素。在无孕激素对抗的雌激素长期作用下,子宫内膜增殖变厚。当雌激素水平急速下降时,大量子宫内膜脱落,子宫出血很多,这种情况称为雌激素撤退性出血。在雌激素水平下降幅度小时,脱落的子宫内膜量少,子宫出血也少,这种出血称为雌激素突破性出血。另外,当增殖变厚的内膜需要更多的雌激素而卵巢分泌的雌激素却未增加时也会出现子宫出血,这种出血也属于雌激素突破性出血。

由于没有孕激素的作用,无排卵时的子宫内膜脱落和修复变得不规律、不可预测,临床上表现为月经周期不固定、出血时间长度不等、出血量多少不定。雌激素水平升高时,子宫内膜增殖并覆盖创面,出血停止。孕激素可以使增殖的内膜发生分泌反应,子宫内膜间质呈蜕膜样改变,这是孕激素止血的机制。

(二)临床表现

临床上主要表现为月经失调,即月经周期、经期和月经量的异常变化。

1.症状

无排卵多见于青春期及围绝经期妇女,临床上表现为月经周期紊乱,经期长短不一,出血量时多时少。出血少时患者可以没有任何自觉症状,出血多时会出现头晕、乏力、心悸等贫血症状。

2.体征

体征与出血量多少有关,大量出血导致继发性贫血时,患者皮肤、黏膜苍白,心率加快;少量出血无上述体征。妇科检查无异常发现。

(三)辅助检查

1.基础体温测定

基础体温单相提示无排卵。

2.激素测定

激素测定包括生殖功能、甲状腺功能及肾上腺皮质功能等有关激素的测定。

3.影像学检查

最常用的影像学检查是超声检查,在评估脑垂体时,可能需要进行 CT 和 MRI 检查。

(四)诊断和鉴别诊断

1.诊断

根据病史、临床表现和辅助检查,无排卵性异常子宫出血不难诊断。由于异常子宫出血可以由单个或多个病因引起,因此在诊断无排卵性异常子宫出血时,还要注意鉴别其他类型的异常子宫出血。病史对排除其他系统疾病具有重要意义。对有性生活史者,应做妊娠试验,以排除妊娠相关疾病;对子宫内膜病变高危人群,需要刮宫排除子宫内膜病变。超声检查在异常子宫出血的诊断中具有重要意义,如果超声发现有引起异常出血的器质性子宫病变,则可排除排卵障碍性异常子宫出血。另外,超声检查对治疗也有指导意义。如果超声提示子宫内膜厚,那么孕激素止血的效果可能较好;如果内膜薄,雌激素治疗的效果可能较好。

2.鉴别诊断

排卵障碍性异常子宫出血须与各种子宫器质性疾病引起的异常子宫出血相鉴别。在排卵障碍性异常子宫出血诊断建立后,还需要完善各项内分泌检查、影像学检查以确定导致排卵障碍的基础病因。

(五)处理

根据具体病因选择合适的治疗方案,尽量做到对因治疗,例如高雄激素血症者首选抗高雄激素治疗,年轻高催乳素血症者首选多巴胺受体激动剂治疗等。但大多数排卵障碍性异常子宫出血患者无法做到对因治疗,只能对症处理。急性出血时以止血为首要治疗,出血停止后应选择适当的孕激素或以孕激素为主的治疗方案调整周期,减少远期并发症的发生;有生育要求者选择促排卵治疗。

1.急性出血的治疗

止血的方法包括激素止血和手术止血。激素止血治疗的方案有多种,应根据具体情况,如患者年龄、诊断、既往治疗的效果、出血时间、出血量等来决定激素的种类和剂量。在开始激素治疗前必须明确诊断,需要强调的是除青春期患者外,其他患者尤其是绝经前妇女更是如此。刮宫术和分段刮宫术既可以刮净子宫内膜,刺激宫缩、迅速止血,又可进行病理检查以了解有无内膜病变。

(1)雌激素止血:雌激素止血的机制是使子宫内膜继续增生,覆盖子宫内膜脱落后的创面,起到修复作用。另外雌激素还可以升高纤维蛋白原水平,增加凝血因子,促进血小板凝集,使毛细血管通透性降低,从而起到止血作用。雌激素止血适用于内膜较薄的大出血患者。

己烯雌酚:开始用量为1次1～2 mg,每8小时1次,止血3天后开始减量,每3天减1次,每次减量不超过原剂量的1/3。维持量为0.5～1 mg/d。止血后维持治疗20天左右,在停药前5～10天加用孕激素,如醋酸甲羟孕酮片10 mg/d。停用己烯雌酚和醋酸甲羟孕酮片3～7天会出现撤药性出血。由于己烯雌酚胃肠道反应大,许多患者无法耐受,因此现在多改用戊酸雌二醇片。

戊酸雌二醇:片剂,每片2 mg。出血多时1次口服2～6 mg,每6～8小时1次。止血3天后开始减量,维持量为2 mg/d。具体用法同己烯雌酚。

苯甲酸雌二醇:针剂,每支2 mg。出血多时每次注射1支,每6～8小时肌内注射1次。止血3天后开始减量,具体用法同己烯雌酚,减至2 mg/d时,可改口服戊酸雌二醇。由于肌内注射不方便,因此目前很少使用苯甲酸雌二醇止血。

在使用雌激素止血时,停用雌激素前一定要加孕激素。如果不加孕激素,停用雌激素就相当于人为地造成了雌激素撤退性出血。围绝经期妇女是子宫内膜病变的高危人群,因此在排除子宫内膜病变之前,应慎用雌激素止血。子宫内膜比较厚时,需要的雌激素量较大,使用孕激素或复方口服避孕药治疗可能更好。

(2)孕激素止血:孕激素的作用机制主要是转化内膜,其次是抗雌激素。临床上根据病情,采用不同方法进行止血。孕激素止血既可以用于年轻女性患者的治疗,也可以用于围绝经期患者的治疗。少量出血和中量出血时多选用孕激素;大量出血时既可以选择雌激素,也可以选择孕激素,他们的疗效相当。一般内膜较厚时,多选用孕激素;内膜较薄时,多选用雌激素。

临床上常用的孕激素有醋酸炔诺酮、醋酸甲羟孕酮、醋酸甲地孕酮和黄体酮,止血效果最好的是醋酸炔诺酮,其次是醋酸甲羟孕酮和醋酸甲地孕酮,最差的是黄体酮,因此大出血时不选用黄体酮。

少量子宫出血时的止血:孕激素使增生期子宫内膜发生分泌反应后,子宫内膜可以完全脱落。通常用药后阴道流血减少或停止,停药后产生撤药性阴道流血,7～10天出血自行停止。该法称为药物性刮宫,适用于少量长期子宫出血者。方法:黄体酮针10 mg/d,连用5天;或用醋酸甲羟孕酮片10～12 mg/d,连用7～10天;或醋酸甲地孕酮片5 mg/d,连用7～10天。

中多量子宫出血时的止血:①醋酸炔诺酮片为19-去甲基睾酮衍生物,止血效果较好,临床上常用。每片剂量为0.625 mg,每次服5 mg,每6～12小时1次(大出血时每6～8小时1次,中量出血时每12小时1次)。阴道流血多在半天内减少,3天内止血。止血3天后开始减量,每3天减1次,每次减量不超过原剂量的1/3,维持量为5 mg/d,止血20天左右停药。如果出血很多,开始时 1 次 5~10 mg,每 3 小时 1 次,用药 2~3 次时改为 8 小时 1 次。治疗时应叮嘱患者按时、按量用药,并告知停药后会有撤药性出血。用药期间注意肝功能。②醋酸甲地孕酮片为孕酮类衍生物,每片 1 mg,中多量出血时每次口服 10 mg,每 6~12 小时 1 次,止血后逐渐减量,减量原则同上。与醋酸炔诺酮片相比,醋酸甲地孕酮片的止血效果差,但对肝功能的影响小。③醋酸甲羟孕酮片为孕酮衍生物,对子宫内膜的止血作用不如醋酸炔诺酮片,但对肝功能影响小。中多量出血时每次口服 10~12 mg,每 6~12 小时 1 次,止血后逐渐减量,递减原则同上,维持量为10~12 mg/d。

(3)复方口服避孕药:复方口服避孕药是以孕激素为主的雌、孕激素联合方案。大出血时每次服复方口服避孕药 1~2 片,每 8~12 小时 1 次。止血 2~3 天开始减量,每 2~3 天减 1 次,每次减量不超过原剂量的 1/3,维持量为 1~2 片/天。大出血时国外最常用的是复方口服避孕药,24 小时内多数出血会停止。

(4)激素止血时停药时机的选择:一般在出血停止 20 天左右停药,主要根据患者的一般情况决定停药时机。如果患者一般情况好、恢复快,就可以提前停药,停药后 2~5 天,会出现撤药性出血。如果出血停止 20 天后,贫血还没有得到很好地纠正,可以适当延长使用激素的时间,以便患者得到更好地恢复。

(5)其他药物治疗雄激素:雄激素既不能使子宫内膜增生,也不能使增生的内膜发生分泌反应,因此它不能止血。虽然如此,但雄激素可以减少出血量。雄激素不可单独用于无排卵性功能失调性子宫出血的治疗,它需要与雌激素和/或孕激素联合使用。临床上常用丙酸睾酮,每支25 mg,在出血量多时每天 25~50 mg 肌内注射,连用 2~3 天,出血明显减少时停止使用。注意为防止发生男性化和肝功能损害,每月总量不宜超过 300 mg。

其他止血药如巴曲酶、6-氨基己酸、氨甲苯酸、氨甲环酸和非甾体抗炎药等。由于这些药不能改变子宫内膜的结构,只能减少出血量,所以不能从根本上止血。大出血时静脉注射巴曲酶1 KU 后的 30 分钟内,阴道出血会显著减少。因此巴曲酶适用于激素止血的辅助治疗。6-氨基己酸、氨甲苯酸和氨甲环酸属于抗纤维蛋白溶解药,它们也可减少出血。

大出血时,为迅速减少出血,可同时使用雌激素和孕激素(如复方口服避孕药)、雄激素、巴曲酶和抗纤维蛋白溶解药。出血明显减少或停止时,停止使用一般止血药,仅用激素维持治疗。

(6)手术治疗:①刮宫术。围绝经期女性首选刮宫术,一方面可以止血,另一方面可用于明确有无子宫内膜病变。怀疑有子宫内膜病变的妇女也应做诊断性刮宫。少数青春期患者药物止血效果不佳时,也需要刮宫。止血时要求刮净,刮不干净就起不到止血的作用。刮宫后 7 天左右,一些患者会有阴道流血,出血不多时可使用抗纤维蛋白溶解药,出血多时使用雌激素治疗。由于刮宫不彻底造成的出血,建议使用复方口服避孕药治疗,或者选择再次刮宫。②子宫内膜去除术。目前有多种去除子宫内膜的方法,但均不作为一线治疗。理论上讲,单一的子宫内膜去除术不能避免子宫内膜病变的发生。

2.调整周期

对排卵障碍性异常子宫出血患者来说,止血只是治疗的第一步,几乎所有的患者都需要调整周期。年轻女性发生不排卵的根本原因是下丘脑-垂体-卵巢轴功能紊乱,雌激素正反馈机制存在缺陷。雌激素正反馈机制受精神、营养等因素影响,容易受到干扰,部分患者可能在整个青春期和育龄期都存在排卵障碍。因此,年轻的排卵障碍性异常子宫出血患者需定期随访。

围绝经期排卵障碍性异常子宫出血发生的原因是卵巢功能衰退,随着年龄的增加,卵巢功能只能越来越差。因此,理论上讲,围绝经期排卵障碍性异常子宫出血患者不可能恢复正常,这些患者需要长期随访、调整周期,直到绝经。

目前常用的调整周期方法如下。

(1)序贯治疗:适用于青春期和生育期妇女。月经周期(或撤退性出血)的第3~5天开始服用雌激素(戊酸雌二醇片1~2 mg/d或炔雌醇片0.05 mg/d),连用22天,在服药的最后7~10天加用孕激素(醋酸甲羟孕酮片10 mg/d或黄体酮针10 mg/d或,醋酸甲地孕酮片5 mg/d)。停药3~7天会出现撤药性出血。

(2)联合治疗:适用于雌激素水平偏高或子宫内膜较厚者。可服用短效口服避孕药,如复方去氧孕烯片、复方孕二烯酮片、复方炔诺酮片、复方甲地孕酮片和炔雌醇环丙孕酮片等。此类复合制剂含有雌、孕激素,长期使用使子宫内膜变薄,撤退性出血减少。月经周期(撤退出流血)的第3~5天开始服用,连用21天。有高雄激素血症的患者也选择雌、孕激素联合治疗,因为雌、孕激素联合使用可抑制卵巢雄激素的合成。疗效最好的是炔雌醇环丙孕酮片。

(3)孕激素治疗:适用于各个年龄段的妇女,但多用于围绝经期妇女。传统的孕激素治疗称为孕激素后半周期治疗,从月经周期的第14天开始,每天口服醋酸甲羟孕酮片10 mg,连用10天左右。有学者认为孕激素后半周期治疗太死板,无法满足不同患者的需要,不符合个体化用药的原则。对大多数患者来说,每1~2个月来1次月经就可以避免发生大出血和子宫内膜病变。用法:从月经周期的第14~40天开始,每天口服醋酸甲羟孕酮片10 mg,连用10天左右。对青春期和生育年龄的女性来说,一般使用3~6个周期停药观察。如果月经还不正常,需要继续随访治疗。围绝经期妇女应一直随访治疗到绝经。

(4)左炔诺孕酮宫内缓释系统:该系统内含有左炔诺孕酮,开始时每天释放左炔诺孕酮20 μg,使用超过5年平均每天释放左炔诺孕酮15 μg。该系统可以有效减少子宫出血量,降低子宫内膜病变的发生率,目前认为适用于各个年龄段的有性生活史,但没有生育要求的排卵障碍性异常子宫出血的患者。

3.促卵泡发育和诱发排卵

仅适用于有生育要求的妇女,不主张用于青春期女性,不可用于围绝经期妇女。氯米芬是经典促排卵药,月经周期(或撤药性出血)的第3~5天给予50~150 mg/d,连用5天。其他药物还有HCG和尿促性素,在卵泡发育成熟时肌内注射HCG 10 000~10 000 U诱发排卵;尿促性素1支含有FSH和LH各75 U,可与氯米芬联合使用,也可单独使用。

二、黄体功能不足

排卵后,在黄体分泌的孕激素的作用下子宫内膜发生分泌反应。在整个黄体期,子宫内膜的组织学形态(子宫内膜分泌反应)是持续变化的;分泌期时相不同,子宫内膜组织学形态也不同。若排卵后子宫内膜组织学变化比黄体发育晚2天以上,则称为黄体功能不足或黄体期缺陷。导致黄体功能不足的原因有两个:黄体内分泌功能不足和子宫内膜对孕激素的反应性下降,前者是名副其实的黄体功能不足,后者实质上为孕激素抵抗。

(一)发病机制

1.卵泡发育不良

黄体是由卵泡排卵后演化而来的,卵泡的颗粒细胞演变成黄体颗粒细胞,卵泡膜细胞演变成黄体卵泡膜细胞。当促性腺激素分泌失调或卵泡对促性腺激素的敏感性下降时,卵泡发育不良,颗粒细胞的数量和质量下降。由发育不良的卵泡生成的黄体质量差,其分泌孕激素的能力下降。

2.黄体功能不良

黄体的形成和维持与 LH 有关。当 LH 峰和黄体期 LH 分泌减少时,会发生黄体功能不足。另外,如前所述,即使 LH 峰和 LH 分泌正常,如果卵泡发育不良,也会出现黄体功能不足。黄体功能不足体现在 2 个方面:①黄体内分泌功能低下,分泌的孕酮减少;②黄体生存时间缩短,正常的黄体生存时间为 12~16 天,黄体功能不足时≤11 天。

3.子宫内膜分泌反应不良

黄体功能不足时孕激素分泌减少,子宫内膜分泌反应不良,子宫内膜形态学变化比应有的组织学变化落后 2 天以上。子宫内膜存在孕激素抵抗时,虽然孕激素水平正常,但由于子宫内膜对孕激素的反应性下降,因此也将出现子宫内膜分泌反应不良。

(二)临床表现

黄体功能不足属于亚临床疾病,其对患者的健康危害不大。患者往往因为不孕来就诊。

1.月经紊乱

由于黄体生存期缩短,黄体期缩短,表现为月经周期缩短、月经频发。如果卵泡期延长,月经周期也可在正常范围内。

2.不孕或流产

由于黄体功能不足,患者不容易受孕。即使怀孕,也容易发生早期流产。据报道 3%~20%的不孕症与黄体期缺陷有关,另外诱发排卵时常出现黄体功能不足。

(三)辅助检查

临床表现只能为黄体功能不足的诊断提供线索,明确诊断需要一些辅助检查。

1.子宫内膜活检

子宫内膜活检是诊断黄体功能不足的"金标准"。Noyes 和 Shangold 对排卵后每天的子宫内膜特征进行了描述,如果活检的内膜比其应有的组织学变化落后 2 天以上,即可诊断。活检的关键是确定排卵日,有条件者可通过 B 超监测和 LH 峰测定确定排卵日。临床上多选择月经来潮前 1~3 天活检,但该方法的误差较大。

2.基础体温测定

孕激素可以上调体温调定点,使基础体温升高。一般认为基础体温升高天数≤11 天、上升幅度≤3 ℃或上升速度缓慢时,应考虑黄体功能不足。需要注意的是,只测定基础体温对诊断黄体功能不足是不够的。

3.孕酮测定

孕酮是黄体分泌的主要激素,孕酮水平可反映黄体功能。黄体中期血孕酮水平<10 ng/mL时,可以诊断黄体功能不足。由于孕酮分泌变化很大,因此单靠 1 次孕酮测定进行诊断很不可靠。

4.B 超检查

B 超检查可以从形态学上了解卵泡的发育、排卵情况和子宫内膜的情况,对判断黄体功能有一定的帮助。

(四)诊断和鉴别诊断

明确诊断需要子宫内膜活检。根据常规检查很难明确诊断子宫内膜对孕激素的反应性下降。

(五)处理

目前的处理仅针对黄体功能不足。如果子宫内膜对孕激素的反应性下降,则没有有效的治疗方法。

1.黄体支持

因为 HCG 和 LH 的生物学作用相似,因此可用于黄体支持治疗。用法:黄体早期开始肌内注射 HCG,1 次 1 000 IU,每天 1 次,连用 5～7 天;或 HCG 1 次 2 000 IU,每 2 天 1 次,连用 3～4 次。

在诱发排卵时,如果有发生卵巢过度刺激综合征的风险,则应禁用 HCG,因为 HCG 可以引起卵巢过度刺激综合征或使卵巢过度刺激综合征病情加重。

2.补充孕酮

治疗不孕症时选用黄体酮制剂,因为天然孕激素对胎儿最安全。如果不考虑生育,而是因为月经紊乱来治疗,可以选择人工合成的口服孕激素,如醋酸甲羟孕酮和醋酸甲地孕酮等。

(1)黄体酮针剂:在自然周期或诱发排卵时,每天肌内注射黄体酮 10～20 mg;在使用促性腺激素释放激素激动剂和拮抗剂的周期中,需要加大黄体酮剂量至 40～80 mg/d。

(2)微粒化黄体酮胶囊:口服利用度低,因此所需剂量大,根据情况每天口服 200～600 mg。

(3)醋酸甲羟孕酮片:下次月经来潮前 7～10 天开始用药,每天 8～10 mg,连用 7～10 天。

(4)醋酸甲地孕酮片:下次月经来潮前 7～10 天开始用药,每天 6～8 mg,连用 7～10 天。

3.促进卵泡发育

首选氯米芬,从月经的第 3～5 天开始,每天口服 25～100 mg,连用 5 天,停药后监测卵泡发育情况。氯米芬疗效不佳者,可联合使用尿促性素和 HCG 治疗。

(刘明静)

第五节　多囊卵巢综合征

多囊卵巢综合征(PCOS)是青春期少女和育龄期妇女最常见的妇科内分泌疾病之一,据估计其在育龄期妇女中的发生率为 5%～10%。1935 年,Stein 和 Leventhal 首次描述了多囊卵巢综合征,因此它又被称为 Stein-Leventhal 综合征。PCOS 在临床上主要表现为功能性高雄激素血症和不排卵,近年来发现继发于胰岛素抵抗的高胰岛素血症也是它的特征性表现之一。

1970 年以来,已对 PCOS 做了大量的研究工作,可是其发病机制迄今仍不清楚。20 世纪70 年代发现许多 PCOS 患者的血清LH/FSH比值偏高,因此当时认为促性腺激素分泌紊乱是PCOS 发病的主要原因。从 20 世纪 80～90 年代迄今对 PCOS 发病机制的研究主要集中在雄激素分泌过多和胰岛素抵抗方面。目前认为 PCOS 的发病机制非常复杂,H-P-O 轴紊乱、胰岛素抵抗、肾上腺皮质功能异常,一些生长因子和遗传因素都牵涉其中。

PCOS 不但影响生殖健康,而且还引起糖尿病、高血压、子宫内膜癌等远期并发症,对健康的危害很大。但是由于 PCOS 的发病机制尚不清楚,因此现在的治疗往往都达不到根治的目的。

一、病理生理机制

关于 PCOS 发病的病理生理机制,人们做了许多研究,提出了一些假说,如促性腺激素分泌失调、性激素分泌失调、胰岛素抵抗和遗传因素等。近年来又发现,脂肪细胞分泌的一些激素也可能与 PCOS 的发生有关。

(一)促性腺激素分泌失调和性激素分泌失调

卵巢合成雄激素受促性腺激素调节,LH 刺激卵泡膜细胞分泌雄激素。20 世纪 70 年代发现 PCOS 患者体内的 LH 水平异常升高,FSH 水平相对偏低,当时认为 PCOS 患者体内过多的雄激素是促性腺激素分泌紊乱的结果。

PCOS 患者体内过多的雄激素在周围组织的芳香化酶作用下转化成雌酮。与排卵正常的妇女相比,PCOS 患者体内的雌酮/雌二醇比值偏高。雌激素对促性腺激素的分泌有反馈调节作用,过去认为雌酮/雌二醇的比值不同,反馈作用也有差异。当雌酮/雌二醇比值偏高时可引起 LH 分泌增加,从而加重 PCOS 的促性腺激素分泌紊乱。

过去认为在 PCOS 患者体内,促性腺激素分泌失调和性激素分泌失调相互影响形成恶性循环是 PCOS 发病的关键,因此当时把 LH/FSH 比值作为 PCOS 的诊断标准之一。目前认为,促性腺激素分泌失调和性激素分泌失调很可能只是 PCOS 的临床表现,因此新的 PCOS 诊断标准没有考虑 LH/FSH 比值。

(二)胰岛素抵抗

胰岛素抵抗指机体对胰岛素不敏感,在正常人群中的发生率为 $10\%\sim25\%$,在 PCOS 妇女中的发生率为 50% 以上。在胰岛素抵抗时,机体为代偿糖代谢紊乱会分泌大量的胰岛素,从而导致高胰岛素血症。PCOS 患者往往同时存在高胰岛素血症和高雄激素血症,目前认为高胰岛素血症与高雄激素血症之间存在因果关系。

1.在 PCOS 中高胰岛素血症引起高雄激素血症

由于人们观察到有胰岛素抵抗和高胰岛素血症的妇女常常有男性化表现,因此考虑胰岛素可能影响雄激素代谢。Taylor 第 1 次提出有胰岛素抵抗的 PCOS 患者体内过多的睾酮是高胰岛素血症直接作用于卵巢的结果。以后又有许多临床观察结果支持这一假说,部分或全部切除卵巢或用长效 GnRHa 抑制卵巢雄激素合成后,胰岛素抵抗依然存在,高胰岛素血症没有得到改善。黑棘皮症患者在青春期就存在胰岛素抵抗和高胰岛素血症,可是在若干年后才能观察到血雄激素水平升高。因此,如果说高胰岛素血症与高雄激素血症之间存在因果关系,很可能是高胰岛素血症引起高雄激素血症。

近年来,许多实验证实胰岛素对血雄激素水平具有一定的调节作用。这些实验一般采用高胰岛素——正常血糖钳夹技术或口服葡萄糖方法,使胰岛素水平在短期内迅速提高,结果发现无论是胰岛素水平正常的妇女还是高胰岛素血症患者的血雄激素水平都有不同程度的升高。笔者也发现高胰岛素血症患者体内的雄激素水平明显高于胰岛素水平正常的妇女,尽管她们体内的 LH 水平及 LH/FSH 差别无统计学意义,这提示胰岛素能刺激卵巢合成更多的睾酮,胰岛素水平升高可能会引起高雄激素血症。为研究慢性高胰岛素血症对雄激素合成的影响,一些实验用二甲双胍改善胰岛素抵抗降低胰岛素水平,结果发现睾酮水平也相应降低。口服二甲双胍并不影响血 LH 的脉冲频率和振幅、LH/FSH 值、LH 对 LHRH 的反应和体内性激素合成。这些研究的结果从反面进一步证实,胰岛素能增加卵巢雄激素的合成。

2.高胰岛素血症引起高雄激素血症的机制

胰岛素增强细胞色素 $P_{450c}17\alpha$ 的活性,从而刺激卵巢雄激素的合成。细胞色素 $P_{450c}17\alpha$ 是一种双功能酶,同时有 17α-羟化酶和 $17,20$-裂解酶活性,是性类固醇激素合成的关键酶。在许多 PCOS 患者的卵巢内,细胞色素 $P_{450c}17\alpha$ 的活性显著增强。二甲双胍能抑制肝糖原的合成,提高周围组织对胰岛素的敏感性,从而减少胰岛素的分泌,降低胰岛素水平。伴有高胰岛素血症的 PCOS 患者口服二甲双胍 $4\sim8$ 周后,血胰岛素水平降低,细胞色素 $P_{450c}17\alpha$ 的活性也显著降低,睾酮的合成也受到抑制。用控制饮食的方法改善肥胖型 PCOS 患者的胰岛素抵抗做类似实验得到同样的结果。这表明 PCOS 患者卵巢中细胞色素 $P_{450c}17\alpha$ 活性增强可能是高胰岛素直接刺激的结果。

高胰岛素增强胰岛素样生长因子-1(IGF-1)的生物活性。IGF-1 是一种能促进合成代谢的多肽,其结构类似于胰岛素。IGF-1 的作用是由 IGF-1 受体介导的,该受体在结构和功能上类似于胰岛素受体,与胰岛素也有一定的亲和力。另外,体内还存在胰岛素和 IGF-1 的杂交受体,其两条链中一条来自胰岛素受体,另一条来自 IGF-1 受体,同胰岛素和 IGF-1 均有较高的亲和力。体内大多数 IGF-1 与 IGF 结合球蛋白(IGFBP)结合,只有少部分是游离的,具有生物活性。体内共有 6 种 IGFBP,其中 IGFBP-1 是由肝脏合成的,在调节 IGF-1 活性方面最重要。

IGF-1 能直接刺激卵泡膜细胞合成雄激素,也能协同 LH 的促雄激素合成作用。许多研究证明胰岛素能通过影响 IGF-1 系统促进卵巢雄激素的生物合成,这可能是高胰岛素诱发高雄激素的机制之一。体内升高的胰岛素则竞争性地结合于 IGF-1 受体或杂交受体,发挥类似 IGF-1 的生物学效应,从而促进卵巢雄激素的合成。

更多的研究表明胰岛素主要通过影响 IGFBP-1 的合成来促进卵巢雄激素的合成,胰岛素能抑制肝脏 IGFBP-1 的合成,提高卵巢组织 IGF-1 的生物活性,促进雄激素的合成。PCOS 患者血胰岛素水平升高时,血 IGFBP-1 浓度明显降低。PCOS 患者胰岛素抵抗得到改善,胰岛素水平降低后,血 IGFBP-1 会相应升高。

LH 主要作用于已分化的卵泡膜细胞,促进其合成雄激素。LH 是促进雄激素合成的最重要的因子,它能增强细胞色素 $P_{450c}17\alpha$ 的活性,促进雄激素的生物合成。体外实验发现胰岛素能协同 LH 促进卵巢雄激素的合成,这可能是高胰岛素血症引起高雄激素血症的又一机制。另外,有学者认为胰岛素可能在垂体水平调节 LH 的分泌,从而增强卵巢雄激素的合成。

近年来的研究还表明,高胰岛素对雄激素代谢的调控不仅与直接参与卵巢雄激素的合成有关,而且还可能与影响性激素结合球蛋白(SHBG)合成有关。SHBG 是由肝脏合成的,与睾酮有很高的亲和力,而与其他性类固醇激素的亲和力则较低。体内大多数睾酮都与 SHBG 结合,只有小部分是游离的。被组织直接利用的只是游离的睾酮,而不是与 SHBG 结合的部分。因此,SHBG 能调节雄激素的生物利用度。

胰岛素能抑制肝细胞 SHBG 的生物合成,SHBG 降低能增加游离睾酮浓度,诱发高雄激素血症。青春期性成熟过程中常伴有胰岛素抵抗和高胰岛素血症,此时女孩体内 SHBG 水平偏低。生育年龄妇女中也发现血胰岛素水平与 SHBG 水平呈负相关,高胰岛素血症患者的血 SHBG 水平显著低于胰岛素正常的正常妇女。当高胰岛素血症患者的胰岛素抵抗改善后,胰岛素水平下降,SHBG 水平也明显升高。在离体培养的肝细胞中发现,胰岛素能直接抑制 SHBG 的生物合成。

高胰岛素血症引起高雄激素血症的机制非常复杂,一些脂肪细胞分泌的激素或因子也可能参与其中,如瘦素、脂联素和抵抗素等。

(三)肾上腺皮质与PCOS

肾上腺皮质是雄激素的又一重要来源,由于95%以上的硫酸脱氢表雄酮(DHEAS)来自肾上腺皮质,因此临床上把DHEAS水平作为衡量肾上腺皮质雄激素分泌的指标。研究发现一半以上的PCOS患者伴有DHEAS的分泌增加,这提示肾上腺皮质可能在PCOS的发病机制中发挥一定的作用。

有学者认为肾上腺皮质功能早现与PCOS的发生有关。作为第二性征的阴毛和腋毛是肾上腺皮质分泌的雄激素作用的结果,正常女孩在8岁以后,肾上腺皮质分泌的雄激素开始增加,临床上主要表现为血脱氢表雄酮和硫酸脱氢表雄酮水平升高及阴毛出现,这被称为肾上腺皮质功能初现。另外,青春期阴毛的出现称为阴毛初现。8岁以前发生肾上腺皮质功能启动称为肾上腺皮质功能早现,许多研究发现肾上腺功能早现在PCOS的发病机制中可能扮演一定的角色。

(四)遗传因素

PCOS具有家族集聚性。与普通人群相比,多囊卵巢(PCO)患者的姐妹更容易发生月经紊乱、高雄激素血症和多囊卵巢;PCOS患者的姐妹发生PCOS的概率是普通人群的4倍左右;早秃是男性雄激素过多的临床表现,PCOS患者的一级男性亲属有较高的早秃发病风险。目前许多学者认为遗传因素在PCOS的发病机制中起重要作用,但是PCOS的高度异质性却提示PCOS的遗传模式可能非常复杂。

目前,国内外学者对PCOS的相关基因做了大量研究,其中包括类固醇激素代谢相关基因、糖代谢和能量平衡基因、与下丘脑和垂体激素活动有关的基因等。目前,对调节类固醇激素合成和代谢的酶的基因研究较多。文献表明PCOS患者的CYP11A、CYP17、CYP11B2、SHBG、雄激素受体、GnRH、LH、ISNR、IGF和瘦素的基因都可以发生表达水平或单核苷酸多态性变化。虽然已对PCOS的遗传学做了很多研究,可是迄今仍未发现能导致PCOS的特异基因。目前发现的与PCOS有关的基因,只是对PCOS临床表现的严重程度有所修饰,而对PCOS的发生没有决定作用。疾病基因连锁分析和关联分析均不能证明这些基因与PCOS存在特异的遗传学关系。

随着遗传学的发展,人们发现人类疾病有半数原因与基因遗传有关,另一半则取决于基因组外遗传变化,这种基因组外遗传变化不改变遗传信息,但可导致细胞遗传性质发生变化,这就是表观遗传学。表观遗传调控可以影响基因转录活性而不涉及DNA序列改变,其分子基础是DNA甲基化及染色质的化学修饰和物理重塑。大量的临床和基础研究结果表明环境因素在疾病发生、发展中有巨大的影响,而表观遗传调控在遗传因素和环境因素的互动关系中起着桥梁的作用。

PCOS除了有高雄激素血症、排卵障碍和多囊卵巢以外,还常伴有胰岛素、血糖和血脂的变化,因此近年来人们认为PCOS也是一种代谢性疾病。饮食结构、生活方式可以影响PCOS的发生,控制饮食、增加锻炼、降低体重等措施能明显改善PCOS的症状,这提示PCOS的发生、发展与环境因素有密切关系。由于一直没找到导致PCOS的特异基因,因此笔者推测,PCOS的发生可能是PCOS易感基因与环境因素共同作用的结果。也就是说,在环境因素的影响下,人体启动了表观遗传调控,PCOS易感患者的相关基因表达发生了变化,从而导致了PCOS的发生。虽然目前关于其他代谢性疾病与表观遗传学关系的研究已经有了大量的报道,可是关于PCOS

与表观遗传学变化关系的研究国内外却鲜有报道。

二、临床表现

PCOS临床表现呈高度异质性,有月经稀发或闭经、多毛、痤疮、肥胖、黑棘皮症、多囊卵巢、不孕、LH/FSH升高、血睾酮水平升高、血清性激素结合球蛋白(SHBG)降低和空腹胰岛素水平升高等。

(一)症状

1.月经失调

月经失调是由排卵障碍引起的,多表现为月经稀发或闭经,少数可表现为月经频发或月经规则。

2.不孕

PCOS是排卵障碍性不孕的主要病因,许多患者正是由于不孕才来就诊的。有统计表明,约75%的PCOS患者有不孕。

(二)体征

1.肥胖

一半以上的PCOS患者有肥胖表现。体质量指数[BMI,体质量(kg)/身高^2(m^2)]是常用的衡量肥胖的指标。肥胖的标准为BMI≥25。

腰臀围比(WHR)=腰围/臀围,WHR的大小与腹部脂肪的量呈正相关。根据WHR可以把肥胖分为两类:WHR≥0.85时称为男性肥胖、腹部型肥胖、上身肥胖或中心型肥胖;WHR<0.85时称为女性肥胖、臀股肥胖、下身肥胖或外周型肥胖。PCOS多与男性肥胖有关。

2.多毛、雄激素性脱发和痤疮

多毛、雄激素性脱发和痤疮是由高雄激素血症引起的。多毛是指性毛过多,妇女的性毛主要分布于上唇、下唇、腋下、胸中线、腹中线和外阴,雄激素水平过高时这些部位的毫毛就会变成恒毛,临床上表现为多毛(图4-1)。四肢和躯干的毛发生长受雄激素的影响较少,它们主要与体质和遗传有关,这些部位的毛发增多不一定与高雄激素血症有关。约2/3的PCOS患者有多毛。

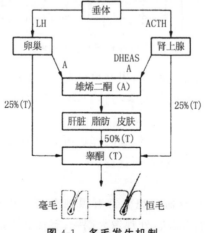

图 4-1 多毛发生机制

临床上多用 Ferriman-Gallway 半定量评分法(即 FG 评分)来评判多毛的严重程度(图4-2)。Ferriman 和 Gallway 把对雄激素敏感的毛发分为9个区,根据性毛生长情况,分别评

0～4分。对每个区进行评分,最后把9个区的评分相加作为总评分。如果总评分>7分,则诊断为多毛。

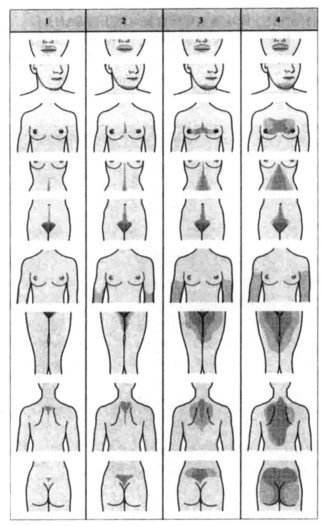

图 4-2　Ferriman-Gallway 评分

雄激素性脱发为进行性头发密度减少,男女均可发生,但女性症状较轻。临床上表现为头顶部毛发变得稀疏,其病理特点是生长期毛囊与休止期毛囊比例下降,毛囊逐渐缩小,毛囊密度减少。

痤疮主要分布于面部,部分患者的背部和胸部也可有较多的痤疮。痤疮是高雄激素血症的一个重要体征,不少患者因面部痤疮过多而就诊。

3.黑棘皮症

继发于胰岛素抵抗的高胰岛素血症患者常有黑棘皮症。黑棘皮症是一种较常见的皮肤病变,受累部位皮肤增厚成乳头瘤样斑块,外观像天鹅绒;病变皮肤常伴有色素沉着,呈灰褐色至黑色,故称为黑棘皮症。黑棘皮症多发生于皮肤皱褶处,如腋、颈部和项部、腹股沟、肛门生殖器等部位,且呈对称性分布。黑棘皮症评分标准如下。

(1)0:无黑棘皮症。

(2)1＋:颈部和腋窝有细小的疣状斑块,伴有或不伴有受累皮肤色素沉着。

(3)2＋:颈部和腋窝有粗糙的疣状斑块,伴有或不伴有受累皮肤色素沉着。

(4)3＋:颈部、腋窝及躯干有粗糙的疣状斑块,伴有或不伴有受累皮肤色素沉着。

4.妇科检查

可发现阴毛呈男性分布,有时阴毛可延伸至肛周和腹股沟外侧;阴道、子宫、卵巢和输卵管无异常。

(三)辅助检查

1.内分泌检查

测定血清促卵泡激素(FSH)、黄体生成素(LH)、催乳素(PRL)、睾酮、硫酸脱氢表雄酮(DHEAS)、性激素结合球蛋白(SHBG)、雌二醇、雌酮和空腹胰岛素。有月经者在月经周期的第3～5天抽血检测,闭经者随时抽血检测。

PCOS患者的FSH在正常卵泡早期水平范围,为3～10 U/L。约60%患者的LH水平较正常妇女高,LH/FSH＞2.5,如LH/FSH≥3,有助于诊断。多数患者的PRL水平在正常范围(＜25 ng/mL),少部分患者的PRL水平可轻度升高(40 ng/mL)。

妇女体内的睾酮水平往往升高,如伴有肾上腺皮质分泌雄激素过多时,DHEAS水平也可升高。一般来说,大多数PCOS患者体内的睾酮水平偏高(＞0.55 ng/mL),一半患者体内的DHEAS水平偏高。妇女体内的大多数睾酮是与SHBG结合的,只有少部分是游离的。当SHBG水平降低时,游离睾酮会增加,此时即使总睾酮在正常范围,也可有多毛和痤疮等表现。PCOS患者的SHBG水平往往较低。

PCOS患者的雌二醇水平往往低于雌酮水平,这是过多的雄激素在周围组织中转化成雌酮的缘故。

有胰岛素抵抗的患者空腹胰岛素水平升高,大于20 mU/L。

2.超声检查

已常规用于PCOS的诊断和随访,PCOS患者在做超声检查时常发现卵巢体积增大,皮质增厚,皮质内有多个直径为2～10 mm的小卵泡。

3.基础体温(BBT)

由于患者存在排卵障碍,因此BBT呈单相反应。

4.腹腔镜检查

腹腔镜下见卵巢体积增大,皮质增厚,皮质内有多个小卵泡。

(四)PCOS临床表现的异质性

不同的PCOS患者,临床表现不完全相同。前面介绍的各种表现可以有多种组合,这些不同的组合均可以诊断为PCOS(图4-3)。

三、诊断标准

PCOS是一个综合征,因此严格来说没有一个诊断标准能完全满足临床诊断要求。目前,临床上最为广泛接受的诊断标准是鹿特丹诊断标准。该标准是从NIH诊断标准发展而来的,其依据的基础是10多年来的临床研究结果。鹿特丹诊断标准不可能是PCOS的最终诊断标准。随着对PCOS认识的深入,将来可能会在鹿特丹诊断标准的基础上修订出一个更好的诊断标准。

由于国内缺乏大样本、多中心的 PCOS 临床流行病学资料,因此国内学者无法基于自己的资料建立一个适合中国人的诊断标准。目前国内多采用鹿特丹诊断标准(表 4-7)。

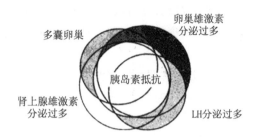

图 4-3　PCOS 临床表现的异质性过多

表 4-7　PCOS 鹿特丹诊断标准

修正的鹿特丹诊断标准(3 项中符合 2 项)

1.排卵稀发或无排卵

2.高雄激素血症的临床和/或生化证据

3.多囊卵巢

以及排除其他病因(先天性肾上腺皮质增生、分泌雄激素的肿瘤和库欣综合征)

(一)排卵障碍的诊断

多数患者有月经稀发或继发性闭经,故排卵障碍不难诊断。如患者月经正常,则需要测定基础体温或做卵泡监测来了解有无排卵。

(二)高雄激素血症的诊断标准

高雄激素血症的诊断标准见表 4-8。女性体内雄激素有 3 个来源:卵巢、肾上腺皮质和周围组织转化。人体内的雄激素有雄烯二酮、睾酮、双氢睾酮、DHEA 和 DHEAS 等,任何一种雄激素水平的异常升高都可引起高雄激素血症的临床表现。目前,临床上能常规测定的雄激素是睾酮,由于游离睾酮测定的技术要求高,因此国内包括上海市各医院只测定总睾酮。多数 PCOS 有总睾酮的升高,但总睾酮不升高并不意味着可除外高雄激素血症。

表 4-8　高雄激素血症的诊断标准

1.有高雄激素血症的生化证据:血睾酮升高或 DHEAS 升高或血 SHBG 下降

2.有高雄激素血症的临床证据:多毛或痤疮

只要满足上述两项中的一项即可诊断为高雄激素血症

多毛是指性毛异常增多,单纯的临床诊断不需要做 FG 评分。上唇、颏、胸部中线、乳头周围、下腹中线等部位出现毛发即可诊断,阴毛增多也可诊断。脱发也是高雄激素血症的临床表现,但临床上较少见。

痤疮出现也是高雄激素血症存在的标志,单纯的临床诊断不需要做 Rosenfield 评分。反复出现的痤疮是诊断高雄激素血症的有力证据。

(三)多囊卵巢的诊断

多囊卵巢的诊断标准见表 4-9。由于卵巢体积也是多囊卵巢的诊断标准之一,因此在做超声检查时应同时测定卵巢的 3 个径线。该诊断标准不适用于正在口服避孕药的妇女,因为使用口服避孕药能改变正常妇女和 PCOS 妇女的卵巢形态。如果存在优势卵泡(＞10 mm)或黄体的证据,需在下个周期再做超声检查和测定基础体温。

表 4-9 多囊卵巢的诊断标准

1.每侧卵巢至少有 12 个直径为 2～9 mm 的卵泡
2.卵巢体积增大(＞10 mL),用简化的公式 0.5×长(cm)×宽(cm)×厚度(cm)来计算卵巢的体积只要一侧卵巢满足上述两项中的一项即可诊断为多囊卵巢

(四)排除相关疾病

排除先天性肾上腺皮质增生、库欣综合征和分泌雄激素的肿瘤等临床表现相似的疾病,对诊断 PCOS 非常重要。当血睾酮水平≥1.5 ng/mL时应除外分泌雄激素的肿瘤,患者有向心性肥胖、满月脸等体征时应除外库欣综合征。当环丙孕酮/炔雌醇对降低雄激素的疗效不明显时,应考虑排除 21-羟化酶缺陷引起的不典型肾上腺皮质增生症。

高雄激素血症患者常规除外甲状腺功能失调的意义有限,因为其在高雄激素血症患者中的发生率并不比正常生育年龄妇女中的发病率高。在评估高雄激素血症患者时应常规测定催乳素,目的是排除高催乳素血症。需要注意的是许多高雄激素血症患者的催乳素水平可处于正常范围的上限或稍微超过正常范围。严重的胰岛素抵抗综合征(如高雄激素血症-胰岛素抵抗-黑棘皮综合征或 Hairan 综合征)不难诊断,因为这些患者往往有典型的黑棘皮症。

(五)胰岛素抵抗

胰岛素抵抗在 PCOS 妇女中,无论是肥胖的还是不肥胖的,都很常见(高达 50%)。但基于以下理由鹿特丹标准并未把胰岛素抵抗列为 PCOS 的诊断标准。

(1)PCOS 妇女中所报道的胰岛素抵抗的发生率,因所使用试验的敏感性和特异性的不同以及 PCOS 的异质性而不同。

(2)缺乏标准的全球性的胰岛素分析。

(3)目前尚没有在普通人群中探查胰岛素抵抗的临床试验。公认的评估胰岛素抵抗的最佳方法是正常血糖钳夹试验,但该方法操作复杂,患者依从性差,因此只适于小样本的科学研究,不适于临床应用。

国内、外许多学者都通过计算 OGTT 试验的胰岛素水平曲线下面积与血糖水平曲线下面积比值,来评估胰岛素抵抗状况,可是该方法无法给出判断胰岛素抵抗的参考值,因此不能用于胰岛素抵抗的诊断。目前,临床上常用的诊断胰岛素抵抗的指标有胰岛素敏感指数(ISI)和胰岛素抵抗指数(HOMA-IR),这两个指数都是根据空腹胰岛素水平和葡萄糖水平计算出来的。它们的优点是计算简便,患者依从性高;缺点是不能反映胰岛素水平的正常生理变化和 β 细胞的功能变化。目前使用的 ISI 和 HOMA-IR 的参考值不是来自大规模的多中心研究,因此其可靠程度令人质疑。

(4)目前缺少资料证明,胰岛素抵抗的指标可预测对治疗的反应,因此这些指标在诊断 PCOS 及筛选治疗方面的作用尚不明确。鹿特丹共识关于代谢紊乱筛选的总结如下:①对诊断 PCOS来说没有一项胰岛素抵抗试验是必需的,它们也不需要选择治疗;②应该对肥胖型 PCOS 妇女做代谢综合征的筛选,包括用口服糖耐量试验筛选葡萄糖不耐受;③对不肥胖的 PCOS 妇女有必要做进一步的研究以确定这些试验的使用,尽管在胰岛素抵抗额外危险因素如糖尿病家族史存在时需要对这些试验加以考虑。

(六)鉴别诊断

1.多囊卵巢

虽然患者的卵巢皮质内见多个小卵泡,呈多囊改变,但患者的月经周期规则、有排卵,内分泌激素测定无异常发现。

2.库欣综合征

由于肾上腺皮质增生,肾上腺皮质分泌大量的皮质醇和雄激素。临床上表现为月经失调、向心性肥胖、紫纹和多毛等症状。内分泌激素测定,LH 在正常范围、皮质醇水平升高,小剂量的地塞米松试验无抑制作用。

3.迟发性 21-羟化酶缺陷症

临床表现与 PCOS 非常相似,诊断的依据是 17-羟孕酮的升高和有昼夜规律的 ACTH-皮质醇分泌。

4.卵巢雄激素肿瘤

患者体内的雄激素水平更高,睾酮多数>3 ng/mL,男性化体征也更显著。超声检查可协助诊断。

5.高催乳素血症

患者虽有月经稀发或闭经,可是常伴有溢乳。内分泌激素测定除发现催乳素水平升高外,余无特殊。

四、治疗

由于 PCOS 的具体发病机制尚不清楚,因此现在的治疗都达不到治愈的目的。PCOS 治疗的目的是解决患者的需求,减少远期并发症。

(一)一般治疗

对于肥胖的 PCOS 患者来说,控制体重是最重要的治疗手段之一。控制体重的关键是减少饮食和适当增加体育锻炼。一般来说不主张使用药物控制体重,除非患者极度肥胖。

1.控制饮食

节食是治疗肥胖最常见的方法,优点是短时间内就可使体重下降。如果每天膳食能量减少 5 021 kJ(1 200 kcal),10～20 周后患者的体重就可以下降 15%。节食的缺点是不容易坚持,为了达到长期控制体重的目的,现在不主张过度节食。刚开始减肥时,每天膳食能量减少 2 092 kJ(500 kcal),坚持 6～12 个月体重可以下降 5～10 kg。每天膳食减少 418 kJ(100 kcal)时,可以保持体重不增加。

在节食的同时,还应注意食物结构。建议患者总的能量摄入不低于 5 021 kJ/d,其中 15%～30% 的能量来自脂肪,15% 的能量来自蛋白质,55%～60% 来自糖类。患者应不吃零食,少吃或不吃油炸食品和含油脂高的食品,多吃蔬菜和水果。喝牛奶时,应选择脱脂牛奶或脂肪含量少的牛奶。另外,每天的膳食还应保证提供足够的维生素和微量元素。

2.增加体力活动

体力活动可以消耗能量,因此对控制体重有帮助。为降低体重,患者每天应坚持中等强度的体育锻炼 60 分钟。如果做不到上述要求,那么适当增加体力活动也是有意义的。步行或骑自行车 1 小时,可以消耗能量 251~836 kJ(60~200 kcal)。

每天坚持体育锻炼对很多人来说不现实。但是,每天适当增加体力活动还是可行的。为此建议患者尽量避免长时间的久坐少动,每天坚持有目的的步行 30~60 分钟(有条件的可以做中等强度的体育锻炼),这对控制体重很有帮助。

体重减少 5%~10%后,患者有可能恢复自发排卵。体重减轻对改善胰岛素抵抗和高雄激素血症也有益,临床上表现为空腹胰岛素、睾酮水平降低;SHBG 水平升高,黑棘皮症、多毛和痤疮症状得到改善。另外,控制体重对减少远期并发症,如糖尿病、心血管疾病、子宫内膜癌等也有帮助。

(二)治疗高雄激素血症

高雄激素血症是 PCOS 的主要临床表现。当患者有高雄激素血症,但无生育要求时,采用抗高雄激素血症疗法。有生育要求的患者,也应在雄激素水平恢复正常或下降后,再治疗不孕症。

1.螺内酯

螺内酯又名安体舒通。该药原本用作利尿剂,后来发现它有抗雄激素的作用,所以又被用于治疗高雄激素血症。治疗方案:螺内酯20 mg,每天 3 次,口服,最大剂量每天可用至 200 mg,连续使用 3~6 个月。在治疗的早期患者可能有多尿表现,数天以后尿量会恢复正常。肾功能正常者一般不会发生水和电解质的代谢紊乱。如果患者有肾功能损害,应禁用或慎用该药。在使用螺内酯时,往往会出现少量、不规则出血。由于螺内酯没有调节月经的作用,因此如果患者仍然有月经稀发或闭经,须定期补充孕激素,以免发生子宫内膜增生症或子宫内膜癌。

2.复方口服避孕药

PCOS 的雄激素主要来自卵巢,卵巢分泌雄激素的细胞主要是卵泡膜细胞。LH 能刺激卵泡膜细胞分泌雄激素,当 LH 水平降低时,卵泡膜细胞分泌的雄激素减少。复方口服避孕药能负反馈地抑制垂体分泌 LH,减少卵巢雄激素的分泌,因此可用于治疗多毛和痤疮。另外,复方口服避孕药还有调整月经周期的作用。

(1)复方甲地孕酮片:又称避孕片 2 号,每片含甲地孕酮 1 mg、炔雌醇 35 μg。治疗方案:从月经周期的第 3~5 天开始每天服用 1 片,连服 21 天后等待月经来潮。

(2)复方去氧孕烯片:为短效复方口服避孕药,每片复方去氧孕烯片含去氧孕烯 150 μg、炔雌醇 30 μg。治疗方案:从月经周期的第 3~5 天开始每天服用 1 片,连服 21 天后等待月经来潮。

(3)环丙孕酮/炔雌醇:为短效复方口服避孕药,每片环丙孕酮/炔雌醇含环丙孕酮 2 mg、炔雌醇 35 μg。由于环丙孕酮具有很强的抗雄激素活性,因此环丙孕酮/炔雌醇除了能通过抑制 LH 的分泌来治疗高雄激素血症外,还能通过环丙孕酮直接对抗雄激素来治疗高雄激素血症。总的来讲,环丙孕酮/炔雌醇的疗效优于复方甲地孕酮片和复方去氧孕烯片。治疗方案:从月经周期的第 3~5 天开始每天服用 1 片,连服 21 天后等待月经来潮。

3.地塞米松

地塞米松为人工合成的长效糖皮质激素制剂,它对下丘脑-垂体-肾上腺皮质轴有负反馈抑制作用,对肾上腺皮质雄激素的分泌有抑制作用。如果患者体内的 DHEAS 水平升高,提示肾上腺皮质来源的雄激素增多,可给予地塞米松治疗。一般情况下较少使用地塞米松,往往在氯米芬疗效欠佳且 DHEAS 升高时才使用地塞米松。方法:地塞米松 0.5~0.75 mg/d。一旦确诊怀孕,应立即停用地塞米松。为了避免肾上腺皮质功能受到抑制,地塞米松治疗时间一般不超过

3 个月。

4.非那雄胺

非那雄胺是 20 世纪 90 年代研制开发的新一类 Ⅱ 型 5α-还原酶抑制剂,其结构与睾酮相似,临床上主要用于治疗前列腺疾病,近年也开始用于治疗女性高雄激素血症。非那雄胺每片 5 mg,治疗前列腺增生时的剂量是 5 mg/d,女性用药的剂量需要摸索。

5.氟他胺

氟他胺为非类固醇类雄激素受体拮抗剂。临床证据表明,其抗高雄激素血症的疗效不亚于螺内酯。用法:氟他胺每次 250 mg,每天 1～3 次。抗雄激素治疗 1～2 个月后痤疮体征就会得到改善,6～12 个月后多毛体征得到改善。在治疗高雄激素血症时,一般至少治疗 6 个月才停药。在高雄激素血症改善后,改用孕激素疗法。患者往往在停止抗高雄激素血症治疗一段时间后又复发,复发后可以再选用抗高雄激素疗法。有学者认为没有必要在高雄激素血症缓解后仍长期使用抗高雄激素疗法。

(三)治疗高胰岛素血症

1.控制体重

对肥胖患者来说,治疗高胰岛素血症首选控制体重。控制体重的关键是减少饮食和适当增加体育锻炼。

2.二甲双胍

二甲双胍能抑制肝糖原的合成,提高周围组织对胰岛素的敏感性,从而减少胰岛素的分泌。降低血胰岛素水平,是目前用于改善胰岛素抵抗最常见的药物。由于 PCOS 中胰岛素抵抗的发生率较高,因此从 20 世纪 90 年代以来二甲双胍越来越普遍地用于治疗 PCOS。治疗方案:二甲双胍 250～500 mg,每天 3 次,口服。部分患者服用后有恶心、呕吐、腹胀或腹泻不适,继续服药 1～2 周后症状会减轻或消失,少部分患者会因无法耐受该药而终止治疗。

许多研究均报道二甲双胍能通过改善胰岛素抵抗来降低雄激素水平,促进排卵。因此,许多学者在联合使用二甲双胍和氯米芬治疗耐氯米芬的 PCOS 患者时取得了很好的疗效。可是,在对 1966－2002 年发表的有关文献分析后却发现,根据当时的资料无法确定二甲双胍治疗 PCOS 不孕症的疗效。二甲双胍也可用于无生育要求的育龄期 PCOS 患者,研究报道胰岛素抵抗和高雄激素血症可因此得到改善。无胰岛素抵抗的育龄期 PCOS 患者可否使用二甲双胍,尚有待进一步的研究。

青春期 PCOS 患者可否使用二甲双胍治疗,目前还存在很大的争议。理论上讲,二甲双胍能改善胰岛素抵抗,减少糖尿病和心血管疾病的发生率。可是糖尿病和心血管疾病多发生在 40 岁以后,青春期 PCOS 患者使用二甲双胍治疗 20 年(或以上)是否安全,根据目前的文献无法回答该问题。间断或短期使用二甲双胍与不使用二甲双胍有何区别一,目前也不清楚。

3.罗格列酮

该药为噻唑烷二酮类药物,其主要功能是改善胰岛素抵抗,因此被称为胰岛素增敏剂。用法:罗格列酮 2～8 mg/d。其疗效优于二甲双胍。罗格列酮可能有肝毒性作用,因此在使用期间应严密随访肝功能。目前,在治疗胰岛素抵抗时往往首选二甲双胍,如果二甲双胍疗效欠佳,则加用罗格列酮。对重度胰岛素抵抗,开始时就可以联合使用二甲双胍和罗格列酮。

改善胰岛素抵抗时首选饮食控制和体育锻炼,当饮食控制和体育锻炼效果不佳时才加用二甲双胍和罗格列酮。在药物治疗时应继续坚持饮食控制和体育锻炼,一旦确诊患者怀孕应停用二甲双胍或罗格列酮。

一般来说,一旦选用二甲双胍治疗,至少使用 6 个月。一般在使用二甲双胍 6 个月后对患者进行评价,如果胰岛素抵抗得到改善,则停用二甲双胍。在停药随访期间,如果再次出现明显的胰岛素抵抗,则再选用二甲双胍治疗。

(四)建立规律的月经周期

如果多毛和痤疮不严重,且又无生育要求,可采用补充激素的方式让患者定期来月经,这样可以避免将来发生子宫内膜增生或子宫内膜癌。

1.孕激素疗法

每月使用孕激素 5～7 天,停药后 1～7 天可有月经来潮。例如,甲羟孕酮 8～12 mg,每天 1 次,连续服用 5～7 天;甲地孕酮 6～10 mg,每天 1 次,连续服用 5～7 天。该方案适用于体内有一定雌激素水平的患者(如子宫内膜厚度≥7 mm),停药后 1 周左右会有月经来潮。如果撤药性出血较多,可适当延长孕激素的使用天数。

孕激素疗法的优点是使用方便,患者容易接受。如果没有特殊情况,该方案可以长期使用。在采用孕激素治疗时,如果患者出现明显的高雄激素血症的临床表现,需要改用降雄激素治疗。如果患者有生育要求,可改用促排卵治疗。

2.雌、孕激素序贯治疗

每月使用雌激素 20～22 天,在使用雌激素的最后 5～7 天加用孕激素。例如,戊酸雌二醇 1～2 mg,每天 1 次,连续服用 21 天;从使用戊酸雌二醇的第 15 天开始加用甲羟孕酮 10 mg,每天 1 次,连续服用7 天。停药后 1～7 天有月经来潮。使用 3～6 个周期后可停药,观察患者下一周期有无月经自发来潮,如果有月经自发来潮可继续观察下去;如无月经自发来潮,则继续使用激素治疗。

由于许多 PCOS 患者体内的雌激素水平并不低,所以大多数情况下不需要采用此方案。如果患者体内雌激素水平偏低,单用孕激素治疗。患者的月经量偏少或无"月经",可以选择该方案。

3.雌、孕激素联合治疗

每月同时使用雌激素和孕激素 20～22 天。例如,戊酸雌二醇 1～2 mg,每天 1 次,连续服用 21 天;在使用戊酸雌二醇的同时服用甲羟孕酮 4 mg。停药后 1～7 天就有月经来潮。长期使用雌、孕激素联合治疗,患者的月经会逐步减少,如果停药后无月经来潮,应首先排除妊娠可能,如果没有怀孕则说明子宫内膜生长受到抑制,此时可改用雌、孕激素序贯治疗。雌、孕激素连续治疗 3～6 个周期后可停药,观察下一周期有无月经自发来潮,如果有月经自发来潮则继续观察下去;如无月经自发来潮,可继续使用激素治疗。

复方口服避孕药属于雌、孕激素联合治疗。由于复方口服避孕药使用方便,治疗高雄激素血症和多囊卵巢综合征的疗效好,因此临床上在考虑雌、孕激素联合治疗时往往选择复方口服避孕药。

(五)促卵泡发育和诱发排卵

仅适用于有生育要求者。无生育要求者一般不采用此治疗方法。为提高受孕的成功率,在促排卵之前往往先治疗高雄激素血症和胰岛素抵抗,使血睾酮、LH 和胰岛素水平恢复至正常范围,增大的卵巢恢复正常,卵泡数减少。

1.氯米芬

氯米芬为雌激素受体拮抗剂,它能竞争性地结合下丘脑、垂体上的雌激素受体,解除雌激素对下丘脑-垂体-卵巢轴的抑制,促进卵泡的发育。氯米芬为 PCOS 患者促卵泡发育的首选药。氯米芬治疗 PCOS 时,排卵成功率可高达 80%,但受孕率却只有 40%。目前认为受孕率低下与氯米芬拮抗雌激素对子宫内膜和宫颈的作用有关。

从月经周期的第 2～5 天开始服用氯米芬,开始剂量为 50 mg,每天 1 次,连续服用 5 天。停药 5 天开始进行卵泡监测。宫颈黏液评分,可了解氯米芬是否抑制宫颈黏液的分泌。超声检查,可了解卵泡发育情况和子宫内膜厚度。

一般停用氯米芬 5～10 天会出现直径＞10 mm 的卵泡。如果停药 10 天还没有出现直径＞10 mm 的卵泡,则视为氯米芬无效。卵泡直径＞10 mm 时,应每 2～3 天做一次卵泡监测。当成熟卵泡直径＞16 mm 时,肌内注射 HCG 6 000～10 000 U 诱发排卵,一般在注射 HCG 36 小时后发生排卵。

如果低剂量的氯米芬无效,下个周期可以增加剂量。氯米芬的最大剂量可以用到200 mg/d。不过,许多医师认为没必要使用大剂量的氯米芬(＞100 mg/d),有研究表明使用大剂量的氯米芬并不增加诱发排卵的成功率。当氯米芬治疗无效时,应改用 HMG＋HCG。与 HMG 治疗相比,氯米芬治疗的受孕率较低,不易引起严重的卵巢过度刺激综合征(OHSS)。

如果氯米芬抑制宫颈黏液分泌,就表现为卵泡发育与宫颈黏液不同步。此时可加用戊酸雌二醇1～2 mg/d,以改善宫颈黏液。部分患者的宫颈黏液因此得到改善,但是也有许多患者无效。如果无效,则采用人工授精。肌内注射 HCG 前停用戊酸雌二醇。

如果氯米芬抑制子宫内膜的生长,就表现为卵泡发育与子宫内膜的厚度不一致。此时也可加用戊酸雌二醇 2 mg/d,以刺激内膜生长。但是该治疗方法往往无效。临床上如果出现氯米芬抑制内膜生长的情况,往往改用其他药物治疗,如 HMG 等。对诊断为氯米芬抵抗的患者来说,加用地塞米松或二甲双胍可能有效。许多报道发现地塞米松或二甲双胍,尤其是二甲双胍,能提高氯米芬治疗的成功率。

氯米芬的不良反应有多胎和卵巢过度刺激。一般来说,氯米芬很少引起严重的卵巢过度刺激综合征,所以还是很安全的。

2.他莫昔芬

他莫昔芬与氯米芬一样也是雌激素受体拮抗剂,其作用机制与氯米芬相似,也是通过解除雌激素对下丘脑-垂体-卵巢轴的抑制,促进卵泡的发育。临床上较少使用他莫昔芬。从月经周期的第2～5 天开始服用他莫昔芬 20～40 mg,每天 1 次,连续服用 5 天。用药过程中需监测卵泡的发育。当成熟卵泡的直径达到 18～20 mm 时,肌内注射 HCG 6 000～10 000 U,36 小时后发生排卵。

他莫昔芬也可以抑制宫颈黏液的分泌和子宫内膜的生长。如果出现这些情况,可以参考氯米芬的处理方法。

3.来曲唑

来曲唑是第 3 代非类固醇芳香化酶抑制剂,临床上主要用于治疗乳腺癌,近年来也开始用于诱发排卵的治疗。来曲唑能抑制雌激素的合成,减轻雌激素对下丘脑-垂体-卵巢轴的抑制作用,这是来曲唑诱发排卵的机制。用法:从月经周期的第 2～4 天开始服用来曲唑 2.5～7.5 mg,每天 1 次,连续服用 5 天。用药过程中需监测卵泡的发育。当成熟卵泡的直径达到 18～20 mm 时,

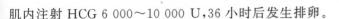

肌内注射 HCG 6 000～10 000 U,36 小时后发生排卵。

有研究表明来曲唑诱发排卵的成功率优于氯米芬。另外,来曲唑没有对抗宫颈和子宫内膜的缺点。由于来曲唑半衰期短,因此有作者推测它可能对胎儿无不利影响。来曲唑用于诱发排卵的时间还很短,远期不良反应还有待于进一步的观察。

由于来曲唑治疗的资料还很少,因此临床上应慎用。

4.人绝经期促性腺激素(HMG)

该药是从绝经妇女的尿液中提取的,每支含 FSH 和 LH 各 75 U,适用于氯米芬治疗无效的患者。

从月经周期的第 2～5 天开始每天肌内注射 HMG,起步剂量是 1 支/天,治疗期间必须监测卵泡发育的情况。一般在使用 3～5 天后做第一次超声监测,如果卵泡直径＞10 mm,应缩短卵泡监测间隔时间。当 B 超提示优势卵泡直径达 16～20 mm 时,停用 HMG,肌内注射 HCG 5 000～10 000 U,48 小时后复查 B 超了解是否排卵。

如果卵泡持续 1 周不增大,则增加剂量至 2 支/天。如果治疗 2 周还没有优势卵泡出现,应考虑该周期治疗失败。

HMG 治疗的并发症有卵巢过度刺激综合征(OHSS)和多胎妊娠。严重的 OHSS 可危及患者的生命,因此在使用 HMG 时应严密监测卵泡的发育,一旦发现有 OHSS 的征象,应立即采取适当的措施。当超声检查发现一侧卵巢有 3 个以上直径＞14 mm 的优势卵泡或卵巢直径＞5 cm 时容易发生严重的 OHSS,此时应建议患者放弃使用 HCG。在采用雌激素测定监测卵泡发育时,雌二醇浓度＞2 000 pg/mL 提示有发生 OHSS 的可能。

HMG＋FSH 治疗可能对减少 OHSS 的发生有帮助。由于患者不同,具体用法也不相同。临床上应根据卵泡监测的结果调整剂量。

在使用 HMG 治疗前,如果发现卵巢体积大、卵泡数多,可以先用环丙孕酮/炔雌醇或 GnRHa 治疗,待卵巢体积缩小后,再给予促排卵治疗。

使用药物怀孕的患者常有黄体功能不全,因此一旦确诊怀孕,立即给予黄体酮或 HCG 肌内注射。用法:黄体酮 20～40 mg/d 或 HCG 1 000～2 000 U/d。有卵巢过度刺激的患者,不宜采用 HCG 保胎。

5.体外受精-胚胎移植术(IVF-ET)

当患者经上述治疗仍达不到怀孕目的时,可以选择 IVF-ET。

6.未成熟卵泡体外培养

近年来,未成熟卵泡体外培养也开始用于治疗 PCOS 引起的不孕,该方法的优点是可以避免 OHSS。

(六)手术治疗

由于手术疗效有限,因此近年来不主张手术治疗。手术治疗仅限于迫切要求生育且要求手术治疗的患者。在手术治疗后的 3～6 个月,由于卵泡液的丢失,卵巢局部雄激素水平有所降低,所以患者可能有自发排卵。手术 6 个月后,卵巢局部雄激素水平又恢复至手术前水平,卵泡发育及排卵存在障碍,此时患者很难自然怀孕。

1.腹腔镜下行皮质内卵泡穿刺及多点活检

术中注意避免过多使用电凝,否则会灼伤周围组织,从而影响卵巢的功能,引起卵巢早衰。

2.经腹卵巢楔形切除术

此法是最早用于多囊卵巢的手术方法,由于术后输卵管、卵巢周围的粘连率高,近年来已被腹腔镜手术所替代。本手术楔形切除的卵巢组织不应大于原卵巢组织的1/3,以免引起卵巢早衰。

（刘明静）

第六节　卵巢过度刺激综合征

卵巢过度刺激综合征(ovarian hyperstimulation syndrome,OHSS)是一种以促排卵为目的而进行卵巢刺激时,特别在体外受精(IVF)辅助生育技术中,所发生的医源性疾病,是辅助生殖技术最常见且最具潜在危险的并发症,严重时可危及生命,偶有死亡病例报道。

OHSS 为自限性疾病,多发生于超促排卵周期中的黄体期与早妊娠期,发病与 HCG 的应用密不可分。按发病时间分为早发型与晚发型两种;早发型多发生于 HCG 应用后的 3～9 天,其病情严重程度与卵泡数目、E_2 水平有关。如无妊娠,10 天后缓解,如妊娠则病情加重。晚发型多发生于 HCG 应用后10～17 天,与妊娠尤其是多胎妊娠有关。

一、流行病学

大多数 OHSS 病例的发生与应用促性腺激素进行卵巢刺激有关,尤其发生在体外受精助孕技术应用促性腺激素进行卵巢刺激后;也有病例在应用氯米芬后被观察到;非常个别的病例报道发生在未行卵巢刺激而自然受孕的早孕期,称为自发性 OHSS。

(一)OHSS 的高危因素
OHSS 的高危因素包括原发性高危因素和继发性高因素。

1.原发性高危因素

(1)年龄＜35 岁。

(2)身体瘦弱。

(3)PCOS 患者或 B 超下卵巢表现为"项链"征的患者。

(4)既往有 OHSS 病史。

2.继发性高危因素

(1)血 E_2＞3 000 pg/mL。

(2)取卵日卵泡数＞20 个。

(3)应用 HCG 诱导排卵与黄体支持。

(4)妊娠。

(二)发病率
OHSS 发病率的不同依赖于患者因素、监测方法与治疗措施。轻度 20%～33%;中度 3%～6%;重度 0.1%～2%。轻度病例的发生在用促性腺激素进行控制性卵巢刺激的 IVF 中将近30%或更多,但由于症状与体征的温和往往不被认识。通常 IVF 中少于 5%的患者将可能发展为中度症状,1%患者将发展为重度症状。妊娠患者的发病率是非妊娠患者的 4 倍。

二、病理生理学

OHSS 是在促排卵后卵泡过度反应的结果,但发生在黄体期 LH 峰后或外源性 HCG 应用后。其严重性与持续时间因为应用外源性 HCG 进行黄体支持及内源性 HCG 水平的升高而加重与延长。其病理生理机制于 1983 年由 Haning 等首次提出,现已认为促排卵后卵巢内生成一种或几种由黄体颗粒细胞分泌的血管活性因子,其释放入血,可以引起血管通透性升高、液体渗出,导致第三腔隙液体积聚,从而形成胸腔积液、腹水,继而导致血液浓缩与血容量减少,甚至血栓形成(图 4-4)。

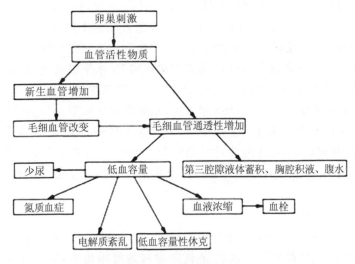

图 4-4　OHSS 的病理生理改变

可能参与 OHSS 病理生理的因子目前研究认为有肾素-血管紧张素系统(RAS)中的活性肾素与血管紧张素 II、血管内皮生长因子(VEGF)、其他细胞因子家族与内皮素等。这些因子较多文献报道参与了卵泡与黄体生成的正常生理过程。促排卵后过多卵泡被刺激生长,HCG 应用后形成的黄体使这些血管活性因子生成量增加,它们直接或间接进入血循环甚至腹腔,引起广泛的血管内皮通透性增加从而形成胸腔积液与腹水,偶有严重者发生心包积液、全身水肿。胸腔、腹腔穿刺后这些物质的减少有助于毛细血管通透性的降低,临床上可改善病情。

文献报道表明血管紧张素 II 在 OHSS 患者的血清、卵泡液中含量比促排卵未发生 OHSS 者显著升高,并且随着病情好转明显降低;免疫组化显示排卵前卵泡的颗粒细胞与黄体细胞内均存在血管紧张素 II 与其两型受体 AT_1、AT_2;动物实验中应用 ACEI 阻断血管紧张素 II 生成,降低了 OHSS 的发生率。因此我们的研究提示卵巢内 RAS 以自分泌的形式引起或参与了 OHSS 的发病。

与 OHSS 发生的相关因子还包括 VEGF。过多的 VEGF 引起的血管过度新生导致血管通透性增加。颗粒细胞生成的 VEGF 可被 HCG 升高调节,血与腹水中非结合性 VEGF 的水平随OHSS 的发展而升高,因此有作者认为非结合性 VEGF 的水平与 OHSS 的严重性相关。VEGF 的作用是通过 VEGFR-2 完成的,动物实验中应用 VEGFR-2 的特异抗体(SU5416)可以阻断VEGFR-2 的细胞内磷酸化而致血管通透性降低,从而抑制 OHSS 的发展。

家族自发性 OHSS 可能是由于 FSH 受体的变异,导致其对 HCG 的过度敏感所致,因此本病多在同一患者重复发生，或同一家族中多人发病。发病与妊娠相关，其中最多一例患者6次妊娠均发病。与医源性 OHSS 不同，其发病时间多在妊娠8～14周，也即内源性 HCG 升高之后，作用于变异的 FSH 受体，引发卵巢内窦卵泡生长发育，之后 HCG 又作用于 LH 受体，而致卵泡黄素化，启动 OHSS 的病理生理过程。

三、对母儿的影响

(一)OHSS 与妊娠

1.OHSS 对妊娠率的影响

OHSS 的发生与妊娠密切相关，妊娠是晚发型 OHSS 的发病因素之一，因此在 OHSS 人群妊娠率往往高于非 OHSS 人群。有资料显示 OHSS 患者妊娠率约82.8%，明显高于非 OHSS 人群32.5%，符合 OHSS 的发病患者群的倾向性。但是对于早发型 OHSS 对移植后是否影响胚胎着床一直存在争议。有学者认为 OHSS 患者中过高的 E_2 水平以及 P/E_2 比例的改变，尤其是后者对内膜的容受性产生影响，从而降低妊娠率；过高的细胞因子如 IL-6 也将降低妊娠率；OHSS 患者的卵子与胚胎质量较非 OHSS 患者差，从而影响妊娠率；但也有研究发现相反结论：OHSS 妊娠患者与未妊娠患者相比 E_2 水平反而略高；OHSS 患者虽高质量卵子比例低于非 OHSS 患者，但因其获卵数多，最终高质量胚胎数与非 OHSS 患者无差异。而也有学者观察到早发型 OHSS 患者移植后的妊娠率为60.5%，较非 OHSS 人群32.5%的妊娠率高，支持后者观点。

2.妊娠对 OHSS 的影响

有研究发现妊娠与晚发型 OHSS 密切相关，并影响了 OHSS 病程的长短；妊娠与病情轻重虽无显著性相关，但病情重者与多次腹腔穿刺患者均为妊娠患者，进一步说明了妊娠影响了 OHSS 病情的发展与转归。

(二)中重度 OHSS 对孕期流产的影响

中重度 OHSS 是否会增加妊娠流产率，文献报道较少。多数研究认为过高的 E_2 水平，血管活性因子包括肾素-血管紧张素、细胞因子、前列腺素水平改变，以及 OHSS 病程中的血流动力学变化、血液浓缩、低氧血症、肝肾功能异常等，都将增加早期妊娠流产率。有学者对同期 OHSS 与非 OHSS 患者进行了对比分析，两组总体流产率(早期流产＋晚期流产)相近，分别为16.9%与18.7%，与 Mathur 的结果相同。我们同时观察到妊娠丢失与患者的继发妊娠所致病情加重、病程延长有一定的相关性，但并未改变总体流产率。这一点可能与我们在发病早期就积极进行扩容治疗有关，扩容后改变了原先的血液浓缩状态，甚至降低了妊娠期的血液浓缩状态，减轻了因高凝状态、低氧血症等对妊娠的不良影响，因此中度、病程短的患者妊娠丢失率降低，而病情越重、病程越长，引起的血液改变、肝功能转氨酶升高等持续时间延长，相应地增加了妊娠丢失。

(三)中重度 OHSS 对远期妊娠的影响

有文献报道 OHSS 患者因血液浓缩，血栓素与肾素-血管紧张素水平升高，孕期并发症如子痫前期与妊娠期糖尿病的发生率升高；但 Wiser 的研究显示 OHSS 患者中子痫前期与妊娠期糖尿病的发病率与对照组无差异。也有研究发现妊娠期并发症包括妊娠期高血压(PIH)、妊娠期糖尿病(GDM)与前置胎盘的发病率略高于对照组，但无统计学差异，支持后者观点；且与对照组相比正常分娩比例、出生缺陷率相同；早产与低体重儿比例略高于对照组，但无统计学差异，这点可能与 OHSS 组双胎率略高有关；发病早晚、病情轻重、病程长短也均未影响早产率与低体重儿比例,而双胎与早产、双胎与低体重儿均显著性相关,此结果与常规妊娠结局相同。因此,我们认为 OHSS 的发生并未影响远期的妊娠发展,未增加妊娠期并发症,对妊娠的分娩结局(包括早产率与低体重儿率)也未产生不良影响。

四、临床表现

(一)胃肠道症状

轻度患者可有恶心、呕吐、腹泻,因卵巢增大与腹水增多腹胀逐渐加重。

(二)腹水

腹胀加重,腹部膨隆,难以平卧;腹壁紧绷即称为张力性腹水,有腹痛感;膈肌被压迫上抬可出现呼吸困难。

(三)胸腔积液

多数单独发生,30%患者合并有腹水;胸腔积液可单侧或双侧发生;表现为咳嗽,胸腔积液加重致肺组织萎缩出现呼吸困难。

(四)呼吸系统症状

胸腔积液与大量腹水可致胸闷、憋气、呼吸困难;发生肺栓塞或成人呼吸窘迫综合征(ARDS)时出现呼吸困难,并有低氧血症。

(五)外阴水肿

张力性腹水致腹部压力增大,特别是久坐或久立后,压迫下腔血管使其回流受阻,甚至引起整个大阴唇水肿。

(六)肝功能异常

液体渗出可致肝水肿,约 25%患者出现肝酶升高,AST↑,ALT↑,ALP 往往处于正常值上限,肝酶升高水平与 OHSS 病情轻重相关,并随病情的好转恢复正常。

(七)肾功能异常

血容量减少或因大量腹水致腹腔压力增大,导致肾灌注减少,出现少尿、低钠血症、高钾血症与酸中毒,严重时出现 BUN↑,Cr↑,也随病情好转恢复正常。

(八)电解质紊乱

液体渗出同时入量不足,出现少尿甚至无尿;另外,可能出现低钠、高钾血症或酸中毒表现。

(九)低血容量性休克

液体渗出至第三腔隙,血容量减少可发生低血容量性休克。

(十)血栓

发病率在重度 OHSS 患者中约占 10%,多发生于下肢、脑、心脏与肺,出现相应部位症状,发病时间甚至出现在 OHSS 好转后的数周。血栓形成是 OHSS 没有得到及时正确的治疗而发生的极严重后果,危及患者生命,甚至可留下永久性后遗症,必须予以积极防治。

OHSS 具有自限性,如未妊娠它将在月经来潮时随着黄体溶解自然恢复。表现为腹水的进行性减少与尿量的迅速增多。如果妊娠,在排卵后的第 2 周,由于升高的内源性 HCG,症状与体征将进一步持续或加重,如果胚胎停育,OHSS 症状也可自行缓解。临床处理经常需要持续 2～4 周时间,一般在孕 6 周后逐渐改善。

五、诊断

依据促排卵史、症状与体征,结合 B 超下腹水深度与卵巢大小的测量,检测血细胞比容

（Hct）、WBC、电解质、肝功能、肾功能等，以诊断 OHSS 及其分度，并确定病情严重程度。

六、临床分级

Golan 等根据临床症状、体征、B 超以及实验室检查将其分为轻、中、重三度及 5 个级别（表 4-10）。

表 4-10　OHSS 的 Golan 分级

项目	轻	中	重
Ⅰ	仅有腹胀及不适		
Ⅱ	Ⅰ＋恶心、呕吐,腹泻,卵巢增大(5～12 cm)		
Ⅲ		Ⅱ＋B 超下有腹水	
Ⅳ			Ⅲ＋临床诊断胸腔积液/腹水,呼吸困难
Ⅴ			Ⅳ＋低血容量改变,血液浓缩,血液黏度增加,凝血异常,肾血流减少,少尿、肾功能异常,低血容量休克

Navot 等于 1992 年又将重度 OHSS 分为严重与危重 2 组,其依据更为重视实验室检查（表 4-11）。

表 4-11　OHSS 的 Navot 分级

重度症状	严重	危重
卵巢增大	≥12 cm	≥12 cm
腹水、呼吸困难	大量腹水,伴或不伴呼吸困难	大量腹水致腹部胀痛,伴或不伴呼吸困难
血液浓缩	Hct＞45％,WBC＞15×10⁹/L	Hct＞55％,WBC＞25×10⁹/L
少尿	少尿	少尿
血肌酐	0～133 μmol/L	≥141.4 μmd/L
重度症状	严重	危重
肌酐清除率	≥50 mL/min	＜50 mL/min
低蛋白血症	重度	重度
	肝功能异常	肾衰竭
	全身水肿	血栓
		AIDS

2010 年 Peter Humaidan 等根据 OHSS 各项客观与主观指标将其分为轻、中、重三度,这一分度临床应用似更简便、明晰（表 4-12）。

表 4-12　OHSS 的 Peter Humaidan 分级

指标	轻	中	重
客观指标			
直肠窝积液	√	√	√
子宫周围积液(盆腔)		√	√

续表

指标	轻	中	重
肠间隙积液			√
Hct>45%		√ᵃ	√
WBC>15×10⁹/L		±ᵃ	√
低尿量<600 mL/d		±ᵃ	√
Cr>133 μmol/L		±ᵃ	±
肝酶升高		±ᵃ	±
凝血异常			±ᶜ
胸腔积液			±ᶜ
主观指标			
腹胀	√	√	√
盆腔不适	√	√	√
呼吸困难	±ᵇ	±ᵇ	√
急性疼痛	±ᵇ	±ᵇ	±ᵇ
恶心、呕吐	±	±	±
卵巢增大	√	√	√
妊娠	±	±	√

±可有可无;a≥2次,住院;b≥1次,住院;c≥1次,加强监护。

七、治疗

(一)治疗原则

OHSS为医源性自限性疾病,OHSS的病情发展与体内HCG水平相关,未妊娠患者随着月经来潮病情好转;妊娠患者早孕期病情加重。

1.轻度OHSS

被认为在超促排卵中几乎不可避免,患者无过多不适,可不予处理,但需避免剧烈活动以防止卵巢扭转,也应警惕长期卧床休息而致血栓。

2.中度OHSS

可在门诊观察,记24小时尿量,称体质量,测腹围。鼓励患者进食,多饮水,尿量应不少于1 000 mL/d,2 000 mL/d以上最佳,必要时可于门诊静脉滴注扩容。

3.重度OHSS

早期与中度OHSS相同,可在门诊观察与治疗,适时监测血常规、电解质与肝功能、肾功能,静脉滴注扩容液体,必要时行腹腔穿刺;病情加重后应住院治疗。

(1)住院指征:①严重的腹痛与腹膜刺激征;②严重的恶心呕吐,以致影响每天食水摄入;③严重少尿(<30 mL/h)甚至无尿;④张力性腹水;⑤呼吸困难或急促;⑥低血压、头昏眼花或晕厥;⑦电解质紊乱(低钠,血钠<135 mmol/L;高钾,血钾>5.5 mmol/L);⑧血液浓缩(Hct>45%,WBC>15×10⁹/L);⑨肝功能异常。

(2)病情监护:每天监测24小时出入量、腹围、体重,监测生命体征,检查腹部或肺部体征;每天或隔天检测血细胞比容(Hct)、WBC、尿渗透压;每 3 天或 1 周监测电解质、肝功能、肾功能,B 超监测卵巢大小及胸腔积液及腹水变化,必要时监测 D-二聚体或血气分析,以了解治疗效果,病情危重时随时复查。

(二)治疗方法

1.扩容

OHSS 因液体外渗第三腔隙致血液浓缩,扩容是最主要的治疗。扩容液体包括晶体液与胶体液。晶体液可选用 5%葡萄糖、10%葡萄糖、5%葡萄糖盐水或乳酸林格液,但避免使用盐林格液;一般晶体液用量 500~1 500 mL。只用晶体液不能维持体液平衡,因此需加用胶体液,如清蛋白、羟乙基淀粉注射液(贺斯)、右旋糖酐-40、冰冻血浆等胶体液扩容。

(1)清蛋白:为低分子量蛋白质,由肝产生,75%的胶体渗透压由其维持,50 g 的清蛋白可以使大约800 mL液体 15 分钟内回流至血循环中;同时可以结合并运送大分子物质如一些激素、脂肪酸、药物等,以减少血中血管活性物质的生物浓度。OHSS 患者因液体外渗,血中清蛋白浓度降低,因此最初选用清蛋白作为扩容药物,可用 10~20 g/d 静脉滴注,如病情加重,最大剂量可用至 50 g/d。但因清蛋白为血液制品,有传播病毒等风险,现在临床应用已严格控制,因此仅用于低蛋白血症的患者。

(2)羟乙基淀粉:平均分子量为 200 000,半衰期大于 12 小时,可有效降低血液黏度、血细胞比容,减少红细胞聚集;因其为糖原结构,在肝内分解,因此不影响肝肾功能,并可显著改善肌酐清除率;因无抗原性,是血浆代用品中变态反应率最低的一种。静脉滴注剂量为 500~1 000 mL/d,应缓慢静脉滴注以避免肺部充血。因其价格低于清蛋白,且为非血液制品,现已作为中重度 OHSS 时首选扩容药物。

(3)右旋糖酐-40:可以增加肾灌注量、尿量,降低血液黏滞度,改善微循环,防止血栓形成。但右旋糖酐-40 有降低血小板黏附的作用,有出血倾向者禁用,个别患者存在变态反应,且有临床死亡病例报道,因此临床使用应慎重,一般应用剂量为 500 mL/d。

2.保肝治疗

肝酶升高者需用保肝药物治疗,轻度升高者可用葡醛内酯 400~600 mg/d、维生素 C 2~3 g/d静脉滴注;肝酶升高,ALT>100 U/L 时,可加用注射用还原型谷胱甘肽钠(古拉定)0.6~1.2 g/d 静脉滴注。经治疗后肝功能一般不会进一步恶化,并随 OHSS 症状的好转而恢复。

3.胸腔、腹腔穿刺

适应证:①中等量以上胸腔积液伴明显呼吸困难。②重度腹水伴呼吸困难。③纠正血液浓缩后仍少尿(<30 mL/h)。④张力性腹水。但是在有腹腔内出血或血流动力学不稳定的情况下禁忌腹腔穿刺;腹腔穿刺放水可采用经腹与经阴道两途径,一般多采用经腹途径。穿刺应在扩容后进行,要在 B 超定位下施行,避免损伤增大的卵巢。穿刺不仅可以减少腹腔压力,增加肾血流灌注,从而增加尿量。同时减少了与发病相关的血管活性因子而缩短病程,腹水慢放至不能留出为止,有研究表明最多曾放至约 6 000 mL;穿刺后症状明显缓解,且不增加流产率。有学者认为穿刺后临床治疗效果好于扩容效果,故建议适应证适宜时尽早穿刺。

4.多巴胺

肾衰竭或扩容并腹腔穿刺后仍少尿的患者可应用低剂量多巴胺静脉滴注,用法为多巴胺 20 mg+5%葡萄糖 250 mL 静脉滴注,速度为 0.18 mg/(kg·h)(不影响血压和心率),同时监测中心静脉压、肺楔压。但应注意的是大剂量多巴胺静脉滴注作用于 α 受体,有收缩外周血管作用;而低剂量多巴胺作用于 β_1 受体与 DA 受体,具有扩血管作用,特别是直接扩张肾血管,增加肾血流,同时抑制醛固酮释放,减少肾小管上皮细胞对水钠的重吸收,从而起到排钠利尿的作用。

有文献报道口服多卡巴胺 750 mg/8 h,临床症状与腹水逐渐好转。也有人曾于腹腔穿刺时于腹腔内应用多巴胺,同样起到增加尿量作用。

5.利尿剂

已达到血液稀释仍少尿(Hct<38%)的患者可静脉应用呋塞米 20 mg。血液浓缩、低血容量、低钠血症时禁用。过早、过多应用利尿剂,将加重血液浓缩与低血容量而致血栓,视为禁忌。

6.肝素

个人或家族血栓史或确诊血栓者可静脉应用肝素 5 000 U/12 h,另外也有学者认为 48 小时扩容后仍不能纠正血液高凝状态,也应该静脉滴注肝素。如妊娠则肝素用至早孕末,或依赖于 OHSS 病程及高危因素的存在与否。为了防止血栓栓塞综合征,对于各种原因需制动的患者,可以应用低剂量阿司匹林,但是腹腔穿刺时有出血风险。

7.卵巢囊肿抽吸

B 超下抽吸卵巢囊肿可以减少卵巢内血管活性物质的生成,但有引起囊肿破裂、出血可能,因此原则上不建议囊肿抽吸。促排卵后多个卵泡未破裂但妊娠的患者,如病情危重,卵巢>12 cm,放腹水后病情无改善时,可行 B 超指引下卵巢囊肿抽吸,术后应严密观察有无腹腔内出血征象。

8.终止妊娠

合并严重并发症,如血栓、ARDS、肾衰竭或多脏器衰竭,在持续扩容并反复多次放腹水后仍不能缓解症状时,也可考虑终止妊娠。终止妊娠是 OHSS 不得已而行的有效治疗方法,随着 HCG 的下降,OHSS 症状迅速好转。终止妊娠的方法首选人工流产术,同时应监测中心静脉压、肺楔压、尿量、血肌酐,以及肌酐清除率、血气分析。

八、预防

(一)个体化刺激方案

首先确认 OHSS 高危人群。对于瘦小、年轻、有 PCO 卵巢表现的患者,以及既往发生过 OHSS 的高危人群,在刺激方案上应慎重。对于 PCO 患者多采用 r-FSH 75~150 U 起始,同时可用去氧孕烯炔雌醇片(妈富隆)等避孕药物抑制卵巢反应性。促排卵后一定要 B 超监测卵泡生长,并应根据个体对药物的敏感性不同及时调整药物剂量。需注意长方案、短方案与拮抗剂方案都可能发生 OHSS,即使氯米芬促排卵也有可能。

(二)HCG 的应用

因 OHSS 与 HCG 密切相关,故 HCG 的应用与否、应用剂量及使用时间与 OHSS 的发生密切相关。

1.不用 HCG 促卵子成熟

在高危人群中不用 HCG,可抑制排卵与卵泡黄素化,避免 OHSS 的发生;但是未应用 GnRH 激动剂降调节的患者,停用 HCG 并不能避免自发性 LH 峰的出现,不能完全防止 OHSS 的发生。

2.减少 HCG 量

HCG 剂量减至 5 000 U 甚至 3 000 U,与 10 000 U 相同,均可达到促卵泡成熟效果,并可减

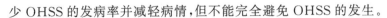

少 OHSS 的发病率并减轻病情,但不能完全避免 OHSS 的发生。

3.GnRHa 替代 HCG 促排卵

对未用 GnRH 激动剂降调节患者,或应用 GnRH 拮抗剂的患者,可用短效 GnRHa 代替 HCG 激发内源性 LH 峰,促卵泡成熟。因其作用持续时间明显短于 HCG,从而减少 OHSS 的发生。但 GnRHa 有溶黄体作用,未避免临床妊娠率下降,应相应补充雌、孕激素,同时监测血中 E_2 与 P 水平,及时调整雌孕激素剂量,维持 $E_2 > 200$ pg/mL,P > 20 ng/mL,文献报道临床妊娠率较 HCG 组无显著性降低。也有文献报道在使用 GnRHa 同时加用小剂量 HCG 1 000~2 000 U,使得临床妊娠率可不受影响。GnRHa 可用 Triptorelin(商品名达菲林)0.2~0.4 mg,或 Buserelin 200 mg×3 次。

4.Coasting

对于 OHSS 高危人群,当有 30%卵泡直径超过 15 mm,血 $E_2 > 3$ 000 pg/mL,总卵泡数 > 20 个时,停止促性腺激素的使用,而继用 GnRHa,此后每天测定血中 E_2 浓度,当 E_2 再次降到 3 000 pg/mL 以下时,再应用 HCG,可明显降低 OHSS 的发生率。其理论是根据 FSH 阈值学说,停用促性腺激素后,部分小卵泡因为"饥饿"而闭锁,但大卵泡生长不受影响,从而使得活性卵泡数量减少,以及生成血管活性因子的颗粒细胞数量减少,因而 OHSS 发生率降低。Coasting 的时间如过长则会影响卵母细胞质量、受精率、胚胎质量及妊娠率,因此一般不超过 3 天。

(三)GnRH 拮抗剂方案

对易发生 OHSS 高危人群,促排卵可采用 GnRH 拮抗剂方案,因为此方案可用短效 GnRHa 代替 HCG 促卵泡成熟,以降低 OHSS 发生。

(四)黄体支持

HCG 的应用增加了 OHSS 的发病率,因而对于高危人群不用 HCG 支持黄体,仅用孕激素支持黄体,可降低 OHSS 发病率。

(五)静脉应用清蛋白

对于高危患者在取卵时静脉应用有渗透活性的胶体物质可以降低 OHSS 的危险与严重程度。对于雌激素峰值达到 3 000 pg/mL 的患者,或大量中小卵泡的患者,推荐在取卵时或取卵后即刻静脉应用清蛋白(25 g)。基于 meta 分析,估计每 18 例清蛋白治疗的患者,有 1 例患者将避免 OHSS。然而对高危患者预防性应用清蛋白仍存在争议,就像关于它的花费与安全性问题存在争议一样。

(六)静脉应用贺斯

取卵后应用贺斯 500~1 000 mL 替代清蛋白静脉滴注,同样可以减少 OHSS 的发生。在我们的随机对照研究中,取卵后静脉滴注贺斯 1 000 mL×3 d,与静脉滴注清蛋白 20 g×3 d,同样起到了减少 OHSS 发病的作用。因其为非生物制品,可避免应用清蛋白所致的感染问题。

(七)选择性一侧卵泡提前抽吸术(ETFA)

应用 HCG 后 10~12 小时行选择性一侧卵泡提前抽吸,可降低 OHSS 发生率,但因结果的不确定性并不过多推荐使用。

(八)多巴胺激动剂

文献报道血管内皮生长因子(VEGF)是参与 OHSS 病理生理机制的重要血管活性因子,内皮细胞上的 VEGFR-2 是其引起血管通透性增加的作用受体;经研究证实多巴胺激动剂可以减少 VEGFR-2 酪氨酸位点的磷酸化,而磷酸化对于 VEGFR-2 的下游信号传导至关重要。因此,多巴胺激动剂通过抑制了 VEGF 的生物学活性而起到减少 OHSS 发病的作用。因此文献报道高危患者自 HCG 应用日开始使用多巴胺激动剂卡麦角林0.5 mg/d×8 d,OHSS 的发病率、腹水与血液浓缩显著性降低,而着床率与妊娠率并未受影响。

(九)二甲双胍

对于有胰岛素抵抗的 PCOS 患者,口服二甲双胍 1 500 mg/d,可以降低胰岛素与雄激素水平,相应地降低了 OHSS 发病率。

(十)腹腔镜 PCOS 患者卵巢打孔

对于 OHSS 高危的 PCOS 患者可以采用腹腔镜进行双侧卵巢打孔的方法,术后血中雄激素与 LH 水平下降,从而在超促排卵后 OHSS 的发病率得以下降,且妊娠率增加,流产率降低,打孔时应注意控制打孔操作的时间与电功率,避免过度损伤卵巢组织。

(十一)单囊胚移植

对于已有中度 OHSS 的患者可以观察到取卵后 5～6 天,如症状未加重,可行单囊胚移植,以避免多胎妊娠对 OHSS 发病的影响。

(十二)未成熟卵体外成熟培养(IVM)

此技术最早于 1991 年由 Cha 等提出并报道了妊娠个案。其将卵巢中不成熟卵母细胞取出,使之脱离高雄激素环境于体外培养,成熟后应用卵胞浆内单精子注射(ICSI)技术使之受精,从而避免了超排卵所致 OHSS 的发生。

(十三)冷冻胚胎

OHSS 高危者可冷冻胚胎,从而避免因妊娠产生的内源性 HCG 的作用,避免了晚发型 OHSS 的发生。虽然不可以完全避免早发型 OHSS 的发生,但因其避免了妊娠致病情的进一步加重,从而缩短了病程。

(刘明静)

第七节　高催乳素血症

机体受到内外环境因素(生理性或病理性)的影响,血中催乳素(PRL)水平升高,其升高值达到或超过 30 ng/mL 时,称高催乳素血症(HPRL)。发生高催乳素血症时,除有泌乳外常伴性功能低下,女性则有闭经不孕等表现。若临床上妇女停止授乳半年到 1 年仍有持续性溢乳,或非妊娠妇女有溢乳伴有闭经者,称闭经-溢乳综合征(AGS)。HPRL 在妇科内分泌疾病中较常见,其发病率约 29.8%。引起催乳素增高的原因十分复杂。

一、催乳素的来源和内分泌调节

PRL 来源于垂体前叶分泌细胞,妊娠和产褥期此种分泌细胞占垂体 20%～40%,其余时间占 10%。下丘脑分泌多巴胺,经门脉系统进入垂体抑制 PRL 的分泌。也有人认为下丘脑分泌 PRL 抑制因子(PIF)抑制 PRL 分泌。下丘脑的促甲状腺释放激素(TRH)在促使垂体释放促甲状腺激素(TSH)的同时又能促使 PRL 的释放。5-羟色胺也可促使 PRL 的分泌。通常 PRL 的分泌是受下丘脑的控制和调节。正常情况下,PRL 主要受下丘脑的持续性抑制控制。

二、病因

正常情况,PRL 的分泌呈脉冲式释放,其昼夜节律对乳腺的发育、泌乳和卵巢功能起重要调节作用,一旦此调节作用失衡即可引起 HPRL。

(一)生理性高催乳素血症

日常的生理活动可使 PRL 暂时性升高,如夜间睡眠(2~6 Am),妊娠期、产褥期 3~4 周,乳头受吸吮性刺激、性交、运动和应激性刺激,低血糖等均可使 PRL 有所升高,但升高幅度不会太大,持续时间不会太长,否则可能为病理状态。

(二)病理性高催乳素血症

1.下丘脑-垂体病变

垂体 PRL 腺瘤是造成高催乳素血症主要原因,一般认为大于 10 mm 为大 PRL 腺瘤,小于 10 mm 称 PRL 微腺瘤,一般说来血中 PRL 大于 250 ng/mL 者多为大腺瘤,100~250 ng/mL 多为微腺瘤。随着 CT、MRI、放免测定使 PRL 腺瘤的检出率逐年提高。微小腺瘤有时临床长期治疗观察中才能确诊。

颅底炎症、损伤、手术,空泡蝶鞍综合征,垂体柄病变、压迫等也可引起发病。

2.原发性和/或继发性甲状腺功能低下

由于甲状腺素分泌减少,解除了下丘脑-垂体的抑制作用,使 TRH 分泌增加,从而使 TSH 分泌增加,也刺激 PRL 分泌增加并影响卵巢与生殖功能。

(三)医源性高催乳素血症

药物治疗其他疾病时往往造成 PRL 的增高。

1.抗精神失常药物

氯丙嗪、阿米替林、丙咪嗪、舒必利、苯海索(安坦)、索拉西泮(罗拉)、奋乃静、甲丙氨酯(眠尔通)、甲氧氯普胺(灭吐灵)等,以上药物可影响多巴胺的产生,影响 PIF 的作用而导致 PRL 分泌增多。

2.甾体激素

雌激素和口服避孕药可通过对丘脑抑制 PIF 的作用或直接刺激 PRL 细胞分泌,使 PRL 升高。

3.其他药物

α-甲基多巴、利血平、苯丙胺、异烟肼、吗啡等也可使 PRL 升高。

(四)其他疾病

其他疾病也可同时引起 PRL 的升高,例如:未分化支气管肺癌、肾上腺瘤、胚胎癌、艾迪生病、慢性肾衰竭、肝硬化、妇科手术、乳头炎、胸壁外伤、带状疱疹等。

(五)特发性闭经-溢乳综合征

此类患者与妊娠无关,临床也查不到垂体肿瘤或其他器质性病变,许多学者认为可能系下丘脑-垂体功能紊乱,促性腺激素分泌受到抑制,而 PRL 分泌增加。其中部分病例经数年临床观察,最后发现垂体 PRL 腺瘤,故此类患者可能有无症状性潜在垂体瘤。所以对所有 HPRL 患者应定期随诊,早期发现肿瘤。

三、临床表现

(一)月经失调-闭经

当 PRL 升高超过生理水平时,则对性功能有影响,可表现为功能性出血、月经稀发以至闭经。有学者报道 PRL 小于 60 ng/mL 仅表现月经稀发,PRL 大于 60 ng/mL 易产生闭经。月经的改变可能是渐进而非急剧的变化,病早期时可能有正常排卵性月经,然后发展到虽有排卵而黄体功能不全、无排卵月经、月经稀发以至闭经。

(二)溢乳

溢乳的程度可表现不同,从挤压出一些清水或乳汁到自然分泌出不等量的乳汁。多数患者在检查乳房时挤压乳房才发现溢乳。有人报道,当 PRL 很高时则雌激素很低,而泌乳反停止,故溢乳与 PRL 水平不呈正相关。

(三)不孕/习惯性早期流产史

(1)高 PRL 血症伴无排卵,即使少数患者不闭经,但从基础体温(BBT)、宫内膜活检及孕酮测定均证实无排卵,所以常有原发不孕。

(2)高 PRL 血症伴黄体功能不全,主要表现为:①BBT 示黄体期短于 12 天,黄体期温度上升不到 0.3 ℃;②宫内膜活检显示发育迟缓;③黄体中期孕酮值小于 5 ng/mL。故高 PRL 血症患者易不孕,有习惯性早期流产史。

(四)其他表现

若发病在青春期前,第二性征不发育。成年妇女可有子宫萎缩,性功能减退,部分患者由于雌素水平低落而出现更年期症状。微小腺瘤(小于 1 cm 直径)时,很少有自觉症状,肿瘤长大向上压迫视交叉时,则有头痛、视力障碍、复视、偏盲,甚至失明等。

四、诊断

(一)病史及体格检查

重点了解月经史、婚育史、闭经和溢乳出现的始因、诱因、全身疾病史和引起 HPRL 相关的药物治疗史。查体时应注意有无肢端肥大和黏液性水肿。妇科检查了解性器官和性征有无萎缩或器质性病变。乳房检查注意乳房发育、形态、有无肿块、炎症、观察溢乳(多用双手轻挤压乳房)溢出物性状和数量。

(二)内分泌检查

1.PRL 的测定

取血前患者至少 1 个月未服用激素类药物或多巴胺拮抗剂,当天未做乳房检查,一般在晨 8～10 点空腹取血,取血前静坐 0.5 小时,两次测定值均不低于 30 ng/mL 为异常。药物引起的 HPRL 很少超过80 ng/mL,停药后则 PRL 恢复正常。当 PRL 大于 100 ng/mL 时应首先除外垂体瘤可能性。一般认为 PRL 值的升高与垂体瘤体积呈正相关。巨大腺瘤出血坏死时 PRL 值可不升高。需指出的是目前所用 PRL 放免药盒仅测定小分子 PRL(相对分子质量 25 000),而不能测定大/大大分子(相对分子质量5 万～10 万)PRL,故某些临床症状明显而 PRL 正常者,不能排除所谓隐匿型高催乳素血症。

2.其他相关内分泌测定

各种原发的或继发的内分泌疾病均可能与高催乳素血症有关。除测定 PRL 外应测 FSH、

LH、E_2、P,了解卵巢及垂体功能。TRH测定除外原发性甲状腺功能低下,肾上腺功能检查和生长激素测定等。

(三)催乳素功能试验

1.催乳素兴奋试验

(1)促甲状腺激素释放激素试验(TRH Test):正常妇女1次静脉注射TRH 100~400 μg后,25~30分钟PRL较注药前升高5~10倍,TSH升高2倍,垂体瘤不升高。

(2)氯丙嗪试验:氯丙嗪促进PRL分泌。正常妇女肌内注射25~50 mg后60~90分钟血PRL较用药前升高1~2倍。持续3小时,垂体瘤时不升高。

(3)灭吐灵兴奋试验:该药为多巴胺受体拮抗剂,促进PRL合成和释放。正常妇女静脉注射10 mg后30~60分钟,PRL较注药前升高3倍以上。垂体瘤时不升高。

2.催乳素抑制试验

(1)左旋多巴试验:该药为多巴胺前体物,经脱羧酶作用生成多巴胺,抑制PRL分泌。正常妇女口服500 mg后2~3小时PRL明显降低。垂体瘤时不降低。

(2)溴隐亭试验:该药为多巴胺受体激动剂,强力抑制PRL合成和释放。正常妇女口服2.5~5 mg后2~4小时PRL下降达到50%,持续20~30小时,特发性HPRL和PRL腺瘤时下降明显。

(四)医学影像学检查

1.蝶鞍断层扫描

正常妇女蝶鞍前后径小于17 mm、深度小于13 mm、面积小于130 mm²,若出现以下现象应做CT或MRI检查:①蝶鞍风船状扩大;②双蝶底或重像;③鞍内高/低密度区或不均质;④平面变形;⑤鞍上钙化灶;⑥前后床突骨质疏松或鞍内空泡样变;⑦骨质破坏。

2.CT和MRI扫描

可进一步确定颅内病灶定位和放射测量。

3.各种颅内造影

各种颅内造影包括海绵窦造影,气脑造影和脑血管造影。

(五)眼科检查

明确颅内病变压迫现象,包括视力、眼压、眼底检查等。

五、治疗

针对病因不同,治疗目的不同,合理选择药物和手术方式等。

(一)病因治疗

若病因是由原发性甲状腺功能低下引起的HPRL,可用甲状腺素替代疗法。由药物引起者,停药后一般短期PRL可自然恢复正常,如停药后半年PRL仍未恢复,再采用药物治疗。

(二)药物治疗

1.溴隐亭

溴隐亭为治疗高PRL血症的首选药物,它是麦角生物碱的衍生物,多巴胺受体激动剂,直接作用于下丘脑和垂体,抑制PRL合成与分泌,且抑制垂体瘤的生长使肿瘤缩小或消失。用药方法较多,一般先每天2.5 mg,5~7天,若无不良反应可增加到5~7.5 mg/d(分2~3次服),根据PRL水平增加剂量,连续治疗3~6个月或更长时间。一般治疗4周左右,血PRL降到正常。

2～14周溢乳停止,月经恢复。治疗期间一旦妊娠即应停药。

不良反应:治疗初期有恶心、头痛、眩晕、腹痛、便秘、腹泻,有时尚可出现直立性低血压等。不良反应一般症状不重,在1～2周内自行消失。

2.溢乳停(甲磺酸硫丙麦角林)

20世纪80年代新开发的拟多巴胺药物,其药理作用和临床疗效与溴隐亭相似,但剂量小,毒副作用少,作用时间长。目前已由天津药物研究院1995年完成Ⅱ期临床研究,并开始临床试用,剂量每片50 μg。用法每天25～50 μg,1周后无不良反应加量,根据PRL水平增加剂量,直至PRL水平降至正常。

3.左旋多巴

左旋多巴在体内转化为多巴胺作用于下丘脑,抑制PRL分泌,但作用时间短,需长期服药。剂量每天0.5 mg,3次/天,连续半年。大部分患者用药后1个月恢复月经,1.5～2个月溢乳消失。此药对垂体瘤无效。

4.维生素B₆可抑制泌乳

其作用机制可能是作为多巴脱羧酶的辅酶,增加下丘脑内多巴向多巴胺转化,刺激PIF作用,而抑制PRL分泌。用法为每天200～600 mg,可长期应用。

5.其他药物

长效溴隐亭(LA)注射剂每次50 mg,每天肌内注射1次,最大剂量可达100 mg。

CV205-502(苯并喹啉衍生物)是一种新的长效非麦角类多巴胺激动剂,作用时间长达24小时。剂量每天0.06～0.075 mg。

(三)促排卵治疗

对HPRL患者中无排卵和不孕者,单纯用以上药物不能恢复排卵和妊娠。因此,除用溴隐亭治疗外,应配伍促排卵药物治疗,具体方法有以下3种方式。①溴隐亭-CC-HCG。②溴隐亭-HMG-HCG。③GnRH脉冲疗法-溴隐亭。

综合治疗,除缩短治疗的周期并可提高排卵率和妊娠率。

(四)手术治疗

对垂体瘤患者手术切除效果良好,对微腺瘤治疗率可达85%。目前经蝶鞍显微手术切除垂体瘤安全、方便、易行,损伤正常组织少,多恢复排卵性月经。但对较大垂体瘤,因垂体肿瘤没有包膜,与正常组织界限不清,不易切除彻底,故遗留HPRL血症,多伴有垂体功能不全症状。因此有人建议对较大肿瘤术前选用溴隐亭治疗,待肿瘤缩小再手术,可提高手术疗效。如术后肿瘤切除不完全,症状未完全消除,服用溴隐亭等药物仍可获得疗效,术后出现部分垂体功能不全,PRL仍高可用HMG/HCG联合治疗,加用溴隐亭等药物,若有其他内分泌腺功能不全现象,可根据检查结果补充甲状腺素、泼尼松等。

(五)放射治疗

放射治疗适用肿瘤已扩展到蝶鞍外或手术未能切除干净术后持续PRL高水平者。方法可行深部X线、⁶⁰Co、α-粒子和质子射线治疗,同位素¹⁹⁸Au种植照射。

(六)综合疗法

综合疗法对那些HPRL合并有垂体瘤患者单纯手术或单纯放疗疗效均不满意。1988年Chun报道垂体瘤单纯手术、放疗、手术后加放疗,肿瘤的控制率分别为85%、50%、93%,而平均复发时间为3年、4年、4.5年。因此,有人主张对有浸润性PRL大腺瘤先用溴隐亭治疗使肿瘤缩小再手术,术后加放疗,可提高肿瘤的治愈率。对溢乳闭经综合征患者,不论采用何种疗法均应定期随访检查,包括 PRL 测定和蝶鞍 X 线复查。

(刘明静)

第八节　闭　　经

闭经在临床生殖内分泌领域是一个最复杂而治疗困难的症状,可由多种原因造成。对临床医师来说,妇科内分泌学中很少有问题像闭经那样烦琐而又具有挑战性,诊断时必须考虑到一系列可能潜在的疾病和功能紊乱,其中一些可能给患者带来致病甚至致命的影响。传统上将闭经分成原发性和继发性。但因为闭经的病因和病理生理机制十分复杂,加上环境和时间的变迁,以及科技的发展,人们对闭经的认识、定义、诊断标准和治疗方案都有了较大的改变和进步。

闭经有生理性和病理性之分。青春期前、妊娠期、哺乳期、绝经后月经的停止,均属于生理性闭经。本文讨论的只是病理性闭经的问题。

一、闭经的定义和分类

(一)闭经的定义

(1)已达 14 岁尚无月经来潮,第二性征不发育者。

(2)已达 16 岁尚无月经来潮,不论其第二性征发育是否正常者。

(3)已经有月经来潮,但月经停止 3 个周期(按自身原有的周期计算)或超过 6 个月不来潮者。

(二)闭经的分类

根据月经生理的不同层面和功能,为便于对导致闭经的原因的识别和诊断,将闭经归纳为以下几类。①Ⅰ度闭经:子宫和生殖道的异常。②Ⅱ度闭经:卵巢异常。③Ⅲ度闭经:垂体前叶的异常。④Ⅳ度闭经:中枢神经系统(下丘脑)的异常。

先天性性腺发育不良在闭经中占有重要的比例。既往对于性腺衰竭导致的闭经的病因和病理生理是根据染色体和月经情况划分的,概念比较混乱且各型疾病之间有交叉和重复的内容。一般认为,原发性闭经伴 45,XO 或 45,XO/46,XX 嵌合型染色体核型异常且身材矮小者定义为 Turner 综合征,但此类核型患者中有一小部分为继发性闭经;患者如果染色体核型大致正常,身高正常但卵巢先天未发育引起的原发性闭经,我们把其定义为先天性性腺发育不良。但该类患者可能伴有染色体的异位或微缺失;另一些患者为继发性闭经,染色体核型大致正常,卵巢曾有排卵但提前衰竭,被临床定义为卵巢早衰。实际上,这一类疾病在本质上是相同的,即性腺(卵巢)发育不良,但临床表现和闭经时间则有不同程度的差别。

二、闭经的诊断程序

(一)病史和临床表现

对闭经的诊断首先应开始于一个细致和完整的病史采集程序:神经精神方面的状况;家族遗传史;营养情况;发育成长史;生殖道的完整性;中枢神经系统体征;还要仔细鉴别半乳糖血症的

存在。

(二)经典的闭经诊断程序

多年来,对闭经的诊断有一个经典的程序。

(1)第一步:孕激素试验+血清促甲状腺激素测定+血清催乳素测定。

孕激素试验的方法为:①黄体酮 20 mg,每天 1 次肌内注射,共 3 天;②微粒化黄体酮,每次100~200 mg,每天 3 次,共 7~10 天;③地屈孕酮每次 10 mg,每天 2 次,共 7~10 天;④甲羟孕酮 8~10 mg/d,共 5~7 天。为避免不良反应最好在睡前服用。观察停药后 1 周内是否发生子宫内膜脱落造成的撤药性出血。

此步骤可以大致诊断:①孕激素试验有撤药性出血可确定卵巢、垂体、下丘脑有最低限度的功能,说明体内有一定水平的雌激素但缺少孕激素的分泌,提示卵巢内有可能有窦卵泡分泌雌激素但没有发生排卵。②PRL 水平正常说明可以基本排除由高催乳素血症引起的闭经;PRL 水平异常升高伴溢乳则提示可能存在高催乳素血症或垂体分泌 PRL 的肿瘤;如果 PRL 水平持续较高,建议行垂体影像学检查。③促甲状腺激素的异常可能反映甲状腺功能亢进或低下对月经的影响,虽然发病率较低,但是因为治疗较简单且有效,因此仍然建议作为第四步筛查。④孕激素试验有撤药性出血说明生殖道解剖正常,且子宫内膜存在一定程度的功能,女性生殖道是完整的。⑤即使内源性 E_2 足够,仍有两种情况导致孕激素撤药试验阴性,即子宫内膜蜕膜化,停用外源性孕激素后子宫内膜不会剥脱。第一种情况是子宫内膜应对高孕酮水平而蜕膜化,见于黄体期或妊娠;第二种情况即子宫内膜由于高浓度的孕激素或睾酮伴随一种特殊的肾上腺酶的不足而蜕膜化,见于雄激素过多症伴无排卵及多囊卵巢的患者,但这种临床现象并不常见。

(2)第二步:雌孕激素试验。

雌孕激素试验的方法为:雌孕激素序贯用药一个周期(结合雌激素、天然雌激素或其他类型的雌激素,每天 1~2 mg 口服,共 20~28 天,最后 7~10 天加口服或肌内注射黄体酮(见第1 步),与雌激素共用并同时停药。观察 1 周内是否有撤药性出血。

此步骤可以大致诊断:①雌孕激素试验有撤药性出血说明体内缺少雌激素分泌,雌激素分泌低下可能是卵巢功能低下所致;②雌孕激素试验无撤药性出血说明子宫或生殖道异常,有子宫内膜病变或生殖道畸形可能。

(3)第三步:血清 FSH、LH、E_2、T、DHEA-S 水平测定。

仅对第 2 步试验有撤药性出血的闭经患者进行,用来确定内源性雌激素低下是否由于卵泡(Ⅱ度闭经)的缺陷,抑或中枢神经系统-垂体轴的(Ⅲ或Ⅳ度闭经)功能缺陷。孕激素试验阴性的闭经妇女,其 Gn 水平可能异常地偏高、偏低或正常水平。

此步骤可以大致诊断:①FSH,LH 水平升高(FSH>20 U/L)和 E_2 水平降低,提示卵巢功能衰竭,低雌激素导致的反馈性高促性腺激素分泌;②LH/FSH 和 T 水平升高提示高雄激素血症及多囊卵巢综合征可能;③DHEA-S 明显升高提示有肾上腺来源的高雄激素血症;④FSH、LH 和 E_2 水平正常或降低(FSH 和 LH 均<5 U/L),提示下丘脑性或垂体性闭经。

(4)第四步:垂体兴奋试验。

如果血清 FSH 和 LH 水平测得正常或偏低,则需要通过垂体兴奋试验来鉴别垂体或下丘脑所导致的闭经原因。方法为:LHRH 25~50 μg,静脉推注,于注射前、注射后 30 分钟、60 分钟、90 分钟、120 分钟分别测血清 LH 和 FSH。因为 LHRH 主要刺激 LH 的分泌,也可以只测血清LH。

此步骤可以大致诊断:鉴别下丘脑或垂体的功能异常;正常情况下 LH 和 FSH 的升高峰值在 LHRH 注射后 30 分钟左右,数值升高基础值的 3 倍以上。如果 LH 和 FSH 水平没有反应、反应低下或反应延迟,均提示闭经的原因可能在垂体而非下丘脑。如果反应正常,则提示为下丘脑性的闭经。对垂体的 LH 反应延迟者,也可能因为正常垂体长期"失用"而对 LHRH 的刺激不敏感,可以反复试验几次,以激活垂体。

(三)闭经的其他诊断方法

1.B 超检查

盆腔的 B 超扫描提示子宫和内生殖器是否发育正常;子宫的大小、内膜的厚度和形态与月经的关系密切,长期雌激素低下的患者,子宫可能发育不良,也可能发生萎缩。两侧卵巢的体积和形态学是否正常,是否有优势卵泡生长,卵巢内窦卵泡数目等反映了卵巢的排卵功能和储备状况,卵巢的形态学异常与闭经的病因有关,卵巢体积增大,多个窦卵泡发育,提示高雄激素血症和多囊卵巢可能;卵巢体积小于 10 mm³,且两侧卵巢窦卵泡总数 4～6 枚,提示卵巢发育不良或提早衰竭。超声应作为常规检查。

2.内镜检查

宫腔镜可以直接观察到宫腔和子宫内膜的形态,鉴别子宫内膜的厚度、色泽、子宫腔发育畸形、宫腔粘连等造成闭经的病因。腹腔镜可在直视下观察卵巢的形态、大小、排卵的痕迹等,鉴别闭经的原因。如果卵巢呈条索状形态,无卵泡和排卵证据,可提示卵巢发育不全,可伴或不伴子宫的发育不良。

3.染色体检查

所有 30 岁以下因高 Gn 水平诊断为卵巢早衰的患者,必须检查染色体核型。一些患者存在 Y 染色体嵌合现象,因为性腺(卵巢)内存在任何睾丸成分,都有形成恶性肿瘤风险,必须手术切除性腺。因为嵌合体核型(比如 46,XX/45,XO)的妇女在过早绝经之前可以有正常的青春期发育、正常月经甚至正常妊娠。有 10%～20%的卵巢早衰或先天性性腺发育不良者伴有染色体畸变,10%的 Turner 综合征女孩有自发性的青春期发育,2%有月经初潮。虽然染色体核型检查对治疗不产生影响,但对于诊断还是有一定意义。况且对其家人的生育功能咨询也有一定价值。

三、闭经的分类诊断

(一)Ⅰ度闭经[生殖道和/或子宫性闭经]

为子宫和生殖道畸形,造成的先天性缺如或梗阻,以及反复子宫手术、子宫内膜结核或炎症造成的不可逆的损伤。

1.诊断依据

(1)雌孕激素试验无撤药性出血。

(2)B 超检查子宫发育不良或缺如,或子宫内膜极薄和回声异常。

(3)子宫造影和/或宫腔镜提示子宫腔粘连、畸形或子宫内膜病变。

(4)对周期性腹痛的青春期患者注意下生殖道的发育畸形。

2.Asherman 综合征

子宫内膜的破坏(Asherman 综合征)可导致继发性闭经,这种情况通常是由产后过度刮宫致子宫内膜损伤的结果。子宫造影可以看到宫腔不规则粘连的典型影像;阴道 B 超可见子宫内膜线不连续和间断征象;宫腔镜检查诊断更精确,可以检出 X 线片无法显示的极微小的粘连。

患者卵巢功能正常时,基础体温是双相的,提示闭经的原因与排卵无关。

　　Asherman 综合征还可发生于剖宫产术、子宫肌瘤切除术、子宫成形术后。产后刮宫术后伴发产后性腺功能减退(如席汉综合征)者因内膜缺少雌激素支持,严重营养不良和菲薄,也可发生严重的宫腔粘连。据报道,选择性子宫动脉栓塞治疗子宫平滑肌瘤术后可能导致局部缺血性反应,造成子宫内膜的损伤而发生 Asherman 综合征。粘连可导致子宫腔、子宫颈外口、宫颈管或这些区域部分或完全闭塞,但不一定发生宫腔积血。如果影像学检查提示宫腔内积血,用宫颈扩张术就可以解决积血的引流问题。

　　Asherman 综合征患者除了闭经还可能有其他问题,如流产、痛经、月经过少,也可有正常的月经周期。轻度粘连也可导致不孕、反复性流产或胎儿丢失。此类患者需通过子宫造影或宫腔镜检查确诊子宫内膜腔的情况。

　　子宫内膜损伤导致闭经也可由结核病引起。将经血或子宫内膜活检组织进行培养找到结核杆菌方可确诊。子宫血吸虫病是导致终末器官功能障碍的另一个罕见原因,可在尿、粪、直肠排出物、经血以及子宫内膜内找到寄生虫虫卵。还有因子宫内感染发生严重而广泛盆腔炎导致的Asherman 综合征的病例报道。

　　过去,Asherman 综合征的治疗是通过扩张宫颈及刮宫术来解除粘连。宫腔镜下通过电切、电凝、激光等技术直接松解粘连,效果优于扩张宫颈及刮宫术。手术后为了防止宫腔壁的粘连,过去会放置一枚宫内节育器(IUD),然而儿科的气囊导尿管也是很好的选择。囊内充有 3 mL液体,7 天后将导管取出。术前即开始用广谱抗生素持续 10 天。前列腺素合成抑制剂可解除子宫痉挛。患者连续两个月用高刺激剂量的雌激素治疗,如每月前 3 周每天口服结合雌激素2.5 mg,第 3 周开始每天加用醋酸甲羟孕酮 10 mg。如果初次手术未能重建月经流出道,为了恢复生育能力,还需要重复数次持续治疗。此类患者有 70% 能成功妊娠,然而妊娠经常合并早产、胎盘植入、前置胎盘和/或产后出血。

　　3.苗勒管异常

　　苗勒管发育不全是指无明显阴道的原发性闭经患者,这是原发性闭经相对常见病因,发生率仅次于性腺发育不全。在芬兰,其发生率大约为 1/5 000 新生女婴。原发性闭经者需先排除苗勒管终端导致的生殖道不连续,对青春期女孩,必须先排除处女膜闭锁、阴道口闭锁以及阴道腔不连续、子宫颈,甚至子宫缺失。这类患者阴道发育不全或缺失,且通常伴子宫及输卵管缺失。有正常子宫者却缺乏对外的通道,或者有始基子宫或双角子宫存在。如果有部分子宫内膜腔存在,患者可能主诉有周期性下腹痛。由于与男性假两性畸形的某些征象相似,所以应证明是否为正常女性核型。由于卵巢不属于苗勒结构,故卵巢功能正常而且可以通过双相基础体温及外周血孕酮水平来证实。卵巢的生长及发育都无异常。生殖道闭锁导致的闭经伴随有阴道积血、子宫腔积血或腹腔积血所致的扩张性疼痛。

　　苗勒管发育不全的确切原因至今未明。可能是抗苗勒管激素(AMH)基因或 AMH 受体基因突变。尽管通常为散发,偶尔也有家族性发病。苗勒管发育不全的女儿和她们的母亲可存在半乳糖-1-磷酸尿苷酰基转移酶的基因突变。这与经典的半乳糖血症不同,推断由于半乳糖的代谢失调致使子宫内暴露有过高浓度的半乳糖,这可能就是苗勒管发育不全的生物学基础。给孕期小鼠高半乳糖喂食,会延迟雌性子代的阴道开放。在这群苗勒管发育不全的患者中,卵巢衰竭也较常见。

　　进一步评估和诊断需包括放射学检查,大约 1/3 患者伴有泌尿道畸形,12% 以上的患者有骨骼异常,其中多数涉及脊柱畸形,也可能发生缺指或并指。肾畸形包括异位肾、肾发育不全、马蹄肾、集合管异常。B超检查子宫的大小和匀称性,若B超的解剖图像不确定,可选择MRI扫描。通常没必要用腹腔镜直视检查,MRI比B超准确得多,而且费用及创伤性都低于腹腔镜检查。然而存在不同程度的MRI描述与腹腔镜检查所见不符。术前准确诊断有助于手术规划及手术的顺利实施。

手术之前必须明确拟解决的问题,切除苗勒管残留肯定是没有必要的,除非导致子宫纤维增生、子宫积血、子宫内膜异位症或有症状的腹股沟疝。宫、腹腔镜手术可以解决上述病症。顾虑到手术困难及并发症高,更倾向于用替代材料方法构造人工阴道。推荐用渐进式扩张术,如Frank及后来的Wabrek等人描述的方法。首先向后,2周后改为向上沿着通常的阴道轴线方向,用阴道扩条每天扩张20分钟直至达到明显的不适。每次使用的扩条逐渐增粗,几个月后即可产生一条功能性阴道。塑料的注射器可用于代替昂贵的玻璃扩条,将扩条放在阴道的部位,维持类似于坐在赛车车座上的压力。Vecchietti在经腹或腹腔镜手术中采用一种牵引装置。术后再牵引7天就可形成一个功能性阴道。

对于不愿意或不能进行扩张术的患者,采用Williams阴道成形术的Creatsas矫形可迅速并简便地构建新阴道。该手术适用于那些不能接受Frank扩张术或Frank扩张术失败的妇女,或有完好的子宫并保留生育能力的患者。一种推荐方式为先做开腹手术来评估宫颈管情况,如果子宫颈闭锁就切除子宫,如果是相对简单的处女膜闭锁或阴道横隔问题,就联合阴道手术。多数人建议不必试图保留完全性阴道发育不全患者的生育力,建议在构建新阴道的同时切除苗勒管组织。

阴道横隔患者(远端1/3阴道未能成腔)通常有梗阻及尿频症状,阴道横隔可利用声门关闭强行呼气法与处女膜闭锁相鉴别,前者阴道外口处无膨胀。阴道横隔可合并有上生殖道畸形,如输卵管的节段性缺失或单侧输卵管、卵巢的缺失。

生殖道远端闭锁可视为急症,延误手术治疗可能会因炎症性改变或子宫内膜异位症导致不孕,必须尽快完成矫形引流手术。应尽量避免进行诊断性穿刺,因为一旦感染阴道积血则会转变为阴道积脓。

在引导患者进行一系列治疗的程序中,需进行心理咨询和安抚,帮助患者处理好失去生殖道以后的心理障碍。

(二)Ⅱ度闭经(卵巢性闭经)

1.Turner综合征和先天性性腺发育不良

无论是原发性闭经或继发性闭经都可以有性腺发育的问题,30%～40%的原发性闭经为性腺条索化的性腺发育不全者。核型的分布为50%的45,X;25%的嵌合体;25%的46,XX。继发性闭经的妇女也可存在性腺发育不全,有关的核型按出现频率依次排列为46,XX(最常见);嵌合体(如45,X/46,XX);X长臂或短臂缺失,47,XXX;45,X。染色体核型正常的性腺发育不全者也与感音神经性聋症(Perrault综合征)有关联。所以核型为46,XX的性腺发育不全者都必须进行听力评估。

单纯性腺发育不全是指双侧性腺条索状,无论其核型如何。混合型性腺发育不全是指一侧性腺内含有睾丸组织,而另一侧性腺条索状。常染色体异常也可与高促性腺激素性卵巢衰竭相关,如一个28岁的18染色体三体的嵌合体的高促性腺激素的继发性闭经患者,所有卵巢功能丧失。性染色体量变的患者都可列入性腺发育不全的范畴。

（1）Turner 综合征。临床诊断依据为：①16 岁后仍无月经来潮（原发性闭经）；②身材矮小、第二性征发育不良、蹼状颈、盾胸、肘外翻；③高促性腺激素，低性腺激素；④染色体核型为 45，XO；或 46，XX/45，XO；或 45，XO/47，XXX；⑤体检发现内外生殖器发育均幼稚，卵巢常呈条索状。

Turner 综合征为一条 X 染色体缺失或存在异常导致的性腺发育不良。由于卵泡的损失，青春期时无性激素产生，故此类患者多表现为原发性闭经。然而须特别关注此症较少见的变异类型，如自身免疫性疾病、心血管畸形以及各种肾脏异常。Turner 综合征的患者 40% 为嵌合体或在 X、Y 染色体上有结构改变。

嵌合体即不同的性染色体成分形成的多核型细胞系。若核型中存在 Y 染色体，说明性腺内存在的睾丸组织，容易形成肿瘤及存在向男性发育的因素，需切除性腺区域。大约 30% 的 Y 染色体携带者不会出现男性第二性征，故即使正常外观女性，高促性腺激素性闭经患者都必须检查核型，以发现功能静止的 Y 染色体，以便在癌变之前对性腺进行预防性切除术。

大约 5% 诊断为 Turner 综合征的患者核型上有 Y 染色体成分。进一步用 Y 染色体特异性 DNA 探针发现另有 5% 的核型中有 Y 染色体成分。然而 Turner 综合征的患者的性腺肿瘤发生率较低（约 5%），似乎局限于那些常规核型检查有 Y 染色体成分的患者。即使常规核型未发现有 Y 染色体成分，一旦出现男性第二性征或当发现一个未知来源的染色体片段时，都需用探针来特异性检测 Y 染色体成分。

嵌合体的意义重大，当有 XX 细胞系嵌合时，性腺内可找到功能性卵巢组织，有时可有正常的月经甚至可生育。嵌合体者也可表现正常月经初潮，达到正常的身高，但出现过早绝经。大多数这类患者身材矮小、身高低于 160 cm，由于功能性卵泡加速闭锁导致早年绝经。

（2）先天性性腺发育不良：染色体核型和身高正常，第二性征发育大致正常，性腺呈条索状。余同 Turner 综合征。该类患者的染色体可能存在嵌合型、小的微缺失、平衡易位或基因的缺陷。

2.卵巢早衰和卵巢抵抗综合征

两组均属于高 Gn 性的闭经患者，去势或绝经后的 Gn 高水平与卵泡加速闭锁所致的卵泡缺乏之间存在联系，但并不是绝对的，因为在某些少见的情况下，Gn 高水平时仍有卵泡存在。发生单纯 FSH 或 LH 分泌异常的罕见病例可能由于某种 Gn 基因的纯合子突变所致。曾报道过由于 LH 亚基的基因突变造成性腺功能低下，和由于 FSH 的亚基突变造成原发性闭经。基因的突变导致生成蛋白的亚基改变，使之失去了应有的免疫活性及生物活性。所以这种性腺功能低下者表现为一种 Gn 升高而另一种 Gn 降低。基因突变杂合子携带者常有相对不孕的问题，利用外源性 Gn 促排卵可以让这些患者成功妊娠。当出现 FSH 高水平，而 LH 低或正常水平时，伴有垂体占位则提示存在分泌 FSH 的腺瘤。表现为持续性无排卵、自发性的卵巢过度刺激，卵巢上有多发的大卵泡囊肿，而且影像学证据提示有垂体腺瘤。因此强调两种 Gn 同时测定，如果一种异常单独升高，需要考虑上述情况。一般卵巢功能衰退的顺序首先是 FSH 的升高，逐渐伴随 LH 升高。

（1）卵巢早衰（premature ovarian failure，POF）。卵巢早衰的诊断依据：①40 岁前绝经；②高促性腺激素和低性腺激素，FSH>20 U/L，雌激素水平低值；③约 20% 有染色体核型异常，常为易位、微缺失、45，XO/46，XX 嵌合型等；④约 20% 伴有其他自身免疫性疾病，如弥漫性甲状腺肿，肾上腺功能减退等；⑤病理检查提示卵巢中无卵泡或仅有极少原始卵泡，部分患者的卵巢呈浆细胞浸润性的"卵巢炎"现象；⑥腹腔镜检查见卵巢萎缩，体积变小，有的呈条索状；⑦有的患者有医源性损坏卵巢的病史,如卵巢肿瘤手术史、卵巢巧克力囊肿剥除术史、盆腔严重粘连史以及盆腔放疗和化疗史等;⑧对内源性和外源性促性腺激素刺激无反应,用氯米芬无法诱导出反馈的 GnRH 升高,用外源性 GnRH 刺激卵巢呈不反应或低反应,无卵泡生长。

大约 1% 的妇女在 40 岁之前会发生卵巢衰竭,而在原发性闭经患者中,发生率为 10%~28%,多数病例的卵巢早衰机制不明。各个不同年龄都可以发生卵巢早衰,取决于卵巢所剩的卵泡数目。无论患者年龄多少,如果卵泡的丢失速度较快,则将表现为原发性闭经及性腺发育低下。假如卵泡耗损发生在青春期或青春期之后,则继发性闭经发生的时间将相应地推迟。

脆性 X 染色体综合征携带者中卵巢早衰的发生率为 10%,已经鉴定出至少有 8 个基因与卵巢早衰有关,5 个在 X 染色体上,3 个在常染色体上。此类患者可考虑供卵妊娠。对于卵巢早衰妇女,推荐进行脆性 X 染色体综合征的筛查,尤其是当有 40 岁之前绝经的家族史的情况下。一种由 3 号染色体上转录因子基因(FOXL2)突变引起的常染色体显性疾病也已证实与眼睑畸形及卵巢早衰有关。另外,卵巢早衰也有可能是自身免疫性疾病、感染流行性腮腺炎性卵巢炎,或化疗及放疗造成的卵泡破坏所致。这些因素导致卵泡消失加速所致。

卵巢早衰存在一定比例的特异性性染色体异常,最常见的异常是 45,X 及 47,XXX,其次是嵌合体、X 染色体结构异常。用荧光原位杂交法寻找 45,X/46,XX 嵌合体,卵巢早衰患者体内发现较高比例的单 X 性染色体细胞,也曾发现 X 染色体长臂上关键区域的易位。

放疗对卵巢功能的影响取决于患者年龄及 X 线的剂量,卵巢内照射 2 周后可出现类固醇激素水平下降,Gn 水平升高。年轻妇女体内有较多的卵母细胞可以抵抗内照射的完全去势作用,闭经多年后仍可恢复卵巢功能。如放疗时正常怀孕,子代的先天异常率并不高于普通人群。若放射区域为骨盆以外,则无卵巢早衰的风险。对盆腔肿瘤患者腹腔镜手术中将卵巢选择性的移出骨盆再作放疗,可有望今后妊娠。

烷化剂(抗肿瘤药)对性腺有剧毒,与放疗一样,导致卵巢衰竭的剂量与开始治疗时患者年龄存在负相关。其他化疗药物也有潜在的卵巢损害性,但研究较少,联合化疗对卵巢的影响与烷化剂相似。约 2/3 的绝经前乳腺癌患者使用环磷酰胺、甲氨蝶呤、氟尿嘧啶治疗者丧失卵巢功能。虽然月经及生育力的确有可能恢复,但无法预测未来的卵巢功能以及生育力。在猴模型模拟放疗过程中,用 GnRHα 抑制 Gn 并不能抵抗卵泡的丢失但确实可保护卵泡免受环磷酰胺的损害。化疗或放疗前将卵母细胞或卵巢组织深低温保存将是保存此类患者生育力的最佳选择。

对自身免疫性"卵巢炎"的卵巢早衰患者,应进行自身免疫性疾病的血液检查,而且需要每几年一次周期性进行,作为对自身免疫性相关疾病的长期监测。检查内容包括血钙、血磷、空腹葡萄糖、21-羟化酶的肾上腺抗体、游离 T_4、TSH、甲状腺抗体。

曾有人建议,有时需要每周测 Gn 及 E_2 水平,如 FSH 低于 LH(FSH/LH<1),或如果 E_2 高于 50 pg/mL 时,应考虑诱导排卵。由于很多案例报道证实了核型正常患者可恢复正常的卵巢功能(10% 的患者),由于有偶发性排卵,对无生育要求者雌孕激素联合性避孕药是较好的选择。如有生育要求者,最好选择供卵。不推荐用治疗剂量的糖皮质激素治疗特发性卵巢早衰,因为并未证明能使卵泡恢复对 Gn 的反应性。

(2)卵巢抵抗综合征(resistant ovarian syndrome,ROS)。卵巢抵抗综合征的临床特征为:①原发或继发性闭经;②高促性腺激素和低性腺激素;③病理检查提示卵巢中有多量始基卵泡和原始卵泡;④腹腔镜检查见卵巢大小正常,但无生长卵泡和排卵痕迹;⑤对内源性和外源性促性腺激素刺激无反应。也称卵巢不敏感综合征,这是一组少见但颇有争议的病征。其临床表现与卵巢早衰极其相似,但如果行卵巢组织学检查,可以发现卵巢皮质中多个小的原始卵泡结构。有人推测这是 Gn 受体不敏感或缺陷,或受体前信号缺陷的原因。在雌激素和孕激素序贯治疗数月后,卵巢可能自然恢复排卵和妊娠。也有人认为这是 POF 的先兆征象和过渡阶段。

3.多囊卵巢综合征(见无排卵和多囊卵巢综合征节)

(1)临床表现:①月经稀发、闭经、不孕的持续性无排卵现象;②多毛、痤疮和黑棘皮病等高雄激素血症现象;③肥胖。

(2)超声检查诊断标准:①双侧卵巢各探及 12 个以上的小卵泡排列在卵巢表面,形成"项链征";②卵巢偏大,卵巢髓质部分增多,反光增强。

(3)实验室检查:①血清 LH/FSH 增高 2 倍以上;②雄激素 T、A、DHEA-S 升高,SHBG 降低;③胰岛素水平升高,糖耐量试验(OGTT)和餐后胰岛素水平升高;④PRL 可轻度升高。

(4)经腹或腹腔镜:卵巢体积增大,表面光滑,白色,无排卵痕迹,见表面多枚小卵泡。

(三)Ⅲ度闭经(垂体性闭经)

1.垂体肿瘤和高催乳素血症

(1)概况:由于颅底狭窄的垂体窝空间,垂体良性肿瘤的生长也会造成问题。肿瘤向上生长压迫视神经交叉,产生典型的双颞侧偏盲。如果肿瘤很小则很少出现视野受损。而此区域的其他肿瘤(如颅咽管瘤,影像学上通常以钙化为标志),由于更邻近神经交叉,会较早导致视力模糊和视野缺损。除了颅咽管瘤,还有其他更少见的肿瘤,包括脑膜瘤、神经胶质瘤、转移性肿瘤、脊索瘤。曾报道,可能由于松果体的囊性病变导致褪黑激素分泌增加,引起青春期延迟。性腺发育不全及青春发育延迟者应检查头颅 MRI。

当 GH 过度分泌导致肢端肥大症,或 ACTH 的过量分泌引起库欣综合征时,会更加怀疑垂体肿瘤的存在。TSH 分泌性肿瘤(不到垂体肿瘤的 1%)引起继发性甲状腺功能亢进,或 ACTH 或 GH 分泌的肿瘤则非常罕见。如果临床表现提示库欣综合征,则须检测 ACTH 水平及 24 小时尿中游离皮质醇水平,以及地塞米松快速抑制试验;如怀疑为肢端肥大症,则应做 GH 的检测。循环中 IGF-1 水平较稳定,随机测定血样中 IGF-1 高水平即可诊断 GH 过度分泌;ACTH 或 GH 分泌性肿瘤都很少见,最常见的两种垂体肿瘤是 PRL 分泌性肿瘤及无临床功能性肿瘤。PRL 分泌性肿瘤也可在青春期前或青春期出现,故可能影响生长发育,并导致原发性闭经。

大多数无临床功能性肿瘤(约占垂体肿瘤的 30%)起源于 Gn 细胞,活跃分泌 FSH 及其游离亚基,但很少分泌 LH,故此类患者仅表现肿瘤占位性症状。所分泌的 FSH 游离亚基可作为一项肿瘤指标。然而由于游离 FSH 亚基增加合并本身 Gn 的升高,在绝经后妇女情况就变得复杂。但并不是所有 Gn 腺瘤都合并有游离 FSH 亚基增加。对于 FSH 升高而 LH 低水平者高度提示为 Gn 分泌性腺瘤。绝经前出现 Gn 分泌性腺瘤的妇女,其特征是卵巢内多发囊性改变(卵巢过度刺激)、E_2 高水平以及子宫内膜超常增生。用 GnRHa 治疗通常不能降低 Gn 的分泌,反而可导致 FSH 及其游离亚基的持续升高。然而大多数此类肿瘤患者由于肿瘤对垂体柄的压迫影响了下丘脑 GnRH 向垂体的运输,导致 Gn 分泌下降和闭经,并常因肿瘤的占位阻碍了多巴胺向垂体前叶的运输,PRL 水平的轻度升高。

并非所有蝶鞍内占位都是肿瘤,据报道囊肿、结核病、肉瘤样病以及脂肪沉着体也可成为垂体压迫的原因,导致低促性腺素性闭经。淋巴细胞性垂体炎是垂体内少见的自身免疫性浸润,酷似垂体肿瘤,常发生于妊娠期或绝经后的前 6 个月。初期出现高 PRL 血症,接着可发生垂体功能减退症。经蝶骨手术可诊断并治疗这类有潜在致命危险的垂体疾病。在一项大型经蝶骨手术调查中发现,91%的蝶鞍内及蝶鞍周围占位是腺瘤,与尿崩症无关,但常常伴随着非垂体来源性肿瘤。

垂体周围的病变,如颈内动脉瘤、脑室导水管梗阻也可导致闭经。垂体局部缺血即梗死可导致功能不全,即为产科著名的席汉综合征。

(2)临床表现:①闭经或月经不调;②泌乳;③如较大的垂体肿瘤可引起头痛和视力障碍;④如为空蝶鞍综合征可有搏动性头痛;⑤需排除服药引起的高催乳素血症。

(3)辅助检查:①血清 PRL 升高;②如果为垂体肿瘤或空蝶鞍综合征可经蝶鞍 X 线片、CT或 MRI 检查垂体确诊,应强调增强扫描,以增加检出率。

2.垂体功能衰竭

(1)临床表现:①有产后大出血或垂体手术的病史;②消瘦、乏力、畏寒、苍白,毛发稀疏,产后无乳汁分泌,无性欲,无卵泡发育和月经,生殖道萎缩;③检查为性腺激素低下、甲状腺功能低下和肾上腺功能低下的症状和体征,根据病情程度,功能低下的程度不同,但常见以性腺激素低下为主,其次为甲状腺功能低下,最后为肾上腺功能低下。

(2)辅助检查(根据病情依次有):①血 FSH、LH、E_2、PRL、T 值均低下,血甲状腺激素(FT_3、FT_4)下降促甲状腺素(TSH)升高;②血肾上腺皮质激素(皮质醇,17-羟孕酮)水平低下;③垂体兴奋试验显示垂体反应低下;④空腹血糖和糖耐量试验提示血糖值偏低,反应低下。

(四)Ⅳ度闭经(中枢和下丘脑性闭经)

下丘脑性闭经(促性腺激素不足性性腺功能减退)的患者具有 GnRH 脉冲式分泌的缺陷。在排除了下丘脑器质性病变后,可诊断为功能性抑制,常常是由生活事件所致的心理生理反应,也可与工作或学校中面对的应激状况有关,常见于低体质量及先前月经紊乱的妇女。很多垂体性闭经的妇女也表现为由亚临床饮食障碍引起相似的内分泌、代谢和心理特征。

GnRH 的抑制程度决定了临床表现。轻度抑制可对生育力有微小影响,如黄体期不足;中度抑制可致无排卵性月经失调;重度即表现为下丘脑性闭经。

下丘脑性闭经患者可表现为低或正常水平促性腺激素,正常催乳素水平,正常蝶鞍的影像学表现,雌孕激素撤退性出血试验多为阴性。对这样的患者应每年评估一次,监测指标包括催乳素及蝶鞍的影像学检查。如果几年监测指标均无变化,影像学检查可不必要。与心理应激或体重减轻有关的闭经,大多在6~8年都自然恢复。83%的妇女在病因(应激、体重减少或饮食障碍)纠正后恢复月经。但仍有一部分患者需持续监测。在饮食障碍的妇女当中,月经往往与体重增加有关。

无明显诱因的下丘脑性闭经的妇女,其下丘脑-垂体-肾上腺轴的活性是存在的,可能是应激反应干扰了生育功能的过程。自发性下丘脑性闭经的妇女其 FSH、LH、催乳素的分泌降低,促肾上腺皮质激素释放激素所致皮质醇的分泌增加。有些患者有多巴胺能抑制的 GnRH 脉冲频率,GnRH 脉冲性分泌的抑制可能与内源性阿片肽及多巴胺的增加有关。功能恢复过程中高皮质醇血症先于卵巢功能恢复正常。

需要告知患者促排卵的有效性及生育的可能性,促排卵仅用于有怀孕需求的妇女。没有证据表明周期性激素补充或是促排卵可以诱导下丘脑恢复正常生理功能。

下丘脑性闭经的诊断依据:①原发性闭经;卵泡存在但不发育;②有的患者有不同程度的第二性征发育障碍;③Kallmann 患者伴嗅觉丧失;④FSH、LH、E_2 均低下;⑤对 GnRH 治疗有反

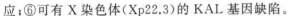

应；⑥可有 X 染色体(Xp22.3)的 KAL 基因缺陷。

功能性下丘脑性闭经的临床表现：①闭经或不规则月经；②常见于青春期或年轻女性，多有节食、精神紧张、剧烈运动及不规律生活史；③体型多瘦弱。

主要的辅助检查：①TSH 水平正常，T_3 和 T_4 较低；②FSH 和 LH 偏低或接近正常，E_2 水平偏低；③超声检查提示卵巢正常大小，多个小卵泡散在分布，髓质反光不增强。

1.体重下降、食欲缺乏和暴食综合征

肥胖可以与闭经有关，但肥胖者闭经时促性腺激素分泌不足的状态不常见，除非这个患者同时有情绪障碍。相反，急剧的体质量降低，可致促性腺激素分泌不足。对下丘脑性闭经的诊断必须先排除垂体瘤。

临床表现从与饮食匮乏所致的间歇性闭经到神经性厌食所致的危及生命的极度衰弱。因为这种综合征的死亡率大概为 6%，因此受到高度重视。也有些研究认为大多数患者都能够复原，而病死率并没有增加。这些结果的差异可能因为被评估的人群不一致。临床医师应该警惕有些患者可能会死于神经性厌食。

(1)神经性厌食的诊断。

主要临床特点：①发病于 10～30 岁；②体质量下降 25% 或是体重低于正常同年龄和同身高女性的 15%；③特殊的态度，包括对自己身体状况的异常认知，对食物奇怪的存积或拒绝；④毳毛的生长；⑤心动过缓；⑥过度活动；⑦偶发的过度进食(食欲过盛)；⑧呕吐，可为自己所诱发。

临床表现：①闭经；②无已知医学疾病；③无其他精神疾病。

其他特征：①便秘；②低血压；③高胡萝卜素血症；④糖尿病、尿崩症。

(2)神经性厌食的临床表现：神经性厌食曾被认为多见于中高阶层的低于 25 岁的年轻白人妇女，但现在看来这个问题可出现在社会各阶层，占年轻妇女的 0.5%。厌食一族均期望成功改变形象，其实家庭往往存在严重的问题，父母却努力维持和谐家庭的表象，掩饰或者否认矛盾冲突。根据心理学家的理解，父母一方，私下里对另一方不满，希望获得他们孩子的感情。当一个完美的孩子的角色变得极其困难时，厌食便开始了。病程往往起源于为控制体质量而自行节食，这种感觉带来一种力量和成就感，随即有一种若自我约束松懈则体质量不能控制的恐惧感产生。有观点认为厌食症可以作为一项辨别内在混乱家庭的指标。

青少年时期正常的体质量增加可能被认为过度增加，这可以使青少年患上真性神经性厌食症。过度的体力活动是神经性厌食症的最早信号。这些孩子是典型的过分强求者，他们很少惹麻烦，但很挑剔，要求其他人达到他们苛刻的价值标准，常常导致自己在社会上的孤立。

有饮食问题的患者常常表现出滞后的性心理发展，其性行为出现得很晚。由身材苗条判断社会地位的价值观，影响她们的进食。依赖身体苗条的职业及娱乐环境容易使得妇女暴露于神经性厌食及神经性贪食的风险之中。所以通常饮食问题反映的是心理上的困境。

除了痛经，便秘也是其常见的临床表现，常常较为严重并合并腹痛。大量进食低热量食物。低血压、低体温、皮肤粗糙、背部及臀部出现松软汗毛、心动过速及水肿是最常见的并发症。长期利尿剂及泻药的滥用可致明显的低钾。低钾性酸中毒可导致致死性的心律失常。血清胡萝卜素的升高表示机体存在维生素 A 的利用障碍，见于手脚掌的皮肤黄染。

贪食症典型表现在阶段性偷偷地疯狂进食，紧接着便是自己诱发呕吐、禁食，或是服用缓泻药和利尿剂，甚至灌肠剂。尽管贪食行为相对较常见，但临床上真正的贪食症并不常见(在一个大学学生样本中，占女性学生的 1%，男性学生的 0.1%)。贪食症行为常见于神经性厌食症患者

（约占一半）。有贪食症行为的患者其抑郁症状或焦虑障碍的发生率较高,而且还会有入店行窃的问题(通常是偷食物)。约50%的病例神经性厌食和贪食症行为长期持续。神经性厌食症患者可分为贪食性厌食症和禁食伴过度锻炼者。贪食性厌食症者比较年长,相对更加抑郁、在社交上不太孤立,但家庭问题的发生率较高。单纯贪食症者体重波动较大,但不会减少到厌食症者那么低水平。克服了贪食症的患者可有正常的生育力。

严重的神经性厌食病例经常被内科医师碰到,而临界性神经性厌食病例通常来看妇科医师、儿科医师或家庭医师。厌食症相关的各种问题都代表下丘脑调控的身体功能的障碍:食欲、渴感、水分保持、体温、睡眠、自主平衡以及内分泌。FSH、LH 水平下降,皮质激素水平升高,PRL、TSH、T_4 水平正常,但 T_3 水平较低,反式 T_3 水平升高。许多症状可用甲状腺功能减退来解释(如便秘、寒冷耐受不良、心动过缓、低血压、皮肤干燥、基础代谢率低、高胡萝卜素血症)。随着体重的增长,所有的代谢性改变恢复到正常,Gn 的分泌也可恢复到正常水平。有30%的患者持续闭经,这是持续性心理冲突的指标。

当体重恢复到正常体重 15% 以下时,即可恢复机体对 GnRH 的反应,方可恢复正常月经。神经性厌食患者的 Gn 持续低水平,与青春期前孩子的水平相似;随着体重的增长,出现 LH 夜间分泌,类似于青春早期的水平;而当完全恢复正常体重时,24 小时 LH 分泌形式就与正常成年人一样,只是峰值有所差异。如果患者 Gn 的浓度低到无法检测的水平时,可检测血中的皮质醇含量。没必要做其他太多的实验室检测。

需要告知患者闭经与低体重之间的紧密联系,以刺激患者恢复正常体重,进而恢复正常月经。有时有必要参与指导患者的每天能量计算方案[每天至少进食 10 920 kJ(2 600 kcal 能量)],以打破患者养成的饮食习惯。如果进展很慢,则可用激素治疗。对于体重低于 45.36 kg 的患者,如体重持续下降,需进行心理咨询,进行心理干预。

关于厌食症目前尚无特殊的或新的治疗方法,只能强调在疾病发展到最严重的阶段之前,及早发现并进行心理干预。需要初诊医师、心理医师、营养学医师进行临床会诊帮助患者处理自己情绪的认知行为,必要时也可以加用抗抑郁药治疗。

2.过度运动与闭经

从事女性竞赛运动员、芭蕾、现代舞的专业人员中,月经失调或下丘脑抑制性闭经的发生率较高。多达 2/3 有月经的跑步运动员黄体期较短,甚至无排卵,即使月经正常,周期与周期之间的差异也很大,常常合并有激素功能的下降。如在月经初潮之前就开始过度运动,则月经初潮会延迟长达 3 年之久,随后月经紊乱的发生率较高。对于体重低于 115 kg 的年轻妇女,如在训练中体重下降大于 10 kg 就很可能出现闭经,也支持 Frisch 关于临界体重观念。

临界体重理论描述为:月经正常需要维持在临界水平之上的体重,需达到临界的躯体脂肪含量。可利用 Frisch 的临界体重计算。基于身体总水量占总体重的百分比,计算出躯体脂肪的百分比,为脂肪指数。16 岁时身体总水量占总体重 10% 时相当于脂肪含量为 22%,这是维持月经所需的最低标准,13 岁时身体总水量占总体重 10% 时相当于脂肪含量为 17%,这是发生月经初潮所需的最低标准,减少标准体重的 10%～15% 时就可使躯体脂肪含量下降到 22% 以下,造成月经紊乱。

这种闭经类似于下丘脑功能障碍,剧烈运动减少 Gn 分泌,但促进 PRL、GH、睾酮、ACTH 以及肾上腺激素的分泌,同时减低它们的清除率从而增加了这些激素的血浓度。低营养状态妇女的 PRL 一般无改变,相反过度运动者的 PRL 是增加的,但幅度较小,持续时间极短,所以不能用 PRL 的增加来解释月经异常。当闭经运动员与非闭经运动员或非运动员相比较时,她们的PRL 含量并没有明显差异。另外,月经正常的女性运动员褪黑素水平在白天升高,而闭经运动员褪黑素有夜间分泌。这也可见于下丘脑性闭经的妇女,反映对 GnRH 脉冲分泌的抑制。与低营养状态妇女相反的另一个现象出现在甲状腺轴。运动员的 T_4 水平相对较低,过度锻炼的闭经患者的甲状腺激素都完全受抑制,包括反式 T_3。

运动员经常会有竞赛后或训练后的欣快愉悦感。尚不清楚这究竟是一种心理反应还是由于内源性阿片的增加。大量证据显示,内源性阿片通过抑制下丘脑 GnRH 的分泌来抑制 Gn 的分泌。纳曲酮(一种长效的阿片受体阻滞剂)用于体重下降导致的闭经患者可促使恢复月经,提示内啡肽在应激相关的下丘脑性闭经中的关键作用。运动员不管是否闭经都会出现运动诱导的血内啡肽水平的升高。

下丘脑性闭经(包括运动相关性或饮食失调)妇女由于 CRH 及 ACTH 增加,伴有皮质醇增多症,表明这是应激状态干扰生殖功能。皮质醇水平恢复正常的闭经运动员 6 个月内可恢复正常的月经。

闭经运动员处于能量负平衡的状态,IGFBP-1 水平升高,胰岛素敏感性增强,胰岛素水平下降,IGF-1 不足以及 GH 水平升高。IGFBP-1 的增加会抑制下丘脑 IGF 的活性,继而抑制GnRH 的分泌。

瘦素对生殖的影响也被视为维持应激反应,月经周期正常的运动员 leptin 水平可显示出正常的昼夜节律,然而闭经患者则不具有昼夜节律。运动员 leptin 水平普遍较低(不到 30%),这与身体脂肪含量的减少有关,但在血胰岛素不足及皮质醇增多症者其水平进一步降低。当身体脂肪减少到体重的 15% 以下,以及 leptin 低于 3 ng/mL 的水平时会发生月经紊乱及闭经。

Fries 描绘了饮食障碍连续的 4 个阶段:以美容为目的的忌口;因对饮食及体重神经过敏而忌口;厌食反应;神经性厌食。

厌食反应与真正的神经性厌食之间有几点重要差异,从心理上来说,神经性厌食患者对疾病以及她自身的问题缺乏认识,她并不认为自己体重过低,毫不担心自己可怕的身体现状及外表,医患之间很难沟通,患者对医师极其不信任。而厌食反应的患者有自我批评的能力,他们知道问题所在,而且能描述出来运动员、过度锻炼的妇女或舞蹈演员都可能发生厌食反应。厌食反应的发生是自觉地有意识的故意努力减少体重。及早发现,给予忠告以及自信心的支持可以制止问题的进展。由病理性饮食失调进展到完全综合征仅需 1 年时间。

尽早发现的预后较好,简单地增加体重就可以扭转闭经状态。然而这些患者通常不愿意放弃他们的运动规律。所以应鼓励激素治疗来阻止骨质流失及心血管系统的改变。如正常激素水平仍不足以使骨质密度恢复到正常水平,必须恢复足量的饮食和体重。当患者有生育要求时,推荐其减少运动量并增加一定的体重,有时必须考虑诱导排卵。

3.遗传基因缺陷

导致低促性腺素功能减退症特异性遗传缺陷尚不清楚。然而,随着分子生物学研究的深入,发现 FSH 亚基突变和 Kallmann 综合征的基因缺陷。

(1)闭经、嗅觉丧失、Kallmann 综合征:有一种少见的因 GnRH 分泌不足导致低促性腺功能减退症,联合嗅觉丧失或嗅觉减退的综合征,也即 Kallmann 综合征。在女性,这种综合征的特征是原发性闭经、性发育幼稚、低促性腺素,正常女性核型以及无法感知嗅觉,比如咖啡、香水。她们的性腺对 Gn 有反应。所以可用外源性 Gn 成功地诱导排卵,而氯米芬无效。

Kallmann 综合征与特殊的解剖缺陷有关,MRI 和尸体剖检证实了嗅脑内嗅沟的发育不全或缺失。这一缺陷是嗅觉神经轴突及 GnRH 神经元未能从嗅板中迁移出来的结果。目前已证实有 3 种遗传方式:X 染色体连锁遗传、常染色体显性遗传、常染色体隐性遗传。男性的发病率高出 5 倍,表明 X 染色体连锁遗传是其主要的遗传方式,但在女性患者中,遗传模式为常染色体隐性或常染色体显性遗传。X 染色体连锁遗传的 Kallmann 综合征可联合有其他因 X 染色体短臂远端的邻近基因缺失或易位所致的疾病(如 X 染色体连锁的矮小症或鱼鳞病及硫酸酯酶缺乏症)。

导致这一综合征的 X 染色体连锁基因的突变或缺失包括 X 染色体短臂上(Xp22.3)的一个独立基因(KAL),它编码一种负责神经元迁移的必需蛋白 anosmin-1。这种嗅觉丧失闭经综合征是由于嗅觉神经及 GnRH 神经元未能穿透前脑,组织了成功迁移。同时还可能有其他神经异常,如镜像运动、听觉缺失、小脑性共济失调等,提示泛发的神经缺陷。肾和骨异常、听力缺陷、色盲、唇裂、腭裂(最常见的异常)也可以出现在这些患者中。表明除了下丘脑这一基因突变还可以在其他组织内表达。这一综合征的发生具有家族遗传性及散发性。尚未证实有常染色体的突变。

(2)单纯促性腺激素低下性闭经:单独的 GnRH 分泌不足导致的下丘脑性闭经患者可能有类似于 Kallmann 综合征患者的缺陷,但由于外显率较低,只有 GnRH 神经元的迁移缺陷表达出来。在一些嗅觉正常的闭经患者中,其家族成员有嗅觉丧失的患者。一些 GnRH 分泌不足但嗅觉正常的患者有常染色体遗传形式。然而尚未发现 GnRH 基因缺陷,X 染色体连锁基因的突变也并不常见。

报道一个家族遗传性 GnRH 受体基因突变所致的低促性腺素功能减退症,患者的父母和一个姐妹是正常的杂合子,所以突变是常染色体隐性遗传的。筛选 46 个低促性腺素功能减退症男女,发现有女性患者的家族中,1/14 存在常染色体遗传性 GnRH 受体基因突变,在另一项研究中,证实常染色体隐性遗传嗅觉正常的患者中有 40% 存在 GnRH 受体基因突变。GnRH 受体基因突变会干扰信号传导,导致对 GnRH 刺激抵抗,各种不同的表型反映了特殊突变后基因表达的质与量的差异。GnRH 受体基因突变可能在 20% 的自发性下丘脑性闭经患者中发生。GnRH 受体基因突变导致的低促性腺素功能减退症不容易用 GnRH 治疗,但外源性的 Gn 的反应未受损。由于大多数低促性腺素功能减退症患者对 GnRH 治疗起反应,因此 GnRH 受体基因突变并不常见。只有家族成员有类似表现的患者才值得继续追踪。

四、闭经的治疗

闭经的治疗应根据患者的病因、年龄、对生育的要求,采用个体化的方案进行。

(一)雌孕激素疗法

1.雌孕激素序贯疗法

适用于因卵巢早衰、卵巢抵抗综合征、垂体或下丘脑性闭经等情况。对要求生育的患者,雌激素种类的选择应为天然制剂。

2.雌孕激素联合疗法

适用于显著高雄激素血症和没有生育要求的情况。一般可选用避孕药半量或全量。对暂时不需要生育的患者,可长期服用数年。

(二)促排卵治疗

对要求生育的患者,针对不同的闭经原因,个体化地选择适当的促排卵药物和方案。

(三)手术治疗

针对患者病因,采用适当的手术诊断和治疗。对先天性下生殖道畸形的闭经,多有周期性腹痛的急诊情况,需要紧急进行矫形手术,以开放生殖道引流月经血;对多囊卵巢综合征的患者经第一线的促排卵治疗卵巢抵抗者,可通过经腹或腹腔镜进行卵巢打孔术,促进卵巢排卵;对垂体肿瘤的患者,可行肿瘤切除手术。垂体分泌催乳素的腺瘤的患者,在有视神经压迫症状时,可选择手术治疗。

(四)其他治疗

根据患者的具体情况,可针对性地采用适当的治疗方法。

(1)对高催乳素血症的患者用溴隐亭治疗。

(2)对高雄激素血症的患者可应用螺内酯、环丙孕酮等抗雄激素制剂治疗。

(3)对胰岛素抵抗的高胰岛素血症,可用胰岛素增敏剂及减轻体重的综合治疗。

(4)对甲状腺功能减低的患者应补充甲状腺素。

(5)对肾上腺来源的高雄激素血症可用地塞米松口服。

(6)对卵巢早衰、先天性性腺发育不良或 Turner 综合征可采用激素替代,并运用赠卵的辅助生殖技术帮助妊娠。

(五)治愈标准

(1)恢复自发的有排卵的规则月经。

(2)自然的月经周期长于 21 天,经量少于 80 mL,经期短于 7 天。

(3)对于不可能恢复自发排卵的患者,如卵巢早衰等,建立规律的人工周期的阴道出血即可。

闭经是一组原因复杂的临床症状,有一百余种病因,有功能性的,也有器质性的。对闭经的诊断是在病史、体格检查和妇科检查的基础上,根据一套经典的诊断程序逐步作出的。这一诊断程序可以将闭经的原因定位在下丘脑、垂体、卵巢、子宫和生殖道以及其他内分泌腺的部位,以便准确诊断和合理治疗。

因为闭经是由多种不同的原因造成的,所以对闭经的治疗方案也要根据其基础疾病而制订。有的疾病因原因不明,治疗的原则就是调整和维护机体的正常内分泌状态,帮助因闭经而不孕的夫妇怀孕,防止因闭经导致的近期和远期并发症。

(刘明静)

第五章

女性生殖器官损伤性疾病

第一节　压力性尿失禁

尿失禁是年长妇女的常见症状,类型较多,以压力性尿失禁最常见。压力性尿失禁(SUI)是指增加腹压甚至休息时,膀胱颈和尿道不能维持一定压力而有尿液溢出。

一、临床表现

起病初期患者平时活动时无尿液溢出,仅在腹压增加(如咳嗽、打喷嚏、大笑、提重物、跑步等活动)时有尿液流出,严重者休息时也有尿液溢出。80%的压力性尿失禁患者有膀胱膨出。检查时嘱患者不排尿,取膀胱截石位,观察咳嗽时有无尿液自尿道口溢出。若有尿液溢出,检查者用示、中两指伸入阴道内,分别轻压阴道前壁尿道两侧,再嘱患者咳嗽,若尿液不再溢出,提示患者有压力性尿失禁。

二、病因

病因复杂,主要包括衰老、多产、产程延长或难产及分娩损伤、子宫切除等。排便困难、肥胖等造成腹压增加的因素也可能导致压力性尿失禁。常见于膀胱膨出、尿道膨出和阴道前壁脱垂患者。

三、诊断与鉴别诊断

根据病史、症状和检查可初步诊断。确诊压力性尿失禁必须结合尿动力学检查。尿道括约肌不能收缩,当腹压增加超过尿道最大关闭压力时发生溢尿。目前临床上常用压力试验、指压试验和棉签试验作为辅助检查方法,以排除其他类型尿失禁及尿路感染。

四、治疗

(一)非手术治疗

(1)盆底肌锻炼:简单方法是缩肛运动,每收缩 5 秒后放松,反复进行 15 分钟,每天 3 次,4～6 周为 1 个疗程。经 3 个月锻炼,30%～70%患者能改善症状。

（2）药物治疗：选用肾上腺素 α 受体药物，常用药物有丙米嗪、麻黄碱等。不良反应是使血压升高。老年患者特别是高血压患者慎用。

（3）电刺激疗法：通过电流刺激盆底肌肉使其收缩，并反向抑制排尿肌活性。

（4）尿道周围填充物注射：在尿道、膀胱颈周围注射化学材料，加强尿道周围组织张力的方法，远期效果尚未肯定。

（二）手术治疗

（1）阴道前壁修补术：该手术曾为压力性尿失禁标准手术方法，目前仍被广泛用于临床。因压力性尿失禁常合并阴道脱垂和子宫脱垂，该手术常与经阴道子宫切除、阴道后壁修补术同时进行。适用于需同时行膀胱膨出修补的轻度压力性尿失禁患者。

（2）耻骨后膀胱尿道固定悬吊术：均遵循 2 个基本原则，即缝合尿道旁阴道或阴道周围组织，提高膀胱尿道交界部位增大尿道后角，延长尿道，增大尿道阻力；缝合至相对结实和持久的结构上，最常见为髂耻韧带（即 Cooper 韧带（称 Burch 手术）。

（3）经阴道尿道悬吊手术：可用自身筋膜或合成材料。近年来，中段尿道悬吊术治疗压力性尿失禁的疗效已经得到普遍认同和广泛应用，为微创手术，尤其对老年和体弱的患者增加了手术安全性。

（4）经阴道尿道膀胱颈筋膜缝合术：能增强膀胱颈和尿道后壁张力。

（马春新）

第二节　生殖道瘘

生殖道瘘是指生殖道某部分与泌尿道或肠道之间有异常通道，前者称为尿瘘，后者称为粪瘘。产伤及妇科手术是尿瘘的主要原因。尿瘘手术前应充分检查，明确尿瘘的种类、部位、大小、数量，制定个体化手术方案。产伤是粪瘘的主要原因，手术是唯一治疗手段，手术时机选择及围术期肠道管理是决定手术成败的重要因素。

一、尿瘘

尿瘘是指人体泌尿系统与其他系统或部位之间有异常通道，表现为小便淋漓、不能控制。尿瘘包括的范围很广，诸如膀胱阴道瘘、输尿管阴道瘘、尿道阴道瘘，以及膀胱肠瘘和膀胱腹壁瘘。但由于妇女生殖系统在分娩期间或妇科手术时发生损伤的机会较多，而生殖系统与泌尿系统均同源于体腔上皮，两者紧密相邻，故临床上以泌尿生殖瘘最为常见。

（一）病因

绝大多数尿瘘均为损伤所致。世界卫生组织的数据表明，全世界约有 200 万产科尿瘘患者，每年有 5 万～10 万新发病例。欧美等发达国家，产科尿瘘发病罕见；发展中国家，产科原因导致的尿瘘还很普遍。据报道，非洲、南美及中东地区每 1 000 例分娩者中有 1～3 例发生膀胱阴道瘘。在我国广大农村，特别是偏远山区，产伤是引起尿瘘的主要原因，但近年来逐渐减少，在我国各大、中城市，由于产前保健和新法接生的推广和普及，分娩损伤所致的尿瘘已极罕见，而妇科手术所致者则相对有所增加。Mayo clinic 近 30 年共收治 800 例尿瘘，仅 5% 是由于分娩损伤，而盆腔手术引起者则高达 85%，放射治疗引起者为 10%。此外，非损伤性如生殖道疾病或先天性畸形致的尿瘘，其漏尿症状相同。

1.产科因素

分娩所致的尿瘘，主要是膀胱阴道瘘，多并发于产程延长或阻滞，根据其发病机制不同，可分为坏死和创伤两型。

(1)坏死型：在分娩过程中，如产妇骨盆狭窄或胎儿过大、胎位不正，引起胎先露下降受阻时，膀胱、尿道和阴道壁等软组织长时间被挤压在胎先露和母体耻骨联合之间，可因缺血、坏死而形成尿瘘。组织压迫可发生在骨盆的不同平面；若在骨盆入口平面，常累及子宫颈、膀胱三角区以上部位或输尿管，导致膀胱宫颈瘘、膀胱阴道瘘或输尿管阴道瘘；挤压在中骨盆平面时，多累及膀胱三角区及膀胱颈部，导致低位膀胱阴道瘘或膀胱尿道阴道瘘；挤压发生在骨盆底部达骨盆出口平面时，多累及尿道，导致尿道阴道瘘及阴道环状瘢痕狭窄。坏死型尿瘘具有以下临床特点：①多发生在骨盆狭窄的初产妇，但也见于胎儿过大或胎位不正的经产妇。②胎先露部分或全部入盆、胎膜早破、膀胱过度充盈和膀胱壁变薄以及滞产是形成尿瘘的条件，其中尤以滞产或第二产程过度延长是发病的决定性因素。③尿漏大多出现在胎儿娩出后 3～10 天，但如产程过长，母体局部坏死组织可随手术产取出胎儿而脱落，以致产后立即漏尿。因而此类尿瘘实际上并非于手术不当或器械直接损伤的结果，而是由于结束分娩过晚所导致的损伤。也有个别坏死型尿瘘延迟至产后 20～40 天才漏尿，但其瘘孔直径多在 1 cm 以内，甚至仅针孔大小。④滞产并发的生殖道感染，往往又促进和加剧瘘孔周围瘢痕组织的形成。

(2)创伤型：在分娩过程中，产道及泌尿道撕裂伤引起的尿瘘为创伤型，一般多发生在因滞产及(或)第二产程延长而采用手术结束分娩的产妇。其形成的原因有：①违反正常操作常规，如子宫颈未开全或膀胱充盈时即行臀位牵引或产钳助产，或在阴道内盲目暴力操作等，均可导致损伤。②胎儿娩出受阻而宫缩极强，特别是产前滥用缩宫素所致过强宫缩，可引起子宫破裂合并膀胱撕裂。③子宫下段剖宫产术或同时加作子宫切除术时，如膀胱子宫间有粘连、膀胱未充分往下游离，可损伤膀胱或盆段输尿管。④尿瘘修补愈合后，如再度经阴道分娩，原瘘口瘢痕可承压过大而裂开，以致尿瘘复发。

创伤型尿瘘临床特点有：①绝大多数有手术助产史。②胎儿娩出后即开始漏尿。③一般组织缺失不多，周围瘢痕组织较少。

2.妇科手术损伤

妇科手术导致膀胱和输尿管损伤并不罕见，广泛全子宫切除、子宫内膜异位症、剖宫产术后膀胱粘连等均会增加膀胱、输尿管损伤风险，经阴道妇科手术，如经阴道切除子宫、阴道成形术或尿道憩室切除术等也可损伤膀胱、输尿管或尿道而形成尿瘘。

3.膀胱结核

膀胱结核均继发于肾结核，患者有低热、消瘦、尿频、尿急和血尿等症状。早期膀胱黏膜水肿、充血，出现结核结节和溃疡；晚期膀胱挛缩、容量减小，当溃疡穿透膀胱全层及阴道壁时，则形成膀胱阴道瘘。结核性瘘孔一般仅数毫米，甚至仅针尖大小。

4.外伤

外阴骑跨伤或骨盆骨折甚至粗暴性交均可损伤尿道或膀胱而形成尿瘘。偶见子宫脱垂或先天性无阴道患者，用刀剪自行切割，企图进行治疗而引起尿瘘。

5.放射治疗

采用腔内放射治疗子宫颈癌或阴道癌时,可因放射源安放不当或放射过量,以致局部组织坏死而形成尿瘘。此类尿瘘多在放疗后 1～2 年发生,但也可因组织纤维化和进行性缺血而晚至十余年后始出现。

6.局部药物

注射采用无水酒精或氯化钙等药物注射至子宫旁组织治疗子宫脱垂时,如不熟悉盆腔局部解剖,误将药物注入膀胱壁或尿道壁时可引起组织坏死,以致形成尿瘘。但现因注射药物引起的尿瘘已极罕见。

7.阴道内子宫托

安放子宫托治疗子宫脱垂时,应日放夜取,每天更换。如长期放置不取,可因局部组织受压坏死引起尿瘘或粪瘘。

8.癌肿

子宫颈癌、阴道癌、尿道癌或膀胱癌晚期,均可因癌肿浸润,组织坏死脱落而引起尿瘘。

9.膀胱结石

单纯女性膀胱结石引起尿瘘者罕见。但在膀胱阴道瘘修补术后,膀胱内丝线残留或因膀胱憩室的形成继发膀胱结石时,可因结石的磨损压挫伤导致尿瘘复发。

10.先天畸形

临床上少见,主要有输尿管开口异位和先天性尿道下裂两种。前者为一侧输尿管开口于阴道侧穹隆或前庭等部位,患儿出生后既有漏尿,也能自行解出部分尿液。后者为尿道开口于阴道口或阴道内,轻者多无明显症状,重者尿道后壁缺如,膀胱直接开口于阴道,以致排尿完全不能控制。有些尿道开口在尿道下 1/3 段的尿道下裂患者,产前能控制小便,但产后由于盆底肌肉松弛和阴道前壁膨出而出现漏尿,临床上可因此而误诊为产伤性尿瘘。

(二)分类

尿瘘迄今尚无公认的统一标准。

根据损伤的范围不同可分为:①简单尿瘘指膀胱阴道瘘瘘孔直径＜3 cm,尿道阴道瘘瘘孔直径＜1 cm。②复杂尿瘘指膀胱阴道瘘瘘孔直径≥3 cm 或瘘孔边缘距输尿管开口＜0.5 cm,尿道阴道瘘瘘孔直径＞1 cm。③极复杂尿瘘:其他少见尿瘘。

根据解剖部位分类为以下几种。

1.尿道阴道瘘

尿道与阴道间有瘘道相通。

2.膀胱阴道瘘

膀胱与阴道间有瘘道相通。目前国外广泛使用 Waaldijk 分类系统对膀胱阴道瘘进一步分类。以尿道外口作为参照点,Waaldijk 分类系统包括 3 种不同类型。

(1)Ⅰ型:尿道及膀胱颈部未被累及。

(2)Ⅱ型:尿道受累,并进一步被分为两个亚型:ⅡA:远端尿道未被累及(瘘距离尿道外口 1 cm);ⅡB:远端尿道受累(瘘边缘与尿道外口距离＜1 cm);两种不同Ⅱ型瘘可进一步被分为:①非环形;②环形缺损。

(3)Ⅲ型:少见的瘘,例如膀胱肠道瘘或膀胱皮肤瘘。

3.膀胱尿道阴道瘘

瘘孔位于膀胱颈部,累及膀胱和尿道,可能伴有尿道远侧断端完全闭锁,也可能伴有膀胱内壁部分外翻。

4.膀胱宫颈阴道瘘

膀胱、子宫颈及与之相邻的阴道前壁均有损伤,三者间形成共同通道。

5.膀胱宫颈瘘

膀胱与子宫颈腔相沟通。

6.膀胱子宫瘘

膀胱与子宫腔相通。

7.输尿管阴道瘘

输尿管与阴道间有瘘道相通。

8.多发性尿瘘

同时有尿道阴道瘘和膀胱阴道瘘或输尿管阴道瘘两种或以上。

9.混合瘘

尿瘘与粪瘘并存。

(三)临床表现

1.漏尿

为尿瘘的主要症状。患者尿液不断经阴道流出,无法控制。但漏尿的表现往往随瘘孔的部位和大小不同而各异:①瘘孔位于膀胱三角区或颈部,尿液日夜外溢,完全失去控制。②位于膀胱三角区以上的高位膀胱阴道瘘或膀胱子宫颈瘘等,站立时可暂无漏尿,平卧则漏尿不止。③膀胱内瘘孔极小,周围有肉芽组织增生,或瘘孔经修补后仍残留有曲折迂回小瘘道者,往往仅在膀胱充盈时方出现不自主漏尿。④位于膀胱侧壁的小瘘孔,取健侧卧位时可暂时无漏尿,平卧或患侧卧位时则漏尿不止。⑤接近膀胱颈部的尿道阴道瘘,当平卧而膀胱未充盈时可无漏尿,站立时尿液即外漏。⑥位于尿道远1/3段的尿道阴道瘘,一般能控制排尿,但排尿时,尿液大部或全部经阴道排出。⑦单侧输尿管阴道瘘,除能自主排尿外,同时有尿液不自主地自阴道阵发性流出。⑧未婚或无阴道分娩史的部分尿瘘患者,平卧且紧夹大腿时,由于肛提肌的收缩和双侧小阴唇的闭合,尿液可暂时储存在被扩张的阴道内,但当分开大腿或站立时,尿液迅即自阴道内溢出。

2.外阴瘙痒和烧灼痛

由于外阴部、大腿内侧、甚至臀部皮肤长期被尿液浸润刺激而发红、增厚,并可能有丘疹或浅表溃疡等尿湿疹改变。患者感外阴瘙痒和灼痛,严重影响日常活动。

3.闭经

10%~15%患者有长期闭经或月经稀少,但闭经原因不明,可能与精神创伤有关。

4.精神抑郁

由于尿液淋漓,尿臭四溢,患者昼间难与人为伍,离群索居;夜间床褥潮湿,难以安寐,以致精神不振,郁郁寡欢;更可因性生活障碍或不育等原因而导致夫妻不和,甚者为丈夫所遗弃。个别患者不堪长期肉体上的折磨和精神上的打击而萌发自杀之念。

5.其他表现

有膀胱结石者多有尿频、尿急、下腹部疼痛不适。结核性膀胱阴道瘘患者往往有发热、肾区叩痛。巨大膀胱尿道阴道瘘患者,膀胱黏膜可翻出至阴道内甚至阴道口,形似脱垂的子宫,翻出的黏膜常因摩擦而充血、水肿,甚至溃破出血。

(四)诊断

通过病史询问和妇科检查,一般不难确诊。但对某些特殊病例,尚需进行必要的辅助检查。

1.病史

出生后即漏尿者为先天性泌尿道畸形。年轻妇女,特别是未婚、未育者出现漏尿,且在发病前有较长期发热、尿频、尿痛、尿急者,一般均系结核性膀胱阴道瘘。难产后漏尿应区别其为坏死型或创伤型,个别产后数十天出现漏尿者也应警惕结核性膀胱炎所致膀胱阴道瘘的可能。广泛性子宫切除后,因输尿管缺血坏死所致尿瘘多在术后 14 天左右出现漏尿,而其他妇科手术直接损伤输尿管者一般在术后当日或数天内即有漏尿,但漏尿前患者往往先有腹胀痛、腰痛、腹块和发热等腹膜后尿液外渗症状,当漏尿出现后,上述先驱症状可逐渐缓解和消失。其他如妇科癌肿、放疗、外伤、子宫托等原因所导致的尿瘘均有明确的病史,应详加询问。

2.体格检查

(1)全身检查:进行一般内科检查,注意心、肝、肾有无异常和有无贫血、发热等手术禁忌。

(2)妇科检查:先取膀胱截石位,行阴道窥镜及双合诊和三合诊检查,了解阴道、子宫颈形态,子宫大小,活动度和其附件情况,特别是瘘孔位置、大小和其周围瘢痕程度。如瘘孔位于耻骨联合后方难以暴露,或瘘孔极小,无法找到时,应嘱患者取膝胸卧位,并利用单叶阴道直角拉钩,将阴道后壁向上牵引,在直视下进一步明确瘘孔及其与邻近组织或器官的解剖关系。一般应常规用子宫探针或金属导尿管探测尿道,以了解其长度和有无闭锁、狭窄、断裂等;并可利用探针探触膀胱内有无结石,粗略估计膀胱的扩展度和容积大小,警惕结核性挛缩膀胱的可能。应注意近侧穹窿的小瘘孔常为输尿管阴道瘘。巨大尿瘘或接近子宫颈部的瘘孔,有时可在瘘孔边缘的膀胱黏膜上找到输尿管开口,并见到有尿液自开口处阵发性喷出。自幼漏尿者多为输尿管开口异位,诊断的关键在于耐心细致地观察和寻找阴道前庭、侧壁或穹窿处有无阵发性喷尿的小裂隙。

3.辅助检查

(1)亚甲蓝试验:此试验目的在于鉴别膀胱阴道瘘与输尿管阴道瘘,同时也可用于辨识肉眼难以看到的极小的膀胱阴道瘘孔。方法如下:通过尿道导尿管将稀释消毒亚甲蓝溶液 100～200 mL 注入膀胱,然后夹紧尿管,扩开阴道进行鉴别。凡见到蓝色液体经阴道壁小孔流出者为膀胱阴道瘘,自子宫颈口流出者为膀胱子宫颈瘘或膀胱子宫瘘;如流出的为清亮尿液则属输尿管阴道瘘。在注入稀释亚甲蓝后未见液体经阴道流出时,可拔除尿管,如此时注入的蓝色液体立即从尿道口溢出,则压力性尿失禁的可能性大;如无液体流出,可在阴道内上下段先后放入两只干棉球塞,让患者喝水并下床走动 15～20 分钟,再行检视。如阴道上段棉塞蓝染则为膀胱阴道瘘,棉塞浸湿但无蓝色时提示为输尿管阴道瘘。

(2)靛胭脂试验:亚甲蓝试验时瘘孔流出的为清亮液体,即可排除膀胱阴道瘘,应考虑为输尿管阴道瘘或先天性输尿管口异位,可进一步行靛胭脂试验加以确诊。方法为:由静脉推注靛胭脂 5 mL,5～7 分钟后可见蓝色液体由瘘孔流出。经由瘘孔排出蓝色液体的时间距注入的时间愈久,说明该侧肾积水多愈严重。

(3)膀胱镜检查:可了解膀胱容量、黏膜情况,有无炎症、结石、憩室,特别是瘘孔数目、位置、大小,以及瘘孔与输尿管口和尿道内口的关系等。若诊断为输尿管阴道瘘,可在镜检下试插输尿管导管。一般健侧输尿管可顺利放入导管无阻,而患侧则受阻,受阻处即为瘘孔所在部位。若膀胱黏膜水肿,镜检下不易找到输尿管口,可经静脉注入靛胭脂 5 mL,注入后 5～7 分钟即可见蓝色尿液由输尿管口溢出。此法既可帮助确定输尿管口的部位和瘘口侧别,也可根据排出蓝色尿液的时间了解肾脏功能。若镜下见某一侧无蓝色尿溢出,而阴道有蓝色尿液出现时,则证明输尿管瘘位于该侧。对巨大膀胱阴道瘘或明确的尿道阴道瘘,一般均无必要且往往也不可能进行膀胱镜检查。

(4)肾图:通过肾图分析,可了解双侧肾脏功能和上尿路通畅情况。若尿瘘并发一侧肾功能减退和尿路排泄迟缓,即表明为该侧输尿管阴道瘘;如双肾功能皆受损提示有尿路结核或双侧输尿管损伤可能。

(5)排泄性尿路造影:从静脉注入泛影酸钠后摄片,可根据肾盂、输尿管及膀胱显影情况,了解双侧肾功能,以及输尿管有无梗阻和畸形等。此法一般适用于诊断输尿管阴道瘘、结核性尿瘘或先天性输尿管异位。在诊断尿瘘时很少采用经膀胱逆行尿路造影。

(五)鉴别诊断

漏尿为尿液从不正常的途径不自主地流出,仅见于尿瘘和先天性尿路畸形患者,但应与尿从正常途径不自主流出,如压力性尿失禁、结核性膀胱挛缩、充溢性尿失禁和逼尿肌不协调性尿失禁等相鉴别。

1.压力性尿失禁

压力性尿失禁的发生机制是腹压增加时膀胱内压力高于尿道内压力,造成膀胱内尿液不自控地经尿道排出。临床上表现为当患者咳嗽、打喷嚏、大笑或站立时,尿液立即外流,严重者甚至平卧也有尿溢出,一般仅见于有阴道分娩史的妇女,但巨大膀胱尿道阴道瘘修补痊愈后也常后遗此病。压力性尿失禁患者膀胱、尿道与阴道之间不存在异常通道,因此检查无瘘孔发现,嘱患者咳嗽时即见尿从尿道口溢出;此时如用示指、中指伸入阴道内,分别置于尿道两旁(注意不能压迫尿道),用力将尿道旁组织向耻骨方向托起,以恢复膀胱和尿道间的正常角度和尿道内阻力,然后嘱患者咳嗽,此时尿液不再溢出。

2.膀胱挛缩

为结核性膀胱炎所引起,患者膀胱容量在 50 mL 以下,甚者仅容数毫升,膀胱颈部也因挛缩而失去收缩功能,以致尿液无法控制而不断外溢。结核性膀胱挛缩患者一般均曾有发热、长期尿频、尿急、尿痛甚至有血尿史,尿常规可见大量脓细胞。如用金属尿管探查可感到膀胱缩窄,壁实无伸张性。肾图多显示一侧甚至双肾功能减退,尿路造影可予确诊。

3.充溢性尿失禁

一般是由于膀胱调节功能障碍所致,可见于脊髓外伤、炎症、肿瘤、隐性脊柱裂等中枢神经疾病,以及子宫颈癌根治术或分娩时胎头滞压过久后膀胱麻痹等周围神经疾病。临床表现为逼尿肌收缩乏力引起尿潴留,当膀胱过度充盈后仅少量或点滴尿液经由尿道口不自主断续溢出。检查见膀胱显著扩大,虽嘱患者用力向下屏气,也无尿排出,但将导尿管放入膀胱后仍可导出大量尿液。

4.逼尿肌不协调性尿失禁

由于逼尿肌出现不自主的阵发性收缩所致。此类不自主收缩也可因腹内压突然增高而激发,其表现与压力性尿失禁相似。但患者并无器质性病变,其尿液外流不是在压力增高时立即出现而是在数秒钟后才开始,且当压力解除后仍可继续排尿 10～20 秒。除尿失禁外,此类患者仍有正常排尿功能。膀胱测压时,可测出逼尿肌的异常收缩。

(六)预防

绝大多数尿瘘是可以预防的,而预防产伤性尿瘘尤为重要。在预防产伤尿瘘方面,应强调计划生育,生少生好。产前要定期作孕期检查,发现骨盆狭小、畸形或胎位不正者,应提前住院分娩。治愈后的尿瘘患者,再次分娩时一般应作剖宫产。对产妇要加强产程观察,及时发现产程异常,尤其是第二产程延长,积极处理,尽早结束分娩以避免形成滞产。经阴道手术分娩时,术前先导尿,术时严格遵守操作规程,小心使用各种器械。术后常规检查生殖道及泌尿道有无损伤,发现损伤时立即予以修补。凡产程过长、产前有尿潴留及血尿史者,产后应留置导尿管10天左右,以预防尿瘘形成。妇科全子宫切除手术时,如遇盆腔内器官有解剖变异或广泛粘连,最好首先在病变的以上部位暴露输尿管,然后沿其行径,向下追踪至盆腔段;次之应将膀胱自子宫颈和阴道上段处向下游离,至少达阴道两侧角部的侧方和下方为止。因子宫颈癌行广泛性子宫切除,当处理骨盆漏斗韧带时,应先切开后腹膜,仔细游离卵巢动静脉,再行高位缝扎;子宫动脉可在输尿管内侧切断结扎,以保留子宫动脉输尿管支的血供;输尿管不可广泛游离,同时要避免损伤输尿管外鞘膜。术中出血时,应冷静对待。如为动脉出血,应在血管近端加压,并用吸管吸净积血后,认清出血点,钳夹后缝扎止血。切忌在出血点盲目大块钳夹或缝扎。如为盆底静脉丛出血,应用纱布压迫10~15分钟,一般出血能停止。子宫颈癌放射治疗时应严格掌握剂量,后装应选择合适的施源器。使用子宫托治疗子宫脱垂时,必须日放夜取,不得长期放置不取。

(七)治疗

尿瘘一般均需手术治疗,但在个别情况下可先试行非手术疗法,若治疗失败再行手术;此外,对不宜手术者则应改用尿收集器进行治疗。

1.非手术治疗

适用于下列情况。

(1)分娩或手术一周后出现的膀胱阴道瘘,可经尿道留置直径较大的导尿管,开放引流,并给予抗生素预防感染,4~6周后小的瘘孔有可能愈合,较大者也可减小其孔径。

(2)手术一周后出现的输尿管阴道瘘,如能在膀胱镜检下将双"J"管插入患侧输尿管损伤以上部位(非插入假道),并予保留,两周后瘘孔有自愈可能。

(3)对针头大小瘘孔,在经尿道留置导尿管的同时,可试用硝酸银烧灼使出现新创面,瘘孔有可能因组织增生粘连而闭合。

(4)结核性膀胱阴道瘘,一般不考虑手术,均应先行抗结核治疗。治疗半年至一年后瘘孔有可能痊愈。只有经充分治疗后仍未愈合者方可考虑手术修补。

(5)年老体弱,不能耐受手术或经有经验的医师反复修补失败的复杂膀胱阴道瘘,可使用尿收集器,以避免尿液外溢。目前国内试制的尿收集器类型甚多,其区别在于收集器的收尿部分有舟状罩型、三角裤袋型和内用垫吸塞型的不同,而行尿部分和储尿部分则均大同小异。其共同缺点是在患者睡卧时,尿液仍难以达到密闭而有漏溢现象,故仍有待改进。

2.手术治疗

(1)手术治疗时间的选择。

尿瘘修补的时间应视其发病原因和患者局部和全身情况不同而异。术时或术后立即发现的直接损伤性尿瘘应争取时间及时修补,否则手术修补时间与缺血坏死性尿瘘相同,即等待3~6个月待组织炎症消失,局部血供恢复正常后再行手术。有人主张服用泼尼松促使组织软化,加速水肿消失,可将手术提前至损伤后1个月进行。但泼尼松类药物也将影响伤口愈合,故多数学者仍认为提前手术是不适当的。瘘管修补术失败后也宜等待 3 个月后再行手术。在等待期间如发现瘘口处有未吸收的缝线应尽早拆除。

放射治疗癌肿引起的尿瘘多在治疗结束后数月出现,且常需要一个较长时间才能完成其坏死脱落过程。一般而言,应在漏尿出现后一年,甚至 2～3 年瘘孔完全稳定,膀胱黏膜基本恢复正常,且无癌症复发时才考虑修补。

膀胱结核引起的尿瘘应在抗结核治疗一年以上仍未愈合,局部无活动性结核病变后考虑手术。

尿瘘合并膀胱结石,手术应视膀胱黏膜有无水肿、感染而定。凡结石大者宜先经腹取出膀胱结石,待黏膜炎症消失后再行手术修补。结石小且膀胱黏膜正常时,可在取石同时进行修补术。

尿瘘合并妊娠,虽然妊娠期局部血供良好有利于愈合,但妊期手术易并发出血,故一般仍以产后月经恢复后修补为宜。但若为高位尿瘘,也可考虑在行剖宫产时行修补术。

尿瘘合并闭经者,阴道黏膜及膀胱黏膜均菲薄,应先用雌激素准备,可口服戊酸雌二醇 2 mg×20 d 再行手术。

月经定期来潮者,应选择在月经干净后 3～7 天手术。

(2)术前准备:①术前加强营养,增强体质,有贫血者应予纠正。②做好病员思想工作,交代术时及术后注意事项,以争取其主动配合;如术时应做好耐受不适体位的思想准备;术后应较长期卧床休息和每天大量饮水,以保持尿管畅流无阻等。③术前常规用 1∶5 000 高锰酸钾溶液,坐浴 3～5 天。有外阴皮炎者在坐浴后,可用氧化锌油膏涂擦患部,直至皮炎痊愈后方可手术。④术前尿液常规检查以保证无尿路感染或膀胱结石的存在。尿常规有红、白细胞者应进一步检查确诊和治疗。⑤术前两日进清淡少渣饮食,术前晚及手术日清晨各灌肠一次,一般无需清洁灌肠。

(3)手术途径的选择:手术有经阴道、经腹和经阴腹联合途径之分。原则上应根据瘘孔部位和发生原因选择不同途径,但绝大多数产科损伤瘘应首选经阴道修补为宜。

经阴道手术。其优点有:①操作较简便,可直接、迅速暴露瘘孔,不损伤身体其他正常组织。②对患者全身干扰小,术后较舒适,并发症少,恢复迅速,腹部无任何瘢痕残留。③术时出血少,特别是操作均在膀胱外进行,膀胱组织无损伤和出血,故术后膀胱内无血凝块堵塞,尿流一般畅通无阻。④凡损伤波及尿道者,非经阴道无法修补。⑤有利于各种辅助手术的进行,如利用阴道壁替代缺损的膀胱,阴道皮瓣移植或球海绵体肌填充等。⑥阴道内局部瘢痕组织一般并不致因修补而增多,故经阴道修补可反复多次进行。

经腹途径。适用于:①膀胱高位瘘孔。②输尿管阴道瘘。③反复经阴道手术失败,特别是修补后瘘孔变小,但瘘道迂回曲折者,其特点是在游离阴道黏膜后仍无法直接暴露膀胱黏膜。④阴道狭窄,瘢痕严重,经阴道无法暴露瘘孔者。⑤全子宫切除术后的膀胱阴道瘘。

经腹手术又有下列几种不同途径。①腹膜外膀胱外:适用于单纯的高位膀胱阴道瘘。②腹膜外膀胱内:适用于瘘孔接近输尿管开口,或合并有膀胱结石者。③膜内膀胱外:适用于高位瘘,瘘孔周围瘢痕多,或子宫有病变需切除者;特别是子宫颈有严重撕裂伤,非切除子宫,膀胱不能完全松解者。④腹膜内膀胱内:适用于膀胱有广泛粘连不易分离,或子宫已切除的膀胱阴道瘘。近年来腹腔镜手术技术迅速发展,腹腔镜下尿瘘修补也获得很高的成功率。

经阴腹联合途径:适用于瘘孔极大,瘘孔边缘既高又低,特别是尿道有损伤不易从单途径进行分离缝合的复杂尿瘘。

一般而言,经阴道手术简单、安全,凡经阴道可以暴露者,都应优先选用阴道途径。但就医师而言,应熟悉各种手术方法,不能拘泥于单一途径。

术时麻醉、体位和消毒:手术的成功与否与麻醉的配合有密切关系。术时麻醉应达到无痛和肌肉完全松弛,并能根据手术需要而延长麻醉时间。一般连续硬膜外麻醉能满足手术要求。

为了充分暴露手术野,体位的选择至为重要。经腹手术取平仰卧位,如有可能,最好将双下肢用脚架略抬高分开,以便随时用手放入阴道协助手术。经阴道手术有膀胱截石位、俯卧位、侧卧位等不同。一般多采用前两种。凡子宫活动即用鼠齿钳夹住子宫颈能将子宫往下牵引无困难者,均可采取膀胱截石位;子宫固定特别是瘘孔位于耻骨后方,不易暴露者,应采取俯卧位。

消毒:不论经阴道或经腹手术,均应首先用肥皂水擦洗阴道、外阴,然后用生理盐水冲净,拭干后再用碘伏消毒。消毒不彻底往往是手术失败的原因之一。

充分游离瘘孔周围组织:一般均用小弯圆刀做切口。在切开阴道黏膜前,最好先围绕预定的切口四周注射肾上腺素稀释液(1∶1 000 肾上腺素 1 mL 加入 300 mL 生理盐水)至阴道壁与膀胱间的疏松筋膜间隙,直至阴道黏膜隆起变白为止。注射液体后可减少术野渗血,便于找到正确的分离间隙和避免分离的黏膜瓣撕裂。经阴道修补时有两种分离瘘孔法,即离心分离法和向心加离心分离法。离心法在距瘘口缘仅 2～3 mm 做环形切口,切开阴道黏膜层后,用刀或弯剪向外游离阴道黏膜,以便膀胱获得松解。此法适合于中、小瘘孔。向心加离心分离法是在距切口缘 2 cm 以上处做切口,先往内向心分离阴道黏膜至距瘘缘 0.5 cm 为止,再从原阴道黏膜切口向外做离心分离,以缓解瘘孔缝合缘的张力。向心加离心法特别适用于巨大膀胱阴道瘘,其优点:①可利用部分阴道壁代替膀胱壁覆盖瘘孔,因而有利于巨大瘘孔的闭合;②如输尿管开口接近瘘孔缘时,可避免损伤输尿管口;③瘘孔周围瘢痕较多时,切缘位于瘢痕组织之外,血供多良好,有利于切口愈合;④膀胱黏膜本身未受干扰,膀胱内无出血和血块积聚,术后尿道引流通畅。无论离心法或向心加离心分离法,阴道黏膜游离的范围要充分,原则上应使瘘孔缘游离后自行横向靠拢,或估计缝合无张力方可。

阴道黏膜推进瓣法也可用于瘘的修补,效果良好。根据阴道黏膜的状况,在阴道前、后、侧壁分离出不同形状的黏膜瓣,如“J”形“U”形,最后将阴道黏膜瓣推进覆盖到瘘口(图。

如为巨大瘘孔,一般应分离膀胱子宫颈间隙到膀胱腹膜反折处;瘘孔缘紧贴盆壁和耻骨时,须将膀胱组织从骨膜上游离,或游离长约 1 cm 的骨膜片,以便将骨膜片代替膀胱侧缘与瘘孔其余部分缝合;如患者为膀胱尿道瘘,应将尿道远端阴道黏膜广泛游离,以便使瘘孔上缘游离的阴道黏膜瓣能毫无张力地覆盖在尿道远端的尿道壁上,从而将尿道断端包埋在膀胱内。原则上应避免将尿道远侧断端直接与膀胱吻合。

若采用经阴道修补术治疗,术野较差、瘘管不能向下牵拉、瘘孔数目多、位置接近输尿管口、周围瘢痕粘连严重,或合并输尿管阴道瘘、肾盂积水,则应选择经腹或腹腔镜膀胱阴道瘘修补术。首先应当分离膀胱子宫颈及阴道前壁间隙,因膀胱阴道瘘道周围有瘢痕形成,间隙层次往往不清,瘢痕处致密需锐性切割分离,应注意避免造成膀胱新的创口。若患者已行全子宫切除,术中可用组织钳钳夹纱布球置于阴道残端推向腹腔方向,保持阴道壁张力,利于分离。暴露出瘘口后,充分游离瘘口周围膀胱和相应的阴道前壁,游离出瘢痕组织周围正常膀胱壁 1 cm 左右。游离膀胱瘘口脂肪组织,暴露膀胱肌层组织。剔除膀胱瘘口周围脂肪组织以利术后伤口愈合。剪切去除膀胱瘘口周围瘢痕组织,瘢痕均应剪切,剪切原则上使用剪刀,尽量不用电切或超声刀,以免对残余膀胱瘘口创面造成热损伤而不利愈合。分层缝合膀胱瘘口,可将带蒂大网膜瓣或者腹直肌瓣缝合垫衬于膀胱和阴道之间以增加手术成功率。

经腹或腹腔镜途径若评估为复杂膀胱阴道瘘,常规经膀胱外路径分离不能暴露膀胱瘘口或瘘口与阴道壁的瘢痕分离困难时,可以采用膀胱切开膀胱修补术。首先分离与膀胱顶部的粘连,暴露膀胱顶部,并切开膀胱壁全层,于距离瘘口边界约 2 cm 的距离停止,切开膀胱后,显露并辨认清楚瘘口位置,及其与双侧输尿管开口的距离和关系,再辨认瘘口与尿道内口的毗邻关系。找准瘘口位置,在瘘口边缘,瘘口周围约 5 mm 的距离环形切开膀胱黏膜层和肌层,而瘘口周围瘢痕尽量切除,如切割困难则将其旷置。将切割分离出的正常膀胱黏膜和肌层行全层连续或间断缝合,必要时再加固缝合一层,再全层关闭切开的膀胱壁,并将膀胱顶部浆膜层固定于壁层腹膜,从腹壁穿刺植入膀胱引流管行膀胱造瘘。

严实分层缝合瘘孔:共缝合 3 层。第 1 层用 3-0 人工合成可吸收缝线连续或间断缝合膀胱筋膜及肌层,缝针要带够组织,但不应穿透膀胱黏膜,以便使瘘孔缘连同其四周瘢痕组织向内翻转而加强瘘孔屏障,从而有利于瘘缘的愈合,在瘘孔两侧角部的缝合应从角的外侧开始。连续缝合时,每缝合一针应注意随手将缝线拉紧。第 1 层缝合妥当后,即通过尿道导尿管注入生理盐水试漏,肯定无漏尿并用生理盐水洗清局部术野后,再用 3-0 人工合成可吸收缝线或 0 号丝线连续或间断缝合第 2 层(即膀胱筋膜层与部分膀胱肌层)以加固之。但两侧角部缝线应从第 1 层缝线的外方开始。最后用 2-0 号可吸收缝线缝合第三层(即阴道黏膜层),黏膜的糙面宜翻向阴道腔。阴道黏膜应紧贴膀胱筋膜,其间不能遗留无效腔,否则可因创口分泌物在该处积聚、感染而导致手术失败。

有助于提高疗效的辅助手术:对一般尿瘘而言,采用上述修补方法可获满意效果,但在极复杂的尿瘘患者中,有时加用某些辅助手术是必要的。辅助手术基本上可分为两大类:一类是扩大术野,有助于暴露瘘孔,以利于手术的顺利进行,其中包括会阴扩大侧切术、耻骨联合切除术、耻骨支开窗术等;另一类是利用异体或自身组织替代、填充和加强缺损处的膀胱、尿道或阴道黏膜以促进瘘孔的愈合。临床上采用的异体移植有羊膜、牛心包等。临床上目前较常采用的为自身带蒂组织如下。①球海绵体脂肪垫填充术:即在大阴唇内侧作纵形切口,游离中指大小一段皮下脂肪组织,通过侧方阴道,将游离端拉入瘘孔创面覆盖膀胱,并间断固定缝合,以消灭膀胱与阴道黏膜间无效腔和增强局部血供,并有可能加强膀胱颈和尿道控制排尿的能力。②大、小阴唇皮瓣移植术:可用于覆盖缺损的阴道创面。③子宫颈瓣移植修补术:适用于紧靠子宫颈位于前穹隆部的膀胱阴道瘘。④股薄肌移植术:用以加强瘘口缝合缘。⑤阴道壁组织填充术,取长方形带蒂阴道黏膜覆盖在瘘孔缘,使瘘孔处有两层阴道黏膜覆盖。⑥其他经腹修补术时有用大网膜、腹直肌作为填充材料者。由于放疗后尿瘘周围组织纤维化严重,血管减少,因此应重视带蒂组织瓣修补。

如为输尿管阴道瘘,当瘘口靠近膀胱时,可行经腹或者腹腔镜下输尿管种植术。

术后处理。①一般护理:术后应较长期卧床,但体位可不受限制。术后 2～3 天静脉补液,进少渣饮食,以后宜大量饮水,每天至少 3 000 mL 以保持膀胱自净。②留置导尿管引流:凡经阴道修补的尿瘘,一般均置保留气囊导尿管开放引流,以保持膀胱较长时间处于空虚休息状态。保留时间以 14 天为宜,但可根据瘘孔大小和修补难易而有所不同。孔小、缝合无张力、修补满意的瘘孔保留 3～4 天即可。保留导尿管期间,应每小时记录排出尿量。若出现尿或保留尿管 14 天仍有尿漏时,可再继续保留导尿管 7～10 天(注意此时切忌用阴道窥器或手指进行阴道检查),偶尔尿瘘仍有愈合可能。术后如发现无尿液排出和/或患者自觉下腹胀满时,应及时检查导尿管有无阻塞或脱落。尿管畅通时不需更换,但连接导尿管的橡皮管及储尿袋,需每天置换。③外阴及阴道护理:每天擦洗外阴 1 次,大便后应立即增擦 1 次。除阴道有出血外,应尽量避免做阴道检查或阴道上药。④抗生素的应用：从手术日晨开始，即应给予预防性抗生素。⑤雌激素的应用：凡术前已服用雌激素者，术后仍应继续服用 1 个月左右。⑥出院注意事项：出院时如观察无尿失禁、尿潴留等异常情况，一般不做阴道检查；术后 3 个月内禁性交，以免引起缝合口裂开和感染；⑦如再次妊娠，嘱临产前住院，及早剖宫产结束分娩。

二、粪瘘

粪瘘是指人体肠道与其他系统或部位之间有异常沟通，其中妇产科最常见的是直肠阴道瘘（rectovaginal fistula，RVF），指直肠前壁和阴道后壁之间由上皮组织构成的病理性通道。粪瘘可与尿瘘并存。

（一）病因

分娩时胎头长期停滞在阴道内，直肠受压坏死是形成直肠阴道瘘的最主要原因。会阴Ⅲ度撕裂修补后直肠未愈合，或修补会阴撕裂时，缝线透过直肠黏膜而未及时发现拆除，也可引起阴道直肠瘘。直肠手术进行肠管端端吻合时，因距离阴道过近，如果波及阴道或吻合口愈合不良，组织坏死可导致直肠阴道瘘，这种瘘的瘘口位置相对较高，近于穹隆。此外，因阴道直肠间隔薄，进行阴道后壁脱垂修补术、变性手术或阴道成形等手术时，切除过多过厚阴道壁组织、阴道成形造穴时穴道偏向直肠侧或手术不熟练、解剖层次不清等都有可能导致手术创伤性直肠阴道瘘。痔手术或局部注射硬化剂治疗时，局部损伤或注射部位及注射药物剂量不当使局部坏死后形成直肠阴道瘘，注射硬化剂导致的瘘孔周围的瘢痕往往范围大。长期安放子宫托不取出，阴道内放射源安放不当或过量时也可导致直肠阴道瘘；此外，晚期生殖道癌肿可并发粪瘘；先天性生殖器发育畸形患者，可为伴有先天性直肠阴道瘘，且常与先天性肛门闭锁并存。

（二）临床表现及诊断

凡直肠阴道瘘瘘孔较大者，粪便皆经阴道排出，便稀溏时更为明显；若瘘孔小，粪便干结成形时，虽无明显粪便自阴道排出，但阴道内不时有分泌物和排气现象。

诊断粪瘘较尿瘘简单，除先天性粪瘘外，一般均有明显发病原因。大的粪瘘可在阴道窥器暴露下直接窥见瘘孔，瘘孔极小者往往仅在阴道后壁见到一处鲜红的小肉芽组织，如从此处用探针探测，而同时用另一手放入直肠内直接触及探针即可确诊。此外还可以尝试亚甲蓝及阴道注水实验来明确小的瘘口：直肠内灌入亚甲蓝，阴道内塞入棉纱条，10～20 分钟后观察棉纱条上是否有染色；患者取截石位，温水灌注阴道，用直肠镜在直肠内通气，观察阴道侧有无气泡溢出。影像学检查包括经直肠超声、阴道造影、钡剂灌肠、CT、MRI 等。其中直肠超声最常用，瘘管在超声下显示为低回声或无回声。对于放疗相关的 RVF 患者，可选择使用阴道镜加造影以明确可能发生的阴道-小肠、结肠瘘，必要时需活检以排除肿瘤复发。肛门直肠黏膜的健康情况可通过钡剂灌肠和结肠镜检查完成。而检查括约肌应成为 RVF 之必要步骤，术前行直肠内超声、直肠肛管压力测定及阴部神经电位检查，以明确是否合并括约肌功能障碍。

直肠阴道瘘的分类方法并不统一，在直肠的下 1/3 及阴道的下 1/2 为低位瘘；位于直肠中 1/3 和阴道后穹隆（6 cm 以上）的瘘为高位瘘；位于这两点之间的是中位瘘。目前较为公认的是根据瘘口在阴道内的位置、大小及病因，将 RVF 分为单纯型和复杂型。发生于阴道的中低位，直径＜2.5 cm，由创伤或感染因素引起的瘘称为单纯型；发生于阴道高位，直径≥2.5 cm，由炎性肠病、放疗或肿瘤引起的瘘及修补失败的 RVF，称为复杂瘘。近年来有部分学者认为，对那些瘘口比较小的、可首选腹腔镜下修补的高位瘘，也可以视其为单纯型。

（三）预防

预防粪瘘的基本原则与尿瘘相同。产时应注意缩短第二产程，避免会阴严重撕裂，并在缝合会阴后常规肛查，发现有缝线穿透直肠黏膜者应即拆除重缝。此外，应避免长期安放子宫托不取。妇女生殖道癌肿进行放疗时，应注意掌握后装放射量和放射源安放位置。

（四）治疗

虽然有学者报道 RVF 经保守治疗自愈，但大多数学者均认为手术修补是 RVF 唯一的治愈手段。高位巨大直肠阴道瘘，阴道瘢痕严重，暴露困难者，或同时合并有尿瘘者，均应先做暂时性乙状结肠造瘘，待间隔 4 周，阴道无粪便排出后再行粪瘘修补术。

1. 术前准备

（1）手术前 3 天软食，术前 1 天进流质，术前 4 小时禁饮水。

（2）手术前 3 天每天口服卡那霉素 1.0 g，每天 2 次和甲硝唑 0.4 g，每天 3 次。

（3）术前服用清肠剂，术前一晚及术晨用肥皂水清洁灌肠。

2. 手术原则

（1）粪瘘的治疗与尿瘘相同，手术创伤或外伤的瘘孔应立即修补；压迫坏死粪瘘应待产后4～6 个月炎症消失后，再行修补。修补失败者可于 3 个月后再次修补。

（2）修补 RVF 的关键在于直肠前壁的重建，恢复直肠及肛管部位的高压力区。应充分游离瘘口旁组织、仔细辨认周围组织层次，完整切除瘘管及周围瘢痕，谨慎止血后分层行无张力缝合，并保持组织间充足的血供。如果无法保证充足血供，则应在阴道与直肠间填充血运丰富的组织以确保缝合部位的愈合。

（3）粪瘘与尿瘘并存时，一般先缝合尿瘘，再缝粪瘘。

（4）如确系无法修补的巨大粪瘘，可径直行永久性结肠造瘘。

3. 手术方法

（1）单纯瘘管切除、分层修补术：该术式有经腹、阴道、会阴及经肛 4 种入路。显露瘘管后，切开直肠阴道间连接处黏膜或切除瘘管，适当游离瘘管周围直肠阴道隔后共分三层缝合，先用3-0人工合成可吸收缝线连续或间断缝合肠壁肌层，不透过肠黏膜，以使瘘缘翻转至肠腔内，第二层同法加固，将第一层包埋，最后缝合阴道黏膜层。其中经腹入路适用于高位瘘，而其余 3 种途径适用于中低位瘘。经肛途径优点在于不损伤肛门括约肌。经阴道途径显露优于经肛途径，不需分离括约肌，可同时行括约肌成形术，多数不需要术前或同时行回肠末端或结肠造口，无会阴切口，愈合快，不导致会阴及肛管畸形，并发症发生率低。

（2）直肠推进瓣修补术：该术式的要点在瘘管周围分离出一个包括直肠黏膜层、黏膜肌层和部分内括约肌的推进瓣，切除部分瘘管后，将推进瓣覆盖缝合，使直肠壁恢复连续性（方法与尿瘘中阴道黏膜推进瓣相似）；阴道内的瘘管则敞开引流。该术式可分为经会阴和经肛两种入路：经会阴切口暴露较好，可同时行括约肌成形；经肛入路的优点则在于无会阴部切口，疼痛少，愈合好，不损伤括约肌，术后不影响排便功能，避免术后锁眼畸形及保护性转流性肠造口，是单纯性中低位 RVF 的首选方法，即使首次失败后仍能再次应用。

（3）经肛门括约肌途径修补术：也称 Mason 手术，主要用于低位 RVF，尤其是合并括约肌损伤者。术中将瘘管至会阴体间的直肠肛管阴道隔切开，分层缝合直肠肛管、肛门括约肌和阴道黏膜等。手术时应注意阴道可容二指，肛门通过一指，且有括约肌收缩感。该术式严重术后并发症为直肠皮肤瘘及肛门失禁，其发生率分别为 3.8% 和 18.0%。对于无括约肌损伤的患者需切断括约肌,也是 Mason 手术的不足之处。

(4)组织瓣转移修补术:指通过引入血供良好的组织到瘘道区,并分隔两侧瘘口缝合处。目的是加强直肠阴道间隙,促进愈合。适用于复杂型瘘。对于中低位瘘,常用的组织瓣有球海绵体肌、肛提肌、阴股沟瓣、臀肌皮瓣、单或双侧股薄肌皮瓣等。高位瘘通常在经腹修补术后填充大网膜或折叠下翻的腹直肌等。

(5)经腹手术及腹腔镜手术:适用于高位 RVF,术式包括经腹肛拖出式直肠切除术(Maunsell-Weir 术式)、Parks 结肠-肛管直肠肌袖内吻合术等,使阴道壁与直肠完全被隔开,彻底消除了窦道形成的最主要因素,Ⅰ期手术成功率高,患者易接受。主要用于复杂或复发的RVF。但手术较复杂,需要有低位直肠切除吻合的手术经验,Parks 手术缺点是残存的直肠肌袖病变可能会继续加重并发展至狭窄。随着腹腔镜技术的进步,腹腔镜下修复 RVF 病例也有较多报道,但该术式手术适应证相对严格,术前应明确患者瘘口大小、位置,同时需操作者具备很高的腹腔镜操作技巧。

4.术后处理

(1)手术后保持肠道空虚数天对修补好的瘘孔愈合非常重要,饮食控制加应用抑制肠蠕动的药物,保持无排便 3 天后可逐渐进食流质,控制第一次排便在术后 5 天或 6 天时,可口服液状石蜡以润滑大便。

(2)术后 3 天每天口服甲硝唑,方法同术前。

(3)保持外阴部清洁,每天擦洗一次。

(五)临床特殊情况的思考和建议

盆底网片重建、尿道中段悬吊以及阴道骶骨固定术等需要补片材料的手术术后若出现生殖道瘘,应及早取出网片,否则瘘道难以愈合,在修补瘘道时应该充分减张。

(马春新)

第三节　外阴及阴道损伤

外阴及阴道损伤多为暴力损伤所致,应重视预防,严重损伤可导致大量出血。异物残留应明确残留物种类和位置,及早取出,避免感染及严重损伤。外生殖器损伤主要指外阴(包括会阴)和阴道损伤,以前者为多见。

一、外阴损伤

(一)临床类型

1.处女膜裂伤

处女膜由黏膜组织所构成,其内、外两面均为鳞状上皮覆盖,中层含结缔组织、血管及神经末梢。结缔组织的多少决定处女膜的厚薄程度。肥厚者多富有弹性,不易破裂;菲薄者易于裂伤。处女膜的破裂一般发生于初次性交时。破裂多在膜的后半部,裂口呈对称的两条,由膜的游离缘向基底部延伸。破裂时患者有突发性剧痛,伴有少量流血,一般出血能自止,无需处理。数天后裂口边缘修复,但不复合拢,因而残留有清晰裂痕。但也有极少数妇女的处女膜弹性好,有一定扩张性,性交后仍保持完整而无出血。奸污或暴力性交,偶可导致处女膜过度裂伤,以致伤及周围组织而大量出血。幼女的处女膜位于前庭深处,且阴道也狭小,故处女膜损伤较少见。奸污时一般仅导致前庭部擦伤。但如用暴力强行插入阴茎,则可引起外阴部包括处女膜、会阴、阴道甚至肛门的广泛撕裂伤。

2.外阴裂伤或血肿

外阴裂伤多发生于未成年少女。当女孩骑车、跨越栏杆或坐椅,沿楼梯扶手滑行,或由高处跌下,以致外阴部直接触及硬物时,均可引起外阴部软组织不同形式和不同程度的骑跨伤,受伤后患者当即感到外阴部疼痛,伴有外阴出血。检查可见外阴皮肤、皮下组织,甚至肌肉有明显裂口及活动出血。

由于外阴部富于血供,而皮下组织疏松,当局部受到硬物撞击,皮下血管破裂而皮肤无裂口时,极易形成外阴血肿。血肿继续增大时,患者扪及肿块外,还感剧烈疼痛和行动不便,甚至因巨大血肿压迫尿道而导致尿潴留。检查可见外阴部有紫蓝色块物隆起,压痛显著。如外阴为尖锐物体所伤,可引起外阴深部穿透伤,严重者可穿入膀胱、直肠或腹腔内。

(二)防治

初次性交时应避免使用暴力。性交后如流血不止或外阴有任何撕裂伤时,均应及时缝合止血。外阴血肿的治疗应根据血肿大小,是否继续增大以及就诊的时间而定。血肿小无增大可暂保守治疗。嘱患者卧床休息,最初 24 小时内宜局部冷敷(冰敷),以降低局部血流量和减轻外阴疼痛。24 小时后可改用热敷或超短波、远红外线等治疗,以促进血肿吸收。血肿形成 4～5 天后,可在严密消毒情况下抽出血液以加速血肿的消失。但在血肿形成的最初 24 小时内,特别是最初数小时内切忌抽吸血液,因渗出的血液有压迫出血点而达到防止继续出血的作用,早期抽吸可诱发再度出血。凡血肿巨大,特别是有继续出血者,应在良好的麻醉条件下切开血肿,排除积血,结扎出血点后再予缝合。术毕应在外阴部和阴道同时用纱布加压以防继续渗血,同时留置导尿管,必要时可予皮片引流。

二、阴道损伤

(一)性交损伤

一般均为暴力性交或奸污所致,近年来由情趣用品导致的损伤逐渐增多。导致性交损伤的诱因有:妊娠期阴道充血,产后或绝经后阴道萎缩,阴道手术瘢痕,阴道畸形或狭窄,性交时位置不当以及男方酒后同房等。损伤部位一般多位于后穹隆。因右侧穹隆较宽敞,男子龟头多活动于该侧,故右侧裂伤多于左侧。损伤可为单一或多发性,多环绕子宫颈呈"一"字形横裂或新月形裂口。阴道组织血供丰富,性交引起撕裂后立即出现阴道流血,有时甚至因流血过多而致休克。严重撕裂还可以导致腹膜破裂,以至引起气腹而出现腹胀痛症状。

患者就诊时常隐瞒性生活史。故凡有阴道出血者应警惕有性交损伤的可能,除详细咨询有关病史外,应先用窥阴器扩开阴道,用棉球拭净阴道内积血后,仔细检查出血来源,注意有无阴道壁裂伤,裂伤是否波及腹膜、直肠或膀胱。在紧急情况下,若系阴道壁出血可暂用纱布压迫止血,然后做好充分准备下,经阴道用人工合成可吸收线缝合止血。注意避免缝线穿透直肠黏膜。

(二)药物损伤

局部用消炎杀菌药治疗阴道炎时,可因剂量过大、用法不当或误用腐蚀药物而造成阴道损伤。如冲洗阴道时采用的高锰酸钾溶液浓度过高或有颗粒未溶化时,可因形成的氢氧酸钾腐蚀

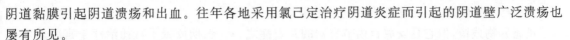

阴道黏膜引起阴道溃疡和出血。往年各地采用氯己定治疗阴道炎症而引起的阴道壁广泛溃疡也屡有所见。

药物性损伤表现为用药后阴道分泌物增多,呈脓血性,甚至有鲜血流出,伴阴道外阴灼热疼痛感。检查可见阴道广泛充血,并有散在溃疡。高锰酸钾烧灼所致溃疡有黑色糊状物(二氧化锰)覆盖。药物损伤后如不及时治疗,阴道黏膜坏死、剥脱,最后可引起阴道粘连和狭窄。

凡药物治疗引起阴道炎症时,应遵医嘱,切勿乱投药石,忌用任何腐蚀性药物纳入阴道引产。放入药物后如出现任何不适应应立即取出,并用冲洗干净。局部可涂擦紫草油,或用紫草油纱布覆盖以促进溃疡愈合和防止继发粘连,一般每天更换纱布一次,直至创面痊愈为止。如因药物经过黏膜吸收引起全身中毒反应者,应检测肝、肾功能,有肾衰竭时应尽早给予肾透析治疗。

(三)卫生栓损伤

国外妇女使用卫生栓者较多。卫生栓导致阴道溃疡陆续有所发生。据认为导致溃疡的原因可能为:①卫生栓放置位置不当引起的压迫坏死。②使用者对栓中除臭剂变态反应。③栓中所含高吸附纤维素能改变阴道黏膜上皮结构,破坏细胞间桥,致使细胞间的间隙扩大和形成微溃疡;如非月经期仍继续使用以吸附血液时,则微溃疡可发展为肉眼可见的阴道溃疡。若使用具有送栓器的卫生栓,甚至在放入时即可直接导致阴道黏膜线形撕裂伤;栓放入后虽可暂时压迫止血,但将造成裂口延期不愈,因而当栓取出后反而出现血性白带。检查时可见阴道上段黏膜有明显的红色颗粒状斑块区。一般在停止使用卫生栓后能逐渐自愈。

(四)子宫托损伤

使用子宫托治疗子宫脱垂和尿失禁的患者由于子宫托长时间压迫阴道壁可能导致阴道溃疡,严重者甚至发生阴道直肠瘘。预防方法主要是选择合适的子宫托,定时取出子宫托消毒,如果出现脓性或者血性白带应到妇科门诊检查。出现阴道溃疡应停用子宫托,局部使用雌三醇软膏可促进溃疡愈合。

(五)阴道水蛭咬伤

见于3~14岁农村幼女,多在5~9月炎热季节发病。发病前一时有接触河、湖水史。其主要症状为阴道出血和发热,失血多者可出现休克。出血可能与水蛭咬伤后分泌的一种水蛭素的抗凝作用有关。治疗采用10%高渗盐水500~1 000 mL冲洗阴道,一般可迅速止血。

三、异物残留

生殖器官异物残留包括阴道内、盆腔内和宫腔内异物,以前者多见,后两者均为医源性异物,应可避免。

(一)原因

1.幼女无知或出于好奇心

自己或由其他小孩将纽扣、豆子、果核或回形针等塞入阴道内。精神疾病妇女也可发生类似情况。

2.医源性异物

医源性异物是由于医护人员手术时遗留或向患者交代不清所致。最常见的为子宫颈活组织检查或会阴、阴道修补手术后阴道内留置的纱布或棉球未及时取出或未全部取出所造成的阴道异物残留,特别严重的是经腹手术时将纱布、纱布垫,甚至器械遗忘在腹腔内而形成的腹腔或盆腔异物。此外,也曾发生在剖宫产时,将纱布遗忘在宫腔而形成的宫腔内异物。

3.宫腔内节育器嵌入子宫肌层或进入腹腔内

虽属异物残留,但它是安放宫内节育器的并发症之一。长期放置子宫托治疗子宫脱垂可导致其嵌顿在阴道壁内,也属异物残留。

(二)临床表现及诊断

阴道异物的主要症状为阴道有脓性或脓血性分泌物排出。如为纱布或棉球,分泌物呈恶臭。成人多有阴道手术史,一般通过阴道窥诊即能确诊。对幼女则需详细询问有无放入异物史,肛查多可触及有一定活动度的物体,其大小、形状及硬度因异物种类而异。如留置的为硬物体,用金属探针放入阴道内即可探得异物的存在。应注意将阴道内异物与阴道或子宫颈葡萄状肉瘤相鉴别,必要时可在全麻下用宫腔镜或鼻镜窥视并行活组织检查加以确诊。腹腔内有异物遗留时,术后多有持续腹痛、发热和腹部包块,严重者并发肠梗阻、感染,甚至肠瘘。凡术后出现上述现象,特别是有腹部包块形成时,应考虑腹腔内异物残留可能。金属异物如手术缝针留置腹腔时,可能除腹痛外,并无其他症状,但腹部透视即可确诊。剖宫产后宫腔内有纱布残留时,患者术后长期发热、腹痛,宫腔内有大量分泌物排出,子宫复旧不佳。当纱布经阴道排出或取出后,症状随之消失。

(三)预防

(1)医护人员应加强责任心,并严格执行剖腹术前及关腹前的器械、敷料清点制度,以确保无异物遗留。作会阴切开缝合术时,宜采用有带的纱布卷。术时将带子的游离端置于阴道口外以避免遗忘。凡阴道手术后需保留纱布塞者,应将每条纱布塞的一角留在阴道口外,术后医嘱中写明纱布数目和应取出时间或向患者本人交代清楚,并记入病程记录中。为幼女或未婚妇女取阴道分泌物检查时,应旋紧棉絮以防脱落,发现脱落应立即设法取出。

(2)对儿童应加强教育与监督,严防将异物塞入阴道。对精神疾病患者应严加管理并给予相应治疗。

(四)治疗

成年妇女阴道内异物可随手取出。幼女阴道内有异物时可用长钳轻轻夹出,或在麻醉下用宫腔镜或鼻镜扩开阴道取出。有炎症者取出异物后以0.5%醋酸低压冲洗阴道。

腹腔异物应尽早剖腹探查取出。如已形成肠瘘或术时分离粘连而形成肠瘘者,一般应根据当时情况作肠切除吻合术或肠瘘修补术。

四、临床特殊情况的思考和建议

盆底组织疏松,部分外阴及阴道损伤后可在盆腔深部形成巨大血肿,难以清除引流。对于此类病例,可以予以局部压迫,同时加强输血、抗感染,辅以散结化瘀的中成药,待血肿自行消散吸收。

(马春新)

第四节 子 宫 损 伤

一、子宫穿孔

子宫穿孔多发生于流产刮宫,特别是钳刮人工流产手术时,但诊断性刮宫、安放和取出宫内

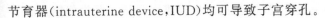

节育器(intrauterine device,IUD)均可导致子宫穿孔。

（一）原因

1.术前未做盆腔检查或判断错误

刮宫术前未做盆腔检查或对子宫位置、大小判断错误，即盲目操作，是子宫穿孔的常见原因之一，特别是当子宫前屈或后屈，而探针、吸引头或刮匙放入的方向与实际方向相反时，最易发生穿孔。双子宫或双角子宫畸形患者，早孕时误在未孕侧操作，也易导致穿孔。

2.术时不遵守操作常规或动作粗暴

初孕妇子宫颈内口较紧，强行扩宫，特别是跳号扩张子宫颈时，可能发生穿孔。此外，如在宫腔内粗暴操作，过度搔刮或钳夹子宫某局部区域，均可引起穿孔。

3.子宫病变

以往有子宫穿孔史、反复多次刮宫史或剖宫产后瘢痕子宫患者，当再次刮宫时均易发生穿孔。子宫绒癌或子宫内膜癌累及深肌层者，诊断性刮宫或宫腔镜检查时，可导致或加速其穿孔或破裂。

4.萎缩子宫

当体内雌激素水平低落，如产后子宫过度复旧或绝经后，子宫往往小于正常，且其肌层组织脆弱、肌张力低，探针很容易直接穿透宫壁，甚至可将IUD直接放入腹腔内。

5.强行取出嵌入肌壁的IUD

IUD已嵌入子宫肌壁，甚至部分已穿透宫壁时，如仍强行经阴道取出，有引起子宫穿孔的可能。

（二）临床表现

绝大多数子宫穿孔均发生在人工流产手术，特别是大月份钳刮手术时。子宫穿孔的临床表现可因子宫原有状态、引起穿孔的器械大小、损伤的部位和程度，以及是否并发其他内脏损伤而有显著不同。

1.探针或IUD穿孔

凡探针穿孔，由于损伤小，一般内出血少，症状不明显，检查时除可能扪及宫底部有轻压痛外，余无特殊发现。产后子宫萎缩，在安放IUD时，有时可穿透宫壁将其直接放入腹腔而未察觉，直至以后B型超声随访IUD或试图取出IUD失败时方始发现。

2.卵圆钳、吸管穿孔

卵圆钳或吸管所致穿孔的孔径较大，特别是当穿孔后未及时察觉仍反复操作时，常伴急性内出血。穿孔发生时患者往往感突发剧痛。腹部检查，全腹均有压痛和反跳痛，以下腹部最为明显，但肌紧张多不显著，如内出血少，移动性浊音可为阴性。妇科检查子宫颈举痛和宫体压痛均极显著。如穿孔部位在子宫峡部一侧，且伤及子宫动脉的下行支时，可在一侧阔韧带内扪及血肿形成的块物；但也有些患者仅表现为阵发性宫颈管内活跃出血，宫旁无块物扪及，宫腔内也已刮净而无组织残留。子宫绒癌或葡萄胎刮宫所导致的子宫穿孔，多伴有大量内、外出血，患者在短时间内可出现休克症状。

3.子宫穿孔并发其他内脏损伤

人工流产术发生穿孔后未及时发现，仍用卵圆钳或吸引器继续操作时，往往夹住或吸住大网膜、肠管等，以致造成内脏严重损伤。如将夹住的组织强行往外牵拉，患者顿感刀割或牵扯样上腹剧痛，术者也多觉察往外牵拉的阻力极大，有时可夹出黄色脂肪组织、粪渣或肠管，严重者甚至可将肠管内黏膜层剥脱拉出。因肠管黏膜呈膜样,故即使夹出也很难肉眼辨认其为何物。肠管损伤后,其内容物溢入腹腔,迅速出现腹膜炎症状。如不及时手术,患者可因中毒性休克死亡。

如穿孔位于子宫前壁,伤及膀胱时可出现血尿。当膀胱破裂,尿液流入腹腔后,则形成尿液性腹膜炎。

(三)诊断

凡经阴道宫腔内操作出现下列征象时,均提示有子宫穿孔的可能。

(1)使用的器械进入宫腔深度超过事先估计或探明的长度,并感到继续放入无阻力时。

(2)扩张子宫颈的过程中,如原有阻力极大,但忽而阻力完全消失,且患者同时感到有剧烈疼痛时。

(3)手术时患者有剧烈上腹痛,检查有腹膜炎刺激征,或移动性浊音阳性;如看到夹出物有黄色脂肪组织、粪渣或肠管,更可确诊为肠管损伤。

(4)术后子宫旁有块物形成或宫腔内无组织物残留,但仍有反复阵发性宫颈管内出血者,应考虑在子宫下段侧壁阔韧带两叶之间有穿孔可能。

(四)预防

(1)术前详细了解病史和做好妇科检查,并应排空膀胱。产后三个月哺乳期内和宫腔<6 cm者不放置IUD。有剖宫产史、子宫穿孔史或哺乳期受孕而行人工流产术时,在扩张子宫颈后即予注射子宫收缩剂,以促进子宫收缩变硬,从而减少损伤。

(2)经阴道行宫腔内手术是完全凭手指触觉的"盲目"操作,故应严格遵守操作规程,动作轻柔,安全第一,务求做到每次手术均随时警惕有损伤的可能。

(3)孕12~16周而行引产或钳刮术时,术前2天分4次口服米非司酮共150 mg,同时注射依沙吖啶100 mg至宫腔,以促进子宫颈软化和扩张。一般在引产第3天,胎儿胎盘多能自行排出。如不排出时,可行钳刮术。钳刮时先取胎盘,后取胎体,如胎块长骨通过子宫颈受阻时,忌用暴力牵拉或旋转,以免损伤宫壁。此时应将胎骨退回宫腔最宽处,换夹胎骨另一端则不难取出。

(4)如疑诊子宫体绒癌或子宫内膜癌而需行诊断性刮宫确诊时,搔刮宜轻柔。当取出的组织足以进行病理检查时,则不应再作全面彻底的搔刮术。有条件时最好在宫腔镜直视下取可疑部位组织进行活检。

(五)处理

手术时一旦发现子宫穿孔,应立即停止宫腔内操作。然后根据穿孔大小、宫腔内容物干净与否、出血多少和是否继续有内出血、其他内脏有无损伤,以及妇女对今后生育的要求等而采取不同的处理方法。

(1)穿孔发生在宫腔内容物已完全清除后,如观察无继续内、外出血或感染,三天后即可出院。

(2)凡穿孔较小者(用探针或小号张器所致),无明显内出血,宫腔内容物尚未清除时,应先给予缩宫素以促进子宫收缩,并严密观察有无内出血。如无特殊症状出现,可在7~10天后再行刮宫术;但若术者刮宫经验丰富,对仅有部分宫腔内容物残留者,可在发现穿孔后避开穿孔部位将宫腔内容物刮净。

(3)如穿孔直径大,有较多内出血,尤其合并有肠管或其他内脏损伤者,则不论宫腔内容物是否已刮净,应立即剖腹探查,并根据术时发现进行肠修补或部分肠段切除吻合术。子宫是否切开或切除,应根据有无再次妊娠要求而定。已有足够子女者,最好做子宫次全切除术;希望再次妊娠者,在肠管修补后再行子宫切开取胎术。

(4)其他辅助治疗:凡有穿孔可疑或证实有穿孔者,均应尽早经静脉给予抗生素预防和控制感染。

二、子宫颈撕裂

(一)原因

子宫颈撕裂多因宫缩过强但子宫颈未充分容受和扩张,胎儿被迫强行通过子宫颈外口或内口所致。一般见于无足月产史的中孕引产者。加用缩宫素特别是前列腺素引产者发生率更高。

(二)临床表现

临床上可表现为以下三种不同类型。

1.子宫颈外口撕裂

一般与足月分娩时撕裂相同,多发生于宫颈 6 或 9 点处,长度可由外口处直达阴道穹隆部不等,常伴有活跃出血。

2.子宫颈内口撕裂

子宫颈内口尚未完全扩张,胎儿即强行通过时,可引起子宫颈内口处黏膜下层结缔组织撕裂,因黏膜完整,故胎儿娩出后并无大量出血,但因子宫颈内口闭合不全以致以后出现习惯性流产。

3.子宫颈破裂

凡裂口在子宫颈阴道部以上者为子宫颈上段破裂,一般同时合并有后穹隆破裂,胎儿从后穹隆裂口娩出。如破裂在子宫颈的阴道部为子宫颈下段破裂,可发生在子宫颈前壁或后壁,但以后壁为多见。裂口呈横新月形,但子宫颈外口完整,患者一般流血较多。窥阴器扩开阴道时即可看见裂口,甚至可见到胎盘嵌顿于裂口处。

(三)预防和治疗

(1)凡用依沙吖啶引产时,不应滥用缩宫素,特别是不应采用米索前列醇加强宫缩。引产时如宫缩过强,产妇诉下腹剧烈疼痛,并有烦躁不安,而宫口扩张缓慢时,应立即肌内注射哌替啶100 mg及东莨菪碱 0.5 mg 以促使子宫松弛,已加用静脉注射缩宫素者应立即停止滴注。

(2)中孕引产后不论流血多少,应常规检查阴道和子宫颈。发现撕裂者立即用人工合成可吸收缝线修补。

(3)凡因子宫颈内口闭合不全出现晚期流产者,可在非妊娠期进行手术矫正,但疗效不佳。现多主张在妊娠 14～19 周期间用 10 号丝线前后各套 2 cm 长橡皮管绕子宫颈缝合扎紧以关闭宫颈管。待妊娠近足月或临产前拆出缝线。

(四)临床特殊情况的思考和建议

随着宫腔镜的普及,宫腔镜操作时子宫穿孔日益多见,宫腔镜为可视操作,通常术中可以发现子宫穿孔,立刻停止操作即可,必要时后穹隆穿刺抽吸进入腹腔的膨宫液。宫腔镜电切时穿破子宫应注意观察有无膀胱及肠管损伤征象。

(马春新)

第五节 子宫脱垂

子宫脱垂是子宫从正常位置沿阴道下降,宫颈外口达坐骨棘水平以下,甚至子宫全部脱出阴道口以外。子宫脱垂常伴有阴道前壁和后壁脱垂。

一、临床分度与临床表现

(一)临床分度

我国采用全国部分省、市、自治区"两病"科研协作组的分度,以患者平卧用力向下屏气时,子宫下降最低点为分度标准。将子宫脱垂分为3度(图5-1)。

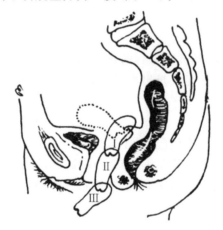

图5-1 子宫脱垂

(1)Ⅰ度:①轻型,宫颈外口距处女膜缘小于4 cm,未达处女膜缘;②重型,宫颈外口已达处女膜缘,阴道口可见子宫颈。

(2)Ⅱ度:①轻型,宫颈已脱出阴道口外,宫体仍在阴道内;②重型,宫颈及部分宫体脱出阴道口。

(3)Ⅲ度:宫颈与宫体全部脱出阴道口外。

(二)临床表现

1.症状

(1)Ⅰ度:患者多无自觉症状。Ⅱ、Ⅲ度患者常有程度不等的腰骶区疼痛或下坠感。

(2)Ⅱ度:患者在行走、劳动、下蹲或排便等腹压增加时有块状物自阴道口脱出,开始时块状物在平卧休息时可变小或消失。严重者休息后块状物也不能自行回缩,常需用手推送才能将其还纳至阴道内。

(3)Ⅲ度:患者多伴Ⅲ度阴道前壁脱垂,易出现尿潴留,还可发生压力性尿失禁。

2.体征

脱垂子宫有的可自行回缩,有的可经手还纳,不能还纳的,常伴阴道前后壁脱出,长期摩擦可致宫颈溃疡、出血。Ⅱ、Ⅲ度子宫脱垂患者宫颈及阴道黏膜增厚角化,宫颈肥大并延长。

二、病因

分娩损伤,产后过早体力劳动,特别是重体力劳动;子宫支持组织疏松薄弱,如盆底组织先天发育不良;绝经后雌激素不足;长期腹压增加。

三、诊断

通过妇科检查结合病史很容易诊断。检查时嘱患者向下屏气或增加腹压,以判断子宫脱垂的最大程度,并分度。同时注意观察有无阴道壁脱垂、宫颈溃疡、压力性尿失禁等,必要时做宫颈细胞学检查。如可还纳,需了解盆腔情况。

四、处理

(一)支持疗法

加强营养,适当安排休息和工作,避免重体力劳动,保持大便通畅,积极治疗增加腹压的疾病。

(二)非手术疗法

1.放置子宫托

适用于各度子宫脱垂和阴道前后壁脱垂患者。

2.其他疗法

其他疗法包括盆底肌肉锻炼、物理疗法和中药补中益气汤等。

(三)手术疗法

适用于国内分期Ⅱ度及以上子宫脱垂或保守治疗无效者。

1.阴道前、后壁修补术

适用于Ⅰ、Ⅱ度阴道前、后壁脱垂患者。

2.曼氏手术

手术包括阴道前后壁修补、主韧带缩短及宫颈部分切除术。适用于年龄较轻、宫颈延长、希望保留子宫的Ⅱ、Ⅲ度子宫脱垂伴阴道前、后壁脱垂患者。

3.经阴道子宫全切术及阴道前后壁修补术

适用于Ⅱ、Ⅲ度子宫脱垂伴阴道前、后壁脱垂、年龄较大、无须考虑生育功能的患者。

4.阴道纵隔形成术或阴道封闭术

适用于年老体弱不能耐受较大手术、不需保留性交功能者。

5.阴道、子宫悬吊术

可采用手术缩短圆韧带,或利用生物材料制成各种吊带,以达到悬吊子宫和阴道的目的。

五、预防

推行计划生育,提高助产技术,加强产后体操锻炼,产后避免重体力劳动,积极治疗和预防使腹压增加的疾病。

(卢　霞)

第六章

女性生殖系统肿瘤

第一节 外阴肿瘤

一、外阴良性肿瘤

外阴良性肿瘤较少见。根据良性肿瘤的性状可划分为两大类:囊性或实质性。根据肿瘤的来源也可将其划分为四大类:①上皮来源的肿瘤;②上皮附件来源的肿瘤;③中胚叶来源的肿瘤;④神经源性肿瘤。本节将常见的外阴良性肿瘤按肿瘤的来源归类,介绍如下。

(一)上皮来源的肿瘤

1.外阴乳头瘤

外阴部鳞状上皮的乳头瘤较少见。病变多发生在大阴唇,也可见于阴阜、阴蒂和肛门周围。外阴乳头瘤多见于中老年妇女,发病年龄大多在40～70岁。

(1)病理特点。①大体所见:单发或多发的突起,呈菜花状或乳头状,大小可由数毫米至数厘米直径,质略硬。②显微镜下所见:复层鳞形上皮中的棘细胞层增生肥厚,上皮向表面突出形成乳头状结构,上皮脚变粗向真皮层伸展。但上皮细胞排列整齐,细胞无异型性。

(2)临床表现:常常无明显的病状,有一些患者有外阴瘙痒;如肿瘤较大,因反复摩擦,表面可溃破、出血和感染。有时,妇科检查时才发现外阴部有乳头状肿块,可单发或多发,质略硬。

(3)诊断和鉴别诊断:根据临床表现,可作出初步的诊断。确诊应根据活检后病理学结果。诊断时应与外阴尖锐湿疣进行鉴别。外阴尖锐湿疣属于 HPV 病毒感染,在显微镜下可见典型的挖空细胞。据此,可进行鉴别。

(4)治疗:以局部切除为主要的治疗方法,在病灶外 0.5～1 cm 处切除整个肿瘤,切除物必须送病理组织学检查。

2.软垂疣

软垂疣有时也称为软纤维瘤、纤维上皮性息肉或皮垂,常常较小且软,多见于大阴唇。

(1)病理特点。①大体所见:外形呈球形,直径为 1～2 cm,可有蒂。肿瘤表面有皱襞,肿瘤质地柔软。②显微镜下所见:肿瘤由纤维结缔组织构成,表面覆盖较薄的鳞形细胞上皮层,无细胞增生现象。

（2）临床表现：通常无病状，当蒂扭转或破溃时出现病状，主要为疼痛、溃破、出血和感染。有时肿块受摩擦而有不适感。妇科检查时可见外阴部有肿块，质地偏软。

（3）诊断和鉴别诊断：根据临床表现，基本可作出诊断。如肿瘤表面皱襞较多，需与外阴乳头瘤进行鉴别，显微镜下检查可鉴别。

（4）治疗：如患者因肿瘤而担忧、有病状，或肿瘤直径超过 1～2 cm，则肿瘤应予以切除。同样，切除物应送病理组织学检查。

（二）上皮附件来源的肿瘤

1.汗腺瘤

汗腺瘤是由汗腺上皮增生而形成的肿瘤，一般为良性，极少数为恶性。由于大汗腺在性发育成熟后才有功能，因此这种汗腺瘤发生于成年之后。生长部位主要在大阴唇。

（1）病理特点。①大体所见：肿块直径一般<1 cm，结节质地软硬不一。有时囊内的乳头状生长物可突出于囊壁。②显微镜下所见：囊性结节，囊内为乳头状结构的腺体和腺管，腺体为纤维小梁所分隔。乳头部分表面有两层细胞：近腔面为立方形或低柱状上皮，胞质淡伊红色呈顶浆分泌状，核圆形位于底部；其外为一层梭形或圆形、胞质透亮的肌上皮细胞。

（2）临床表现：汗腺瘤病程长短不一，有些汗腺瘤可长达十余年而无变化。汗腺瘤小而未破时，一般无病状，仅偶然发现外阴部有一肿块。有时患者有疼痛、刺痒、灼热等病状。如继发感染则局部有疼痛、溢液、出血等病状。

妇科检查时可发现外阴部肿块，肿块可为囊性、实质性或破溃而成为溃疡型。

（3）诊断和鉴别诊断：诊断常常需要根据病理组织学检查。因汗腺瘤易与皮脂腺囊肿、女阴癌、乳头状腺癌等混淆，若单凭肉眼观察，确实不易鉴别，故必须在活组织检查以后，才能确诊。

（4）治疗：汗腺瘤一般为良性，预后良好，故治疗方法大都先做活组织检查，明确诊断后再做局部切除。

2.皮脂腺腺瘤

皮脂腺腺瘤为一圆形或卵圆形的肿块，发生于外阴者较少，一般为黄豆大小，单发或多发，稍隆起于皮肤。

（1）病理特点。①大体所见：肿块为黄色，直径 1～3 mm，有包膜，表面光滑，质地偏硬。②显微镜下所见：镜下见皮脂腺腺瘤的细胞集合成小叶，小叶的大小轮廓不一。瘤细胞有三种：①成熟的皮脂腺细胞，细胞大呈多边形，胞质透亮空泡；②较小色深的鳞形样细胞，相当于正常皮脂腺的边缘部分细胞，即生发细胞；③介于两者之间的为成熟中的过渡细胞。

（2）临床表现：一般无病状。妇科检查时可发现肿块多发生于小阴唇，一般为单个，扪之质偏硬。

（3）诊断和鉴别诊断：诊断可根据临床表现而做出。有时需行切除术，术后病理检查才能确诊。

（4）治疗：一般可行手术切除。

（三）中胚叶来源的肿瘤

1.粒细胞成肌细胞瘤

粒细胞成肌细胞瘤可发生于身体的很多部位，其中 35% 发生于舌，30% 在皮肤及其邻近组织，7% 发生于外阴，其余的发生于其他部位，包括上呼吸道、消化道和骨骼肌等。

（1）病理特点。①大体所见：肿瘤直径一般为 0.5～3 cm，肿块质地中等，淡黄色。②显微镜所见:瘤细胞集合成粗条索状或巢状,为细纤维分隔,细胞大,胞质丰富,含有细伊红色颗粒,核或大或小,位于中央,核仁清晰。

特殊染色提示细胞质颗粒并非黏液,也不是糖原,但苏丹黑B染色结果为阳性,经PAS染色经酶消化后仍为阳性,说明细胞质颗粒很有可能是糖蛋白并有类脂物,这一点支持其为神经源性的组织来源学说。

(2)临床表现:一般无特异的病状,有时患者偶然发现外阴部的肿块,生长缓慢,无压痛,较常发生于大阴唇。妇科检查时可见外阴部肿块质地中等,常为单个,有时为多个,无压痛。

(3)诊断和鉴别诊断:一般需病理检查后才能确诊。同时,需与纤维瘤、表皮囊肿进行鉴别。

(4)治疗:治疗原则是要有足够的手术切除范围,一般在切除标本的边缘应做仔细的检查,如切缘有病变存在,则需再做扩大的手术切除范围。一般预后良好。

2.平滑肌瘤

平滑肌瘤发生于外阴部者还是很少见的。可发生于外阴的平滑肌、毛囊的立毛肌或血管的平滑肌组织中。外阴平滑肌瘤与子宫平滑肌瘤有相似的地方,如好发于生育年龄的妇女,如肌瘤小,可无任何病状。

(1)病理特点。①大体所见:肿块为实质性,表面光滑,切面灰白色,有光泽。②显微镜所见:平滑肌细胞排列成束状,内含胶原纤维,有时可见平滑肌束形成漩涡状结构,有时也可见肌瘤的变性。

(2)临床表现:患者一般无不适病状,有时会感到外阴不适,外阴下坠感,也有患者因自己发现外阴肿块而就诊。外阴平滑肌瘤常常发生在大阴唇,有时可位于阴蒂、小阴唇。妇科检查可见外阴部实质性肿块,边界清楚,可推动,无压痛。

(3)诊断和鉴别诊断:外阴平滑肌瘤的诊断并不困难,有时需与纤维瘤、肉瘤进行鉴别。纤维瘤质地较平滑肌瘤更硬。而肉瘤边界一般不清,有时在术前鉴别困难。

(4)治疗:以手术切除,如果肌瘤位于浅表,可行局部切除;如果位置较深,可打开包膜,将肌瘤剜出。切除之组织物送病理组织学检查。

3.血管瘤

血管瘤实际上是先天性血管结构异常形成的,所以,应该说它不是真正的肿瘤。多见于新生儿或幼儿。

(1)病理特点。①大体所见:肿块质地柔软,呈红色或暗红色。②显微镜下所见:常表现为两种结构。一种为无数毛细血管,有的血管腔不明,内皮细胞聚积在一起,有人称其为毛细血管瘤;另一种为腔不规则扩大,壁厚薄不一的海绵状血管瘤,管壁衬以单层扁平内皮细胞,扩大的腔内常有血栓形成,有人称此种血管瘤为海绵状血管瘤。

(2)临床表现:多见于婴幼儿,直径从数毫米至数厘米。常高出皮肤,色鲜红或暗红,质软,无压痛。有时因摩擦而出血。

(3)诊断和鉴别诊断:主要根据临床表现,进行初步的诊断。有时需与色素痣进行鉴别诊断。

(4)治疗:如果血管瘤不大,可手术切除;如果面积大或部位不适合手术,则可用冷冻治疗,也可应用激光进行治疗。

(四)神经源性肿瘤

1.神经鞘瘤

发生于外阴部的神经鞘瘤常常为圆形,生长缓慢。目前一般认为它是来源于外胚层的雪旺鞘细胞。以往有人认为其来源于中胚层神经鞘。

（1）病理特点。①大体所见：肿块大小不等，一般中等大小，有完整的包膜。②显微镜所见：肿瘤组织主要由神经鞘细胞组成。此种细胞呈细长的梭形或星形，细胞质嗜酸，胞核常深染，大小一致，疏松排列成束状、螺旋状或漩涡状结构。

（2）临床表现：外阴部的神经鞘瘤常表现为圆形的皮下结节，一般无病状，质地偏实。

（3）诊断：根据临床表现，进行初步的诊断，确诊需要病理组织学检查结果。

（4）治疗：手术切除，切除物送病理组织学检查。

2.神经纤维瘤

外阴神经纤维瘤为孤立的肿块，常位于大阴唇。它主要由神经束衣、神经内衣和神经鞘细胞组成。此肿瘤为中胚层来源。

（1）病理特点。①大体所见：肿瘤无包膜，边界不清。②显微镜下所见：主要为细纤维，平行或交错排列，其中有鞘细胞和轴索的断面，还有胶原纤维。

（2）临床表现：一般无病状，检查发现肿块质地偏实，与周围组织分界不清。

（3）诊断：根据临床表现，进行初步的诊断，确诊需要病理组织学检查结果。

（4）治疗：手术切除，切除物送病理组织学检查。

二、外阴恶性肿瘤

外阴恶性肿瘤主要发生于老年妇女，尤其60岁以上者。外阴恶性肿瘤占女性生殖系统恶性肿瘤的3%～5%。外阴恶性肿瘤包括来自表皮的癌，如外阴鳞状细胞癌、基底细胞癌、Paget病、汗腺癌和恶性黑色素瘤；来自特殊腺体的腺癌，如前庭大腺癌和尿道旁腺癌；来自表皮下软组织的肉瘤，如平滑肌肉瘤、横纹肌肉瘤、纤维肉瘤和淋巴肉瘤。

（一）外阴鳞状细胞癌

外阴鳞状细胞癌是外阴最常见的恶性肿瘤，占外阴恶性肿瘤的90%，好发于大、小阴唇和阴蒂。

1.发病因素

确切的病因不清，可能与下列因素有一定的关系。

（1）人乳头状瘤病毒感染：人乳头状瘤病毒感染与宫颈癌的发生有密切的关系。目前研究发现，人乳头状瘤病毒与外阴癌前病变及外阴癌也有相关性。

（2）外阴上皮内非瘤变：外阴上皮内非瘤变中的外阴鳞状上皮细胞增生及硬化性苔藓合并鳞状上皮细胞增生有一定的恶变率，其恶变率为2%～5%。有时，对可疑病变需行活检以明确诊断。

（3）吸烟：吸烟抑制了人体的免疫力，导致人体的抵抗力下降，不能抵抗病毒等感染，可导致肿瘤的发生。

（4）与VIN关系密切：如VIN未及时发现和治疗，可缓慢发展至浸润癌，尤其是VIN3的患者。

（5）其他：性传播性疾病和性卫生不良也与此病的发生有一定的关系。

2.病理

大体检查：肿瘤可大可小，直径一般为1～8 cm，常为质地较硬的结节，常有破溃而成溃疡，周围组织僵硬。显微镜下可分为：①角化鳞形细胞癌。细胞大而呈多边形，核大而染色深，在底部钉脚长短大小和方向不一,多而紊乱,侵入间质。癌细胞巢内有角化细胞和角化珠形成。②非角化鳞形细胞癌。癌细胞常为多边形大细胞,细胞排列紊乱,核质比例大,核分裂多,无角化珠,角化细胞偶见。③基底样细胞癌。由类似鳞形上皮基底层组成。癌细胞体积小,不成熟,核质比例很大。角化细胞偶见或见不到。

3.临床表现

(1)病状:最常见的病状是外阴瘙痒,外阴疼痛或排尿时灼痛,自己发现外阴肿块,肿瘤破溃出血和渗液;若肿瘤累及尿道,可影响排尿;偶尔患者扪及腹股沟肿大的淋巴结而就诊。

(2)体征:病灶可发生于外阴的任何部位,常见于大小阴唇。肿瘤呈结节状质硬的肿块,与周围分界欠清。可见破溃和出血。检查时,需注意有无腹股沟淋巴结的肿大,还须注意阴道和宫颈有无病变。

4.转移途径

以直接浸润和淋巴转移为主,晚期可血行转移。

(1)直接浸润:肿瘤在局部不断增殖和生长,体积逐渐增大,并向周围组织延伸和侵犯:向前方扩散可波及尿道和阴蒂,向后方扩散可波及肛门和会阴,向深部可波及脂肪组织和泌尿生殖膈,向内扩散至阴道。进一步还可累及到膀胱和直肠。

(2)淋巴转移:外阴淋巴回流丰富,早期单侧肿瘤的淋巴回流多沿同侧淋巴管转移,而位于中线部位的肿瘤,如近阴蒂和会阴处的淋巴回流多沿双侧淋巴管转移,一般先到达腹股沟浅淋巴结,再回流至腹股沟深淋巴结,然后进入盆腔淋巴结。若癌灶累及直肠和膀胱,可直接回流至盆腔淋巴结。

(3)血行转移:肿瘤细胞进入静脉,常播散至肺和脊柱,也可播散至肝脏。

5.诊断

(1)根据患者病史、病状和检查结果,初步得出结果。

(2)活组织检查:在病灶处取活检,送病理学检查。取活检时,需一定的组织,组织少,会给病理诊断造成困难;同时,也应避开坏死处活检。

(3)其他辅助检查:宫颈细胞学检查,CT或MRI了解腹股沟和盆腔淋巴结的情况。必要时可行膀胱镜检查或直肠镜检查,了解有无膀胱黏膜或直肠黏膜的侵犯情况。

6.鉴别诊断

需与外阴鳞状上皮细胞增生、外阴尖锐湿疣和外阴良性肿瘤相鉴别,确诊需根据活检病理学检查结果。

7.治疗

外阴癌的治疗强调个体化和综合治疗,了解病史和体格检查,血常规,活检、影像学检查、麻醉下膀胱镜或直肠镜检查、戒烟或咨询、HPV检测。对早期患者,在不影响预后的基础上,尽量缩小手术范围,以减少手术创伤和手术的并发病。对晚期的患者则采用手术＋化疗＋放疗,以改善预后,提高患者的生活质量。

(1)T_1,T_2(肿块≤4 cm),浸润深度≤1 mm,局部广泛切除。

(2)T_1,T_2(肿块≤4 cm),浸润深度>1 mm,离中线≥2 cm,根治性女阴切除和单侧腹股沟淋巴结评估或切除;中线型,根治性女阴切除和双侧腹股沟淋巴结评估或切除;切缘阴性,手术结束;切缘阳性,能切则继续切,不能切则手术结束,选择术后辅助治疗。

(3)肿块>4 cm或累及尿道、阴道和肛门,影像学检查淋巴结无转移,可行腹股沟淋巴结切除,切除淋巴结有转移,针对原发肿瘤及腹股沟及盆腔淋巴结放化疗;切除淋巴结无转移可行针对原发肿瘤放化疗±腹股沟淋巴结放疗;影像学检查淋巴结疑转移,可行细针穿刺行活检,再针对原发肿瘤及腹股沟及盆腔淋巴结放化疗。

(4)远处转移,放化疗及支持治疗。

8.治疗注意点

(1)手术治疗。手术切口:目前一般采用三个切口的手术方式,即双侧腹股沟各一个切口,广泛外阴切除则为一个切口。也有双侧腹股沟淋巴结切除应用腔镜进行。若尿道口累及,则可以切除 1 cm 的尿道,一般不影响排尿。切缘距肿瘤边缘 1～2 cm,<8 mm 建议再切,但也需注意尿道、肛门的情况以及淋巴结有无累及。影像学检查淋巴结有无转移,对治疗有一定的指导作用。

危险因素:淋巴血管浸润;切缘距肿瘤边缘<8 mm;肿瘤大小;浸润深度;浸润方式(spray 或 diffuse);淋巴结累及。

前哨淋巴结切除:由于淋巴结清扫增加了死亡率,增加伤口感染的机会以及导致淋巴水肿,目前也推荐选择合适的患者行前哨淋巴结切除。

(2)放疗:外阴鳞状细胞癌对放疗敏感,但外阴皮肤不易耐受放疗。所以,放疗仅在下列情况下应用:肿块大,肿块位于特殊部位如近尿道口或肛门,腹股沟淋巴结有转移。放疗一般作为术前缩小病灶或术后辅助治疗。

(3)化疗:晚期患者可采用静脉或介入化疗。常用的药物有顺铂,博莱霉素及表柔比星等。

9.预后

预后和肿瘤的分期有密切关系:临床期别早,预后好;肿块小,无转移,预后好;淋巴结无转移,预后好;如有淋巴结转移,则转移的个数和包膜有无累及,均与预后相关。

(二)外阴恶性黑色素瘤

外阴恶性黑色素瘤发生率仅次于外阴鳞状细胞癌,最常发生的部位是小阴唇或阴蒂部。

1.临床表现

(1)病状:外阴瘙痒,以往的色素痣增大,破溃出血,周围出现小的色素痣。

(2)体征:病灶稍隆起,结节状或表面有溃破,黑色或褐色。仔细检查可见肿块周围有小的色素痣。

2.临床分期

FIGO 分期并不适合外阴恶性黑色素瘤,因为与恶性黑色素瘤预后相关的主要是肿瘤浸润的深度。目前常用的分期方法为 Clark 分期法或 Breslow 分期法(表 6-1)。

表 6-1 Clark 分期法、Breslow 分期法

级别	Clark	Breslow(浸润深度)
I	局限在上皮层内(原位癌)	<0.76 mm
II	侵入乳头状的真皮层	0.76～1.5 mm
III	乳头状及网状真皮层交界处	1.51～2.25 mm
IV	侵犯网状真皮层	2.26～3.0 mm
V	侵犯皮下脂肪层	>3.0 mm

也可参考美国癌病联合会(AJCC)和国际抗癌联盟(UICC)制定的皮肤黑色素瘤分期系统,见表 6-2。

表 6-2　UICC 皮肤黑色素瘤分期法

分期	肿瘤侵犯深度(mm)	区域淋巴结转移	远处转移
Ⅰ_A 期	≤0.75	—	—
Ⅰ_B 期	0.76~1.40	—	—
Ⅱ_A 期	1.50~4.00	—	—
Ⅱ_B 期	>4	—	—
Ⅲ 期		+*	
Ⅳ 期			+#

注:* 包括卫星转移;# 包括远处淋巴结或其他部位转移

3.诊断

根据临床表现及病理检查可明确诊断。建议外阴色素痣切除送病理,不建议激光气化。医师检查时需仔细观察有无卫星病灶。

4.治疗

外阴恶性黑色素瘤的治疗一般采用综合治疗。由于肿瘤病灶一般较小,故可行局部广泛切除,切除的边缘要求离病灶 1 cm。是否行腹股沟淋巴结清扫术目前仍有争议。有研究认为:如肿瘤侵犯深度超过1~2 mm,则建议行腹股沟淋巴结清扫术。晚期肿瘤考虑给予化疗和免疫治疗。目前,应用免疫治疗恶性黑色素瘤有一些有效的报道,如 anti-CTLA 或 PD-1 也可考虑临床应用。

(三)外阴前庭大腺癌

外阴前庭大腺癌是一种较少见的恶性肿瘤,常发生于老年妇女。肿瘤既可以发生于腺体,也可以发生在导管。因此,可有不同的病理组织类型,可以为鳞状细胞癌及腺癌,也可以是移行细胞癌或腺鳞癌。

1.临床表现

(1)病状:患者可扪及肿块而就诊。早期常无病状,晚期肿瘤可发生出血和感染。

(2)体征:外阴的后方前庭大腺的位置可扪及肿块,早期边界尚清晰,晚期则边界不清。

2.诊断

早期肿瘤的诊断较困难,与前庭大腺囊肿难以鉴别,需将肿块完整剥出后送病理检查确诊。晚期肿瘤可根据肿瘤发生的部位及临床表现、经肿瘤活检而作出诊断。

3.治疗

可行外阴广泛切除术及腹股沟淋巴结清扫术。有研究发现,术后给予放射辅助治疗可降低局部的复发率,如淋巴结阳性,则可行腹股沟和盆腔的放疗。

4.预后

由于前庭大腺位置较深,诊断时临床病期相对较晚,预后较差。

(四)外阴基底细胞癌

外阴基底细胞癌为外阴少见的恶性肿瘤,常发生于老年妇女。病灶常见于大阴唇,也可发生于小阴唇或阴蒂。病理组织学显示:瘤组织自表皮的基底层长出,伸向真皮或间质,边缘部有一层栅状排列的基底状细胞。常发生局部浸润,较少发生转移,为低度恶性肿瘤。

1.临床表现

(1)病状:可扪及外阴局部肿块,伴局部的瘙痒或烧灼感。

(2)体征:外阴部肿块,边界可辨认,肿块为结节状,若发病时间长,肿块表面可溃破成溃疡。

2.诊断

根据肿瘤发生的部位及临床表现、肿瘤活检而作出诊断。

3.治疗

手术为主要治疗手段,可行局部广泛切除术,一般不需行腹股沟淋巴结切除。

4.预后

预后较好,若肿瘤复发,仍可行复发病灶的切除。

(李　英)

第二节　阴道肿瘤

一、阴道良性肿瘤

阴道良性肿瘤相对少见。阴道壁主要是由鳞形上皮、结缔组织和平滑肌组织所组成,鳞形上皮发生肿瘤则为乳头瘤;平滑肌组织增生成为平滑肌瘤;发生于结缔组织的有纤维瘤、神经纤维瘤、血管瘤等。若肿瘤较小,则患者可无不适,仅在妇科检查时发现。

(一)阴道乳头瘤

阴道乳头瘤,可见于阴道的任何部位,呈单灶性或多灶性生长。

1.临床表现

常无病状,合并感染时出现分泌物增多或出血。妇科检查可发现阴道壁有单灶性或多灶性乳头状突起、质中、大小不等,触之可有出血。

2.病理

(1)大体所见呈乳头状突起、质中、大小不等。

(2)显微镜下所见表面覆有薄层鳞形上皮,中心为纤维结缔组织。

3.诊断与鉴别诊断

根据临床表现可作出初步诊断。常常需与尖锐湿疣及阴道壁其他良、恶性肿瘤相鉴别,确诊需病理组织学检查。

4.处理

单纯手术切除,肿瘤需送病理组织学检查。

(二)阴道平滑肌瘤

阴道平滑肌瘤是良性实质性肿瘤,常发生于阴道前壁,呈单个生长。

1.病理

(1)大体所见:实质性肿块,常为球形,质地偏实。

(2)显微镜下所见:肿瘤由平滑肌细胞组成,中间由纤维结缔组织分隔。

2.临床表现

临床病状取决于肿瘤大小和生长部位。小的可无病状,大的可产生压迫病状,并有坠胀感或性交困难。妇科检查可扪及阴道黏膜下偏实质的肿块,常有一定的活动度。

3.诊断与鉴别诊断

根据临床表现可作出基本诊断,在临床上需与阴道纤维瘤、阴道平滑肌肉瘤等鉴别,确诊需病理组织学检查。

4.处理

行肿瘤摘除术,即切开阴道黏膜,将肌瘤剥出,并将肿瘤送病理组织学检查。

(三)其他少见的肿瘤

除上述两种良性的肿瘤外,尚可见其他良性肿瘤,例如纤维瘤、血管瘤、脂肪瘤、颗粒细胞成肌细胞瘤和神经纤维瘤等。此外阴道结节及肿瘤应与阴道内膜异位病相鉴别。总之,任何一种肿瘤,均应予以切除,并将切除之肿瘤送病理检查以明确诊断。

二、阴道恶性肿瘤

阴道恶性肿瘤约占女性生殖道恶性肿瘤的 2%,包括原发性恶性肿瘤和继发性恶性肿瘤,后者发生率远多于原发性恶性肿瘤。肿瘤扩散至宫颈阴道部,并且宫颈外口有肿瘤应归为宫颈癌。肿瘤仅在尿道内生长应归为尿道癌。肿瘤侵及外阴时应归为外阴癌。这些疾病都应通过组织学验证。

(一)原发性阴道恶性肿瘤

原发性阴道恶性肿瘤有鳞状细胞癌、透明细胞腺癌、恶性黑色素瘤和肉瘤。

1.原发性阴道鳞状细胞癌

大约 90% 的原发阴道癌为鳞状细胞癌,但总体发病率较外阴癌和宫颈癌低,国外学者估计阴道癌与宫颈癌之比为 1:45,与外阴癌之比为 1:3。据统计,每年阴道癌的发生率约为 5/100 万。

(1)确切的发病原因尚不清楚,可能与下列因素有关。①大多数阴道癌发生于绝经后或者老年女性,超过 50% 阴道癌患者为 70 岁以上女性。既往曾报道阴道癌的发生与老年女性放置子宫托或阴道脱垂导致阴道黏膜局部炎病有一定关系。目前阴道癌发生相关报道公认的因素还包括初次性行为年龄、终生性伴侣数目、吸烟、宫内己烯雌酚暴露等。②当发生于年轻女性时,从病因学上可能与宫颈肿瘤相关,因此与 HPV 感染相关。高达 30% 的原发阴道癌患者至少有 5 年以上的宫颈原位癌或浸润癌病史。虽然阴道上皮内瘤变(VAIN)的真正恶性潜能现在尚未明确,仍认为其为一部分阴道癌的癌前病变。③既往接受过盆腔放疗也被认为是阴道癌发生的可能的病因。

(2)病灶部位:阴道自处女膜环向上延伸至子宫颈。当肿瘤生长原发部位位于阴道内时,应当归类为阴道癌。阴道癌最常发生的部位是阴道上 1/3 处。

(3)病理。①大体所见:肿瘤可呈结节样、菜花样及硬块,有时可见溃疡。②显微镜下所见:原发性阴道癌可分为角化大细胞癌、非角化大细胞癌和低分化梭形细胞癌。以非角化大细胞癌多见。

(4)临床表现。①阴道流血:大约 60% 的患者主诉无痛性阴道流血,表现为点滴状阴道流血,有时也可有多量流血。20% 的患者主诉阴道排液(伴或不伴阴道流血)、5% 有疼痛、5%~10% 患者在初次检查时无病状。70% 的患者出现病状在 6 个月之内。②阴道排液增多:这与肿

瘤表面坏死组织感染或分泌物刺激有关。排液可为水样、米汤样或混有血液。有病状的患者
75%为晚期。

(5)诊断:确诊需病理组织学检查。检查时需注意如下事项:①用窥阴器及扪诊仔细地探查
整个阴道黏膜,并记录发病的部位及病灶的大小。有时需在麻醉下行检查,做阴道镜和直肠镜检
查对分期有帮助。同时应认真检查宫颈、外阴和尿道,如发现在上述部位有肿瘤,就不能作原发
性浸润性阴道癌的诊断,而且还需要排除转移病灶。②双合诊对估计病变的范围是重要的,如病
灶累及阴道周围组织的范围、直肠阴道隔的浸润、盆壁浸润等,肿瘤及其边缘和宫颈应常规行活
检。③检查时还需注意双侧腹股沟淋巴结转移的可能性,应根据组织学检查结果才能确诊有无
转移。

原发性阴道癌的诊断标准:①原发病灶在阴道;②宫颈活检未发现恶性肿瘤;③其他部位未
发现肿瘤。

(6)临床分期:目前主要采用 FIGO 分期(表 6-3)。

表 6-3 原发性阴道癌的 FIGO 分期

分期	描述
Ⅰ	癌瘤局限于阴道壁
Ⅱ	癌瘤侵及阴道黏膜下组织,但尚未扩散到盆壁
Ⅲ	癌瘤扩散到盆壁
Ⅳ	肿瘤扩散超出真骨盆,或意见侵及膀胱或直肠黏膜;大泡样水肿则不能被归为Ⅳ期
ⅣA	癌瘤侵及膀胱和/或直肠黏膜,和/或直接扩散至真骨盆外
ⅣB	播散到远处器官

(7)转移途径:阴道癌的转移途径主要是直接浸润和淋巴转移。阴道壁组织血管及淋巴循环
丰富,且黏膜下结缔组织疏松,使肿瘤易迅速增大并转移。①直接浸润:阴道前壁癌灶向前累及
膀胱及尿道,后壁病灶向后可累及直肠及直肠旁组织,向上累及宫颈,向外累及外阴,向两侧累及
阴道旁组织。②淋巴转移:阴道上 2/3 淋巴回流至盆腔淋巴结,与子宫动脉和阴道动脉并行至闭
孔、下腹(髂内)和髂外淋巴结。阴道下 1/3 淋巴回流至腹股沟淋巴结。有些区域,尤其是阴道后
壁的区域,可能通过直肠旁淋巴通道回流至骶前淋巴结。

(8)治疗:原发性阴道癌的治疗必须个体化。由于阴道位于膀胱和直肠中间,阴道壁很薄,很
容易转移至邻近的淋巴和支持组织,以及应用放疗技术的困难性,如此种种,使阴道癌成为难以
治疗的恶性肿瘤之一。

治疗方法的选择依据:①疾病的期别;②肿瘤的大小;③位于阴道的部位;④是否有转移;
⑤如患者年轻应尽量考虑保存阴道功能。

手术治疗:根据肿瘤的期别及患者的具体情况,可选择不同的手术范围及方式。

手术适应证:①阴道任何部位的较浅表的病灶;②阴道上段较小的肿瘤;③局部复发病灶(尤
其是放疗后);④腹股沟淋巴结转移病灶;⑤近阴道口较小的病灶;⑥晚期肿瘤放疗后病灶缩小,
可考虑行手术治疗。

手术范围及方式:①阴道后壁上部受累的Ⅰ期患者,如果子宫无下垂,可行广泛子宫切除、阴
道上部切除,达肿瘤外至少 1 cm,可同时行盆腔淋巴结清扫。如果子宫已切除,或可行阴道上部

广泛切除及盆腔淋巴结清扫。②Ⅳa期患者,尤其是患者有直肠阴道瘘或膀胱阴道瘘,合适的治疗是全盆腔清除术,可同时行盆腔淋巴结切除术或者行术前放疗。当阴道下1/3受累时,应考虑行双侧腹股沟淋巴结切除术。③放疗后中央型复发的患者需切除复发灶,可同时给予全盆腔清除术。④一些年轻的需行放疗的患者,治疗前行开腹或腹腔镜手术可行卵巢移位手术,或者对有选择手术的病例,行手术分期和可疑阳性的淋巴结切除。⑤近阴道口较小的病灶,可行广泛外阴切除术+腹股沟深、浅淋巴结清除术。

手术注意点:①严格掌握手术适应证;②根据病变范围选择合适的手术范围;③年轻患者如希望保留阴道功能可行皮瓣重建阴道术;④年龄大、病期晚的患者行广泛手术需慎重。

手术并发病:除一般的手术并发病外,由于阴道的解剖、组织学特点、与直肠、尿道的密切关系,使阴道手术较其他手术更容易损伤尿道及直肠,形成膀胱阴道瘘或尿道阴道瘘、直肠阴道瘘。术后阴道狭窄也可能影响年轻患者的性功能。

放疗特点:①全身危险性较小;②有可能保存膀胱、直肠及阴道;③治愈率与宫颈和子宫内膜癌的放疗效果相似。所以,对于大多数阴道癌患者来说,放疗是常用的治疗方式,而且通常需要综合体外放疗和腔内或间隙内近距离照射。

对于病灶小的Ⅰ期(甚至Ⅱ期)肿瘤患者,尽管有些研究者提倡可仅行近距离放疗,但联合体外放疗和近距离放疗可降低局部复发的风险。对于较大的肿瘤,体外放疗的量为45～50 Gy,可减小肿瘤体积并同步治疗盆腔淋巴结。

腔内照射和外照射联合方案可改善治疗效果。根据放射的质量及病灶大小及部位选择不同的放射源。

放疗常见轻微并发病包括阴道和宫旁组织纤维化、放射性膀胱炎和直肠炎、尿道狭窄、局部坏死。6%～8%患者可出现一些严重的并发病,如直肠、阴道狭窄和直肠阴道瘘,膀胱阴道瘘及盆腔脓肿。最严重的并发病常常发生于晚期患者,并且与肿瘤进展有关。放疗Ⅰ～Ⅳ期的5年存活率为50%。

随着肿瘤期别的增加死亡率上升。Ⅰ期死亡率大约为10%,Ⅱ期为50%,Ⅲ期加Ⅳ期约80%。Ⅰ期复发80%发生于48个月内,Ⅱ期为30个月,Ⅲ期和Ⅳ期为18个月内。

因此,原发性阴道鳞形细胞癌期别对预后有重要的意义,直接影响患者的生存率和复发率。由此,也说明了肿瘤早期诊断及治疗的重要性。

2.阴道透明细胞腺癌

发生于阴道的透明细胞癌约占原发阴道恶性肿瘤的10%。大多数阴道透明细胞腺癌患者的发病年龄为18～24岁。一般认为患者在胚胎期暴露于己烯雌酚,尤其是孕18周以前。大约70%的阴道透明细胞癌患者其母亲孕期曾服用雌激素,阴道腺病与阴道透明细胞癌有一定的关系。

(1)病理:大体检查可见肿瘤呈息肉状或结节状,有的呈溃疡;显微镜下可见癌细胞胞质透亮,细胞结构排列呈实质状,可呈腺管状、囊状、乳头状及囊腺型。

(2)临床表现:20%的患者无自觉病状,一旦出现病状,常主诉异常阴道流血,量时多时少,常被误诊为无排卵性功能失调性子宫出血而未予重视。白带增多也是常见的病状。在窥视检查时可见息肉样、结节状或乳头状赘生物、表面常有溃疡、大小不一,甚至有10 cm直径大小的肿块。常向腔内生长,深部浸润不常见,最常发生于上1/3阴道前壁。应用窥阴器检查时,必须旋转90°,以便看清整个阴道壁的情况。阴道镜检查是有效的辅助诊断方法,确诊需根据病理检查结果。

（3）治疗：目前尚无有效的治疗方案，必须考虑能否保留阴道功能和卵巢功能。因此，如病灶侵犯阴道上段，应行广泛子宫切除、部分阴道切除和盆腔淋巴结清扫术。卵巢正常者可以保留。晚期病例，放疗也是有一定效果的，应行全盆腔外照射及腔内放疗。年轻患者如需行全阴道切除术，应同时考虑重建阴道，阴道重建可应用厚皮瓣建立。近年来有采用化疗的报道，但因例数较少，很难判断疗效。常用药物有 CTX、VCR、5-FU、MTX、孕酮制剂等。

（4）预后：与疾病的期别、组织学分级、病灶大小、盆腔淋巴结是否转移有关，其中以疾病的期别最为重要。复发及死亡常发生于淋巴结转移的患者。

3.阴道恶性黑色素瘤

阴道恶性黑色素瘤少见，而且几乎所有的病例均发生于白人女性。最常见的发病部位为阴道远端，尤其是阴道前壁。

（1）发病原因：关于恶性黑色素瘤的来源有三种意见。①来自原有的痣，尤其为交界痣是恶性黑色素瘤的主要来源。②来自恶性前期病变（恶性雀斑）。③来自正常皮肤。

至于恶变的原因尚有争论，一般认为与内分泌和刺激有密切关系。文献报道恶性黑色素瘤的发病与种族、免疫系统状态及遗传有关。有人认为免疫系统状态是一个附加因素，将决定一个除了有遗传倾向的人是否最后发生恶性黑色素瘤，任何免疫缺陷都可能是一个触发因素。一些恶性黑色素瘤具有遗传性，称为遗传性黑色素瘤或家族性恶性黑色素瘤。恶性黑色素瘤患者的近亲中恶性黑色素瘤的发生率尤其高。

（2）病理。①大体所见：在黏膜表面形成黑色或棕黑色肿块，肿块大小不定，有时在肿块表面有溃疡，仔细检查可发现在主要肿瘤的四周有多个小的子瘤，为瘤组织向外浸润所致。②显微镜下所见：瘤细胞形状不一，呈圆形、多角形及梭形。并呈各种排列，成串、假腺泡样或成片，细胞质较透明，内含黑素颗粒，以及表皮真皮交界处上皮细胞团生长活跃现象都有助于诊断。如无黑素，可用特殊染色来检测，包括 Fontana 组化染色、新鲜组织做多巴反应及酪氨酸酶反应、免疫组织化学以 HMB45 来检测。

（3）临床表现。①病状：常为阴道流血（65%），阴道异常分泌物（30%）和阴道肿块（20%）。阴道肿块易发生溃疡，常常导致感染及分泌物混浊。如出现坏死，则患者的阴道分泌物中有异常组织并含有污血。其他的病状有疼痛、解尿不畅、排便不畅、下腹部不适及腹股沟扪及肿块。自出现病状到诊断明确平均时间约为 2 个月。②体征：阴道黑色素瘤可发生于阴道的任何部位，最常见发生于下 1/3 的阴道前壁。肿瘤常呈乳头状及息肉样生长，可伴溃疡及坏死。肿瘤表面通常为蓝黑色或黑色，仅 5% 表面为无色素。病灶周围常常有小的卫星病灶。Morrow 等报道，初次检查时 70% 肿瘤的直径＞2 cm。必须彻底检查生殖道或生殖道外的原发部位，因为较多的阴道黑色素瘤是转移性的而不是原发的。

（4）治疗：阴道恶性黑色素瘤的治疗原则首选手术。①手术治疗：手术范围应根据病灶的部位、大小、深浅而决定。对可疑病例一定要做好广泛手术的准备工作，然后做局部切除送冰冻检查。根据冷冻检查结果决定手术范围。如病灶位于阴道上段，除切除阴道外，还需做广泛子宫切除及双侧盆腔淋巴结清除术。如病灶位于阴道下段，在阴道口附近，则需做阴道切除术及双侧腹股沟淋巴结清扫术。如病变晚、浸润深，则可能需行更广泛的手术，如前、后或全盆腔清扫术。②放疗：阴道恶性黑色素瘤对放疗不十分敏感，因此，放疗不宜作为首选的治疗方法。转移及复发的患者可采用放疗，可以起到姑息及延长生命的作用。③化疗：作为手术治疗后的辅助治疗，起到消除残存病灶的作用,以提高生存率。④免疫治疗:近年来,免疫治疗恶性黑色素瘤取得较好的疗效。应用 γ-干扰素或白细胞介素治疗,也有应用非特异的免疫治疗如卡介苗。

(5)预后:阴道恶性黑色素瘤的预后较差,肿瘤生长非常迅速,短期内肿瘤可发生腹股沟淋巴结转移,5 年生存率 15%～20%。

(二)继发性阴道恶性肿瘤

由于发生于阴道的继发性肿瘤远多于原发性肿瘤,因此,如诊断为阴道恶性肿瘤,首先需排除转移性肿瘤的可能。继发性阴道恶性肿瘤可由宫颈或外阴肿瘤直接扩散;或由淋巴或血管转移而来,如子宫内膜癌和妊娠滋养细胞疾病;亦可由非生殖系统肿瘤转移或直接扩散至阴道,如来自膀胱、尿道、尿道旁腺、直肠等部位;极少数来源于乳腺、肺,以及其他部位。

(李　英)

第三节　输卵管肿瘤

一、输卵管良性肿瘤

输卵管肿瘤占女性生殖系统肿瘤的 0.5%～1.1%,其中良性肿瘤罕见。来源于副中肾管或中肾管。大致可分为以下几类:①上皮细胞肿瘤,腺瘤、乳头瘤;②内皮细胞肿瘤,血管瘤、淋巴管瘤;③间皮细胞肿瘤,平滑肌瘤、脂肪瘤、软骨瘤、骨瘤;④混合性畸胎瘤,囊性畸胎瘤。

(一)输卵管腺瘤样瘤

输卵管腺瘤样瘤为最常见的一种输卵管良性肿瘤。以生育期年龄妇女为多见。80%以上伴有子宫肌瘤,未见恶变报道。腺瘤样瘤由 Golden 和 Ash 于 1945 年首先报道并命名,它的组织发生一直有争议,近几年的免疫组化和超微结构研究均支持肿瘤起源于多能性间叶细胞。

输卵管良性肿瘤无特异病状,多数患者是以其并发疾病如子宫肌瘤,慢性输卵管炎的病状而就诊,易被其他疾病所蒙蔽,临床极少有确诊病例,常在妇科手术时无意中被发现者居多,造成大体标本检查易忽略而漏诊,导致检出率低。肿瘤体积较小,直径 1～3 cm,位于输卵管肌壁或浆膜下。大体形态为实性,灰白色或灰黄色,与周围组织有分界,但无包膜。镜下可见紧密排列的腺体,呈隧道样、微囊样或血管瘤样结构,被覆低柱状上皮,核分裂象罕见。间质由纤维、弹力纤维及平滑肌组成。肿瘤可以浸润性的方式生长到管腔皱襞的支持间质中去。诊断有困难时组织化学和免疫组化可帮助诊断,AB 阳性,CK、Vim、SMA、Calretinin 阳性即可确诊。治疗为手术切除患侧输卵管。预后良好。

(二)输卵管乳头状瘤

输卵管乳头状瘤多发生于生育期妇女,与输卵管积水并发率较高,偶尔亦与输卵管结核或淋病并存。

肿瘤直径一般 1～2 cm。一般生长在输卵管黏膜,突向管腔,呈疣状或菜花状,剖面见肿瘤自输卵管黏膜长出。镜下典型特点:见乳头结构,大小不等,表面被覆无纤毛细胞或少数纤毛细胞,细胞扁平,立方或柱形,核有中等程度的多形性但是核分裂象很少见,组织学上需要将这种良性病变与输卵管腺癌进行鉴别。输卵管周围及管壁内可见少量的嗜碱性粒细胞和淋巴细胞为主的炎病细胞浸润。

肿瘤早期无病状,患者常常合并输卵管周围炎,常因不孕、腹痛等原因就诊,随肿瘤发展逐渐出现阴道排液,无臭味,合并感染时呈脓性。管腔内液体经输卵管伞端流向腹腔即形成盆腔积液,当有多量液体向阴道排出时,可出现腹部绞痛。盆腔检查可触及附件形成的肿块,超声检查和腹腔镜可协助诊断,但最后诊断有赖于病理检查。治疗为手术切除患侧输卵管,如有恶变者按输卵管癌处理。

(三)输卵管息肉

输卵管息肉可发生于生育年龄和绝经后,一般无病状,多在不孕患者行检查时发现。输卵管息肉的发生不明,多位于输卵管腔内,与正常黏膜上皮有连续,镜下可无炎病证据。宫腔镜检查和子宫输卵管造影均可发现,但前者优于后者。乳头瘤和息肉的鉴别是前者具有乳头结构。

(四)输卵管平滑肌瘤

其较少见。查阅近年国内外文献共报道 20 例左右。输卵管平滑肌瘤的发生与胃肠道平滑肌瘤相似,而与雌激素无关。同子宫平滑肌瘤,亦可发生退行性病变。临床上常无病状,多在行其他手术时偶尔发现。肿瘤较小,单个,实质,表面光滑。肿瘤较大时可压迫管腔而致不育及输卵管妊娠,亦可引起输卵管扭转而发生腹痛。处理可手术切除患侧输卵管。

(五)输卵管成熟性畸胎瘤

其比恶性畸胎瘤还少见。文献上仅有少数病例报道,大多数为良性,其来源于副中肾管或中肾管,认为可能是胚胎早期,生殖细胞移行至卵巢的过程中,在输卵管区而形成。一般病变多为单侧,双侧少见,常位于输卵管峡部或壶腹部,以囊性为主,少数为实性病变,少数位于输卵管肌层内或缚于浆膜层,肿瘤体积一般较小,1～2 cm,也有直径达 10～20 cm 者,镜下同卵巢畸胎瘤所见,可含有三个胚层成熟成分。

患者年龄一般在 21～60 岁。常见病状为盆腔或下腹部疼痛、痛经、月经不规则及绝经后流血,由于无典型的临床病状或无病状,因此术前很难作出诊断。输卵管畸胎瘤可合并输卵管妊娠,治疗仅行肿瘤切除或输卵管切除。

(六)输卵管血管瘤

罕见。有学者认为女性性激素与血管瘤有关。但一般认为在输卵管内的扩张海绵样血管是由于扭转、损伤或炎病引起。

血管瘤一般较小。肿瘤位于浆膜下肌层内,分界不清,可见很多不规则小血管空隙,上覆扁平内皮细胞。血管被疏松结缔组织及管壁平滑肌纤维分隔。临床通常无病状,常在行其他手术时发现,偶可因血管瘤破裂出血而引起腹痛。处理可作患侧输卵管切除术。

二、输卵管恶性肿瘤

(一)原发性输卵管癌

原发性输卵管癌是少见的女性生殖道恶性肿瘤。发病高峰年龄为 52～57 岁,超过 60％的输卵管癌发生于绝经后妇女,占妇科恶性肿瘤的 0.1％～1.8％。在美国每年的发病率3.6/10 万。其发生率排列于子宫颈癌、卵巢癌、宫体癌、外阴癌和阴道癌之后居末位。在临床上常容易与卵巢癌发生混淆,而造成临床和病理诊断上的困难。子宫与输卵管皆起源于副中肾管,原发性输卵管癌由于早期诊断困难,其 5 年生存率一直较低,过去仅为 5％左右。目前随着治疗措施的改进,生存率为 50％左右。

肉眼所见的原发性输卵管癌与卵巢癌的比例在 1 : 50 左右。最近,上皮性卵巢癌的卵巢外起源学说认为输卵管浆液性癌可能是卵巢高级别浆液性癌的先期病变,所谓的"原发性"上皮性浆液性卵巢癌很可能是原发性输卵管癌的继发性种植病变。很多卵巢高级别浆液性癌病例经严格标准的输卵管病理取材,可见到输卵管上皮内癌或早期癌病变。临床上见到的单纯输卵管癌可能是由于输卵管炎病粘连阻碍了输卵管癌播散形成浆液性卵巢癌。因此,输卵管癌的真正发病率可能远高于传统概念上的数字,预计将来输卵管癌和卵巢癌的诊断及分期病理标准可能将会发生变化。

1.病因

病因不明,慢性输卵管炎通常与输卵管癌并存,多数学者认为慢性炎病刺激可能是原发的诱因。由于慢性输卵管炎患者相当多见,而原发输卵管癌患者却十分罕见,因此两者是否有病因学联系尚不清楚。另外,患输卵管结核者有时亦与输卵管癌并存,这是否由于在输卵管结核基础上,上皮过度增生而导致恶变,但两者并发率不高。此外,遗传因素可能在输卵管癌的病因中扮演着重要角色,输卵管癌可能是遗传性乳腺癌-卵巢癌综合征的一部分。输卵管癌患者易并发乳腺癌、卵巢癌等其他妇科肿瘤,发病年龄及不孕等一些特点也与卵巢癌、子宫内膜癌相似,故认为其病因可能与卵巢癌、子宫内膜癌的一些致病因素相关。

2.病理

(1)巨检:一般为单侧,双侧占 10%～26%。病灶多见于输卵管壶腹部,其次为伞端。早期输卵管外观可正常,多表现为输卵管增粗,直径在 5～10 cm,类似输卵管积水、积脓或输卵管卵巢囊肿,局部呈结节状肿大,形状不规则呈腊肠样,病灶可呈局限性结节状向管腔中生长,随病程的进展向输卵管伞端蔓延,管壁变薄,伞端常闭锁。剖面上可见输卵管腔内有灰白色乳头状或菜花状组织,质脆,可有坏死团块。晚期癌内有肿瘤组织可由伞端突出于管口外。亦可穿出浆膜面。当侵入卵巢时能产生肿块,与输卵管卵巢炎块相似,常合并有继发感染或坏死,腔内容物呈浑浊脓性液体。

(2)显微镜检查:90% 以上的输卵管癌是乳头状腺癌,其中 50% 为浆液性癌。其他类型包括透明细胞癌、子宫内膜样癌、鳞癌、腺鳞癌、黏液癌等。其组织病理分级如下。Gx:组织分级无法评估;G1:高分化(乳头状);G2:中分化(乳头状-囊泡状);G3:低分化(囊泡状-髓样)。

3.组织学分型

可分 3 级。

(1)Ⅰ级(即乳头状癌):肿瘤分化较好,呈分枝乳头状,乳头覆以单层或多层异型上皮,呈柱状或立方状,细胞大小不等,核浓染,核分裂象少见。通常癌组织从输卵管壁呈乳头状向管腔内生长。乳头轴心为多少不等的血管纤维组织,较少侵犯输卵管肌层。可见到正常黏膜上皮和癌组织过渡形态。因而有学者将其称为原位癌,此型癌为临床预后最好的类型。

(2)Ⅱ级(即乳头状腺癌):分化程度较乳头状癌低,癌组织形成乳头或腺管状结构。癌细胞异型间变明显,核分裂象增多,常侵犯输卵管壁。

(3)Ⅲ级(即腺泡状髓样癌):分化程度最差。癌细胞排列成实性条索或片块状,某些区域呈腺泡状结构。癌细胞间变及异型性明显,可出现巨细胞。核分裂象多见,并易见病理性核分裂象。管壁明显浸润,常侵犯淋巴管,临床预后差。

4.转移途径

原发性输卵管癌的转移方式主要有三种方式,血行转移较少见。

（1）直接扩散：癌细胞可经过输卵管伞端口或直接穿过管壁而蔓延到腹腔、卵巢、肝脏、大网膜等处。经过输卵管子宫口蔓延到子宫腔，甚至到对侧输卵管。穿透输卵管浆膜层扩散到盆腔及邻近器官。

（2）淋巴转移：近年来已注意到淋巴结转移的重要性。输卵管癌可循髂部、腰部淋巴结至腹主动脉旁淋巴结，亦常见转移至大网膜。因子宫及卵巢与输卵管间有密切的淋巴管沟通，故常被累及。偶亦可见沿阔韧带及腹股沟淋巴结。淋巴结是复发病灶最常见的部位。癌细胞充塞输卵管的淋巴管后，淋巴回流将癌细胞带到对侧输卵管形成双侧输卵管癌。

（3）血性转移：晚期癌病患者可通过血行转移至肺、脑、肝、肾、骨等器官。

5.诊断

（1）根据病史。①发病年龄：原发性输卵管癌 2/3 发生于绝经期后，以 40～60 岁的妇女多见。其发病年龄高于宫颈癌，低于外阴癌而与卵巢上皮癌和子宫内膜癌相近。Peters 和 Eddy 报道的输卵管癌的发病年龄分别为 36～84 岁和 21～85 岁。②不育史：原发性输卵管癌患者的不育率比一般妇女要高，1/3～1/2 病例有原发或继发不育史。

（2）根据临床表现：临床上常表现为阴道排液、腹痛、盆腔包块，即所谓输卵管癌"三联病"。在临床上表现为这种典型的"三联病"患者并不多见，约占 11%。输卵管癌的病状及体征常不典型或早期无病状，故易被忽视而延误诊断。①阴道排液或阴道流血：阴道排液是输卵管癌最常见且具有特征性的病状。其排泄液为浆液性稀薄黄水，有时呈粉红色血清血液性，排液量多少不一，一般无气味。液体可能由于输卵管上皮在癌组织刺激下所产生的渗液，由于输卵管伞端闭锁或被肿瘤组织阻塞而通过宫腔从阴道排出。当输卵管癌有坏死或浸润血管时，可产生阴道流血。水样阴道分泌物占主诉的第三位，分泌物多时个别患者误认为尿失禁而就医。有时白带色黄类似琥珀色（个别患者在输卵管黏膜内含有较多胆固醇，但胆固醇致白带色黄的机制不清），有时为血水样或较黏稠。②下腹疼痛：为输卵管癌的常见病状，约有半数患者发生。多发生在患侧，常表现为阵发性、间歇性钝痛或绞痛。阴道排出水样或血样液体，疼痛可缓解。经过一阶段后逐渐加剧而呈痉挛性绞痛。其发生的机制可能是在癌肿发展的过程中，管腔伞端被肿瘤堵塞，输卵管腔内容物潴留增多，内压增加，引起输卵管蠕动增加，克服输卵管部分梗死将积液排出。③下腹部或盆腔肿块：妇科检查时可扪及肿块，亦有患者自己能扪及下腹部肿块，但很少见。肿块可为癌肿本身，也可为并发的输卵管积水或广泛盆腔粘连形成的包块。常位于子宫的一侧或后方，活动受限或固定不动。④外溢性输卵管积液：即患者经阴道大量排液后，疼痛减轻，盆腔包块缩小或消失的临床表现，但不常见。当管腔被肿瘤堵塞，分泌物郁积至一定程度，引起大量的阴道排液，随之管腔内压力减少，腹痛减轻，肿块缩小。由于输卵管积水的病例也可出现此现象，因此该病状的出现对关注输卵管疾病有价值，但并不是输卵管癌的特异病状。⑤腹水：较少见，约 10% 的病例伴有腹水。其来源有二：管腔内积液经输卵管伞端开口流入腹腔；因癌瘤种植于腹膜而产生腹水。⑥其他：当输卵管癌肿增大或压迫附近器官或癌肿广泛转移时可出现腹胀、尿频、肠功能紊乱及腰骶部疼痛等，晚期可出现腹水及恶病质。

（3）根据辅助检查手段。①细胞学检查：若阴道脱落细胞内找到癌细胞，特别是腺癌细胞，而宫颈及子宫内膜检查又排除癌病存在者，则应考虑输卵管癌的诊断。但按文献报道阴道脱落细胞的阳性率都较低，在 50% 以下，其原因可能是因为腺癌细胞在脱落和排出的过程中易被破坏变形，也可能与取片方式有关。对于有大量阴道排液的患者，癌细胞可能被排出液冲走，导致细胞学阴性，需重复涂片检查。可行阴道后穹隆穿刺和宫腔吸出液的细胞学检查，亦可用子宫帽或月经杯收集排出液,增加阳性率,以提高输卵管恶性肿瘤的诊断。当肿瘤穿破浆膜层或有盆腹腔扩散时可在腹水或腹腔冲洗液中找到恶性细胞。②子宫内膜检查:黏膜下子宫肌瘤、子宫内膜癌、宫体癌、宫颈癌均可出现阴道排液增多的病状,因此宫腔探查及全面的分段诊刮很必要。若宫腔探查未发现异常,颈管及子宫内膜病理检查阴性,则应想到输卵管癌的可能。若内膜检查发现癌灶,虽然首先考虑子宫内膜癌,但亦不能排除输卵管癌向宫腔转移的可能。③宫腔镜及腹腔镜检查:通过宫腔镜检查,可观察子宫内膜情况的同时,还可以看到输卵管开口,并吸取液体做脱落细胞学检查;通过腹腔镜检查可直接观察输卵管及卵巢情况,对可疑的病例,可通过腹腔镜检查以明确诊断,早期输卵管癌可见到输卵管增粗,如癌灶已穿破输卵管管壁或已转移至周围脏器,并伴有粘连,则不易与卵巢癌鉴别。④B超检查及CT扫描:B超检查是常用的辅助诊断方法,B超及CT扫描均可确定肿块的部位、大小、形状和有无腹水,并了解盆腔其他脏器及腹膜后淋巴结有无转移的情况。⑤血清CA125测定:到目前为止,CA125是输卵管癌仅有的较有意义的肿瘤标志物,CA125可作为诊断和随诊原发性输卵管癌的指标。亦有报道CA125结果阳性的病例术后临床分期均为Ⅲ、Ⅳ期,术后一周检查CA125值明显降低,甚至达正常范围,提示CA125可能对中、晚期输卵管癌术后监测有参考意义,并对预后判断有指导意义。⑥子宫输卵管碘油造影:对输卵管恶性肿瘤的诊断有一定的价值,但有引起癌细胞扩散的危险,也难以区分输卵管肿瘤、积水、炎病,故一般不宜采用。

(4)根据鉴别诊断。①继发性输卵管癌:要点有以下三点。原发性输卵管癌的病灶,大部分存在于输卵管的黏膜层,继发性输卵管癌的黏膜上皮基本完整而病灶主要在间质内;原发性输卵管癌大多数都能看出乳头状结构,肌层癌灶多为散在病灶;原发性输卵管癌的早期癌变处可找到正常上皮到癌变的过渡形态。②附件炎性肿块:输卵管积水或输卵管卵巢囊肿都可表现为活动受限的附件囊性包块,在盆腔检查时很难与原发性输卵管癌区分并且两者均有不孕史,如患者年龄偏大,且有阴道排液,则应要考虑输卵管癌,并进一步作各项辅助检查,以协助诊断。③卵巢肿瘤:无输卵管癌的典型病状,输卵管癌多表现为阴道排液,而卵巢癌常为不规则阴道流血。盆腔检查时,卵巢良性肿瘤一般可活动,而输卵管癌的肿块多固定;卵巢癌表面常有结节感,若伴有腹水者多考虑卵巢癌,还可辅以B超及CT等检查以协助鉴别。④子宫内膜癌:多以不规则阴道流血为主诉,可因有阴道排液而与输卵管恶性肿瘤相混淆。通过诊刮病理以鉴别。

6.治疗

输卵管癌的治疗原则应与卵巢癌一致,即进行手术分期、肿瘤细胞减灭术、术后辅助治疗等。至于早期患者是否应行淋巴结清扫术,现仍有争议。输卵管癌的治疗以手术治疗为主,化疗等为辅的原则,应强调首次治疗的彻底性。

(1)手术治疗:彻底的手术切除是输卵管癌最根本的治疗方法。手术原则应同于上皮性卵巢癌。早期患者行全面的分期手术,包括全子宫、双侧附件、大网膜切除和腹膜后淋巴结清扫;晚期病例行肿瘤细胞减灭术,手术时应该尽可能切净原发病灶及其转移病灶。由于输卵管癌的播散方式与卵巢癌相同,即盆腹腔的局部蔓延和淋巴结转移。输卵管癌的双侧发生率为17%～26%,子宫及卵巢转移常见,盆腹膜转移率高,故手术应该采用正中切口,进行以下操作:仔细评估整个盆、腹腔,全面了解肿瘤的范围;全子宫切除,两侧输卵管卵巢切除;盆腔、腹主动脉旁淋巴结取样;横结肠下大网膜切除;腹腔冲洗;任何可疑部位活检,包括腹腔和盆腔腹膜。

早期输卵管癌的处理如下:①原位癌的处理。患者手术治疗如前所述范围切除肿瘤。输卵管原位癌手术切除后不提倡辅助治疗。②FIGOⅠ期、FIGOⅡ期的处理。此期患者应该进行手术分期。若最终的组织学诊断为腺癌原位癌或Ⅰ期,分化Ⅰ级,手术后不必辅助化疗。其他患者,应该考虑以铂为基础的化疗。偶然发现的输卵管癌(例如,患者术前诊断为良性疾病,术后组织学诊断含有恶性成分)应该再次手术分期,若有残留病灶,要尽可能行细胞减灭术,患者应该接受以铂类为基础的化疗。

晚期输卵管癌的处理如下:①FIGOⅢ期的处理。除非另有论述,所有输卵管癌都指腺癌,和卵巢癌类似,应该采用以铂类为基础的化疗。患者接受减灭术后应该行以铂类为基础的化疗。若患者初次诊断时因为医学禁忌证而未行理想的减灭术,应该接受以铂为基础的化疗,然后再重新评估。化疗3个周期以后,再次评估时可以考虑二次探查,如有残留病灶,应该行二次细胞减灭术。然而,这种治疗未经任何前瞻性研究证实。②FIGOⅣ期的处理。患者若有远处转移,必须有原发病灶的组织学证据。手术时应尽可能切出肿瘤病灶,如果有胸膜渗出的病状,术前要抽胸腔积液。患者如果情况足够好,像卵巢癌那样,应该接受以铂类为基础的化疗。其他患者情况不能耐受化疗,应该对病治疗。

保留生育功能的手术:少数情况下,患者年轻、希望保留生育功能,只有在分期为原位癌的情况下,经过仔细评估和充分讨论,可以考虑保守性手术。然而,如果双侧输卵管受累的可能性很大,则不提倡保守性手术。确诊的癌病,不考虑保守手术。

(2)化疗:化疗应与手术治疗紧密配合,是主要的术后辅助治疗,输卵管癌的化疗与卵巢癌相似。紫杉醇和铂类联合化疗在卵巢癌的成功应用现在也用于输卵管癌的化疗。很多回顾性分析提示,对于相同的组织学类型,这个方案的疗效优于烷化剂和铂类的联合。因此,目前紫杉醇和铂类联合的化疗方案是治疗输卵管癌的一线用药。

(3)内分泌治疗:由于输卵管上皮源于副中肾管,对卵巢激素有反应,所以可用激素药物治疗。若输卵管癌肿瘤中含有雌、孕激素受体,可应用抗雌激素药物如他莫昔芬及长期避孕激素如己酸孕酮、甲羟孕酮等治疗。但目前对激素的治疗作用还没得到充分的肯定。

(4)放疗:放疗仅作为输卵管癌的综合治疗的一种手段,一般以体外放射为主。对术时腹水内找到癌细胞者,可在腹腔内注入 32 P。对于Ⅱ、Ⅲ期手术无肉眼残留病灶,腹水或腹腔冲洗液细胞学阴性,淋巴结无转移者,术后可辅以全腹加盆腔放疗或腹腔内同位素治疗。对不能切除的肿瘤患者,放疗可使癌块缩小,粘连松动,以便争取获得再次手术机会,但残留病灶者效果不及术后辅助化疗。盆腔照射量不应低于 5 000 cGy/4～6 w;全腹照射剂量不超过 3 000 cGy/5～6 w。有学者认为在外照射后再应用放射性胶体 32 P 则效果更好。在放疗后可应用化疗维持。

(5)复发的治疗:在综合治疗后的随诊过程中,如出现局部盆腔复发或原有未切除的残留癌灶经化疗后可考虑第二次手术。

7.预后

原发性输卵管癌预后差,但随着对输卵管癌的认识、诊断及治疗措施的提高和改进,其5年生存率明显提高。因此对晚期的患者术后积极地放、化疗,虽不能根除癌瘤,但能延长生存期。输卵管癌的预后更多地取决于期别,因此分期和区分肿瘤是原发性抑或转移性更为重要。转移性输卵管癌远远多于原发性输卵管癌。

影响预后的因素如下。

(1)临床分期:是重要的影响因素,愈晚期预后愈差。随期别的提高生存率逐渐下降。Peter等研究了 115 例输卵管癌患者,发现管壁浸润越深,预后越差,术后残留病灶大者预后差。

(2)初次术后残存瘤的大小:也是影响预后的重要因素。Eddy 分析了 38 例输卵管癌病理,初次手术后未经顺铂治疗的患者中,肉眼无瘤者的 5 年生存率为 29%,残存瘤≥2 cm 者仅为 7%。初次手术后用顺铂治疗的病例,肉眼无瘤者的 5 年生存率为 83%,残存瘤≥2 cm 者的为 29%。

(3)输卵管浸润深度:肿瘤仅侵犯黏膜层者预后好,相反穿透浆膜层则预后差。

(4)辅助治疗:是否接受辅助治疗对其生存率的影响有显著性差别,接受了以顺铂为主的化疗患者其生存时间明显高于没有接受化疗者。

(5)病理分级:关于肿瘤病理分期对预后的影响尚有争议,近年来多数研究报道病理分期与预后无明显关系,其对预后的影响不如临床分期及其他重要。

(二)其他输卵管恶性肿瘤

1.原发性输卵管绒毛膜癌

本病极为罕见,多数发生于妊娠后妇女,和体外受精(IVF)有关,临床表现不典型,故易误诊。输卵管绒毛膜癌大多数来源于输卵管妊娠的滋养叶细胞,少数来源于异位的胚胎残余或具有形成恶性畸胎瘤潜能的未分化胚细胞。来源于前者的绒癌发生于生育期,临床病状同异位妊娠或伴有腹腔内出血,常误诊为输卵管异位妊娠而手术;来源于后者的绒癌,多数在 7~14 岁发病,可出现性早熟病状,由于滋养叶细胞有较强的侵袭性,能迅速破坏输卵管壁,在早期就侵入淋巴及血管而发生广泛转移至肺脏、肝脏、骨及阴道等处。

肿瘤在输卵管表面呈暗红色或紫红色,切面见充血、水肿、管腔扩张,腔内充满坏死组织及血块。镜下见细胞滋养层细胞及合体滋养层细胞大量增生,不形成绒毛。

诊断主要依据临床病状及体征,结合血、尿内绒毛膜促性腺激素(HCG)的测定,X 线胸片等检查,但最终确诊有待病理结果。本病应与以下疾病鉴别。

(1)子宫内膜癌:可出现阴道排液,但主要临床病状为不规则阴道流血,诊刮病理可鉴别。

(2)附件炎性包块:有不孕或盆腔包块史,妇检可在附件区触及活动受限囊性包块。

(3)异位妊娠:两者均有子宫正常,子宫外部规则包块,均可发生大出血,但宫外孕患者 HCG 滴度增高程度低于输卵管绒癌,病理有助确诊。

治疗同子宫绒毛膜癌。可以治愈。先采用手术治疗,然后根据预后因素采用化疗。如果肿瘤范围局限,希望保留生育功能者可以考虑保守性手术,如输卵管绒毛膜癌来源于输卵管妊娠的滋养叶细胞,其生存率约 50%,如来源于生殖细胞,预后很差。

2.原发性输卵管肉瘤

罕见,其与原发性输卵管腺癌之比为 1:25。迄今文献报道不到 50 例。主要为纤维肉瘤和平滑肌肉瘤。肿瘤表面常呈多结节状,可见充满弥散性新生物,质软,大小不等的包块。本病可发生在任何年龄妇女,临床病状同输卵管癌,主要为阴道排液,呈浆液性或血性,继发感染时排出液呈脓性。部分患者亦以腹胀、腹痛或下腹部包块为病状。由于肉瘤生长迅速常伴有全身乏力、消瘦等恶病质病状。此病需与以下疾病相鉴别。

(1)附件炎性包块:均可表现腹痛、白带多及下腹包块,但前者有盆腔炎病史,抗感染治疗有效。

(2)子宫内膜癌:有阴道排液的患者需要与子宫内膜癌鉴别,分段诊刮病理可确诊。

(3)卵巢肿瘤:多无临床病状,伴有腹水,B 超可协助诊断。

治疗参考子宫肉瘤治疗方案,以手术为主,再辅以化疗或放疗,预后差。

3.输卵管未成熟畸胎瘤

其极少见。可是本病却可以发生在有生育要求的年轻女性,虽然治愈率高,但进展较快,因此早期诊断早期治疗十分重要,输卵管未成熟畸胎瘤预后较差。虽然直接决定患者的预后因素是临床分期,但肿瘤组织分化程度、幼稚成分的多少和预后有密切关系。治疗采用手术治疗,然后根据相关预后因素采用化疗。如果要保留生育功能,任何期别的患者均可以行保守性手术。化疗方案采用卵巢生殖细胞肿瘤的化疗方案。

4.转移性输卵管癌

其较多见,占输卵管恶性肿瘤的80%～90%。其主要来自卵巢癌、子宫体癌、子宫颈癌,远处如直肠癌、胃癌及乳腺癌亦可转移至输卵管。临床表现因原发癌的不同而有差异。镜下其病理组织形态与原发癌相同。其诊断标准如下。

(1)癌灶主要在输卵管浆膜层,肌层、黏膜层正常或显示慢性炎病。若输卵管黏膜受累,其表面上皮仍完整。

(2)癌组织形态与原发癌相似,最多见为卵巢癌、宫体癌和胃肠癌等。

(3)输卵管肌层和系膜淋巴管内一般有癌组织存在,而输卵管内膜淋巴管很少有癌细胞存在。

治疗按原发癌已转移的原则处理。

5.临床特殊情况的思考和建议

(1)临床特征:对于输卵管癌的临床表现,应对此病有一定认识并提高警惕,并通过进一步的辅助检查,尽可能在术前作出早期诊断。因此,有以下情况下者应考虑输卵管癌的可能:①有阴道排液、腹痛、腹块三大特征者;②持续存在不能解释的不规则子宫出血,尤其在35岁以上,尤其对于细胞学涂片阴性,刮出子宫内膜也阴性的患者;③持续存在不能解释的异常阴道排液,排液呈血性,年龄>35岁;④持续存在不能解释的下腹及(或)下背疼痛;⑤在宫颈涂片中出现一种不正常的腺癌细胞;⑥在绝经前后发现附件肿块。

(2)输卵管癌术前的诊断问题:输卵管癌常误诊,过去术前诊断率为2%,近数年来由于提高认识及进一步的辅助诊断,术前诊断率提高到25%～35%。术前不易作出确诊的原因可能是:①由于输卵管癌少见,常被忽视;②输卵管位于盆腔内,常不能感觉到;③较多患者肥胖,而且由于激素低落而阴道萎缩,所以检查不够正确;④肿瘤发展早期病状很不明显,下腹疼痛常伴有其他不同的盆腔疾病,故常误诊为绝经期的功能紊乱。

(3)对于双侧输卵管癌究竟是原发还是继发问题:双侧输卵管均由副中肾管演化而来,在同一致癌因素下,可以同时发生癌。文献报道0～Ⅱ期输卵管癌双侧性占7%,Ⅲ～Ⅳ期占30%。因此,晚期输卵管癌转移是引起双侧累及的主要原因。转移而来的腺癌首先侵犯间质和肌层,而黏膜皱襞上皮常保持完好。但现在也有不少学者认为卵巢癌可能为输卵管癌灶转移而来,尚待进一步证明。

(4)输卵管腺癌合并子宫内膜癌是原发还是继发问题:①两者病灶均较早,无转移可能性,应视两者均为原发性。②子宫内膜转移病灶是局灶性侵犯间质,并见有正常腺体夹杂其中,对四周组织常有压迫,无过渡形态。

(5)输卵管肿瘤合并妊娠问题:输卵管肿瘤是一种较罕见的女性生殖系统的肿瘤。输卵管良性肿瘤较恶性肿瘤更少见。输卵管肿瘤患者常伴有不孕史,故其合并妊娠仅见个案报道。由于常无临床病状,很少在术前作出诊断。曾有学者报道了1例妊娠合并输卵管畸胎瘤扭转。患者

25岁,因停经5个月,反复左下腹疼痛入院,B超检查提示宫内妊娠5个月,左侧卵巢肿块7 cm×6.5 cm×6 cm大小,故诊断"中期妊娠,左侧卵巢肿瘤蒂扭转"而手术。术时见子宫增大5个月,左输卵管肿物10 cm×7 cm×6 cm,呈囊性,灰黑色,蒂长1.5 cm,扭转180°行患侧输卵管切除术。病理检查:输卵管畸胎瘤。

原发性输卵管癌合并妊娠亦罕见。国外文献曾报道3例原发性输卵管癌合并足月妊娠。Schinfeld报道一患者40岁,当足月妊娠时入院检查胎先露呈臀位而行剖宫产,术时发现左侧输卵管伞端有4.5 cm×3 cm×2.3 cm暗色、实质包块,行部分输卵管切除术,病理检查为输卵管腺癌。术后6天再行全子宫、双附件及部分大网膜切除术,后继化疗及放疗。另2例为产后行输卵管结扎术时发现输卵管癌。国内蔡体铮报道5例原发性输卵管癌—其中有1例因停经45天行人流扎管术,术时发现右侧输卵管肿胀积液、粘连,切除右侧输卵管,病理检查为原发性输卵管腺癌,再次手术,术后5年随访健在。胡世昌报道原发性输卵管癌11例,有不孕史者9例,占81.8%,其中1例为原发性输卵管癌伴对侧输卵管妊娠破裂。

(李　英)

第四节　卵　巢　肿　瘤

卵巢肿瘤是常见的妇科肿瘤,由于卵巢位于盆腔深部,早期病变不易发现,一旦出现病状多属晚期,应高度警惕。卵巢上皮性肿瘤好发于50~60岁的妇女,5年生存率一直徘徊于30%~40%,死亡率居妇科恶性肿瘤首位,已成为严重威胁妇女生命和健康的主要肿瘤。卵巢生殖细胞肿瘤多见于30岁以下的年轻女性,恶性程度高,由于有效化疗方案的应用,使卵巢恶性生殖细胞肿瘤的治疗效果有了明显的提高,死亡率从90%降至10%。

一、卵巢肿瘤概论

卵巢组织成分非常复杂,是全身各脏器原发肿瘤类型最多的器官,不同类型卵巢肿瘤的组织学结构和生物学行为都存在很大的差异。除组织类型繁多外,尚有良性、交界性和恶性之分。卵巢亦为胃肠道恶性肿瘤、乳腺癌、子宫内膜癌等的常见转移部位。

(一)组织学分类

最常用的分类是世界卫生组织(WHO)的卵巢肿瘤组织学分类。该分类于1973年制定,2003年修改,2014年再次修订。主要的组织学分类如下。

1.上皮性肿瘤

上皮性肿瘤占原发性卵巢肿瘤50%~70%,其恶性类型占卵巢恶性肿瘤的85%~90%。来源于卵巢表面的生发上皮,而生发上皮来自原始的体腔上皮,具有分化为各种苗勒管上皮的潜能。若向输卵管上皮分化,形成浆液性肿瘤;向宫颈黏膜分化,形成黏液性肿瘤;向子宫内膜分化,形成子宫内膜样肿瘤。

2.生殖细胞肿瘤

生殖细胞肿瘤占卵巢肿瘤的20%~40%。生殖细胞来源于生殖腺以外的内胚叶组织,在其发生、移行及发育过程中,均可发生变异,形成肿瘤。生殖细胞有发生多种组织的功能。未分化者为无性细胞瘤,胚胎多能者为胚胎癌,向胚胎结构分化为畸胎瘤,向胚外结构分化为内胚窦瘤、绒毛膜癌。

3.性索间质肿瘤

性索间质肿瘤约占卵巢肿瘤的5%。性索间质来源于原始体腔的间叶组织,可向男女两性分化。性索向上皮分化形成颗粒细胞瘤或支持细胞瘤;向间质分化形成卵泡膜细胞瘤或间质细胞瘤。此类肿瘤常有内分泌功能,故又称功能性卵巢肿瘤。

4.继发性肿瘤

继发性肿瘤占卵巢肿瘤的5%～10%,其原发部位多为胃肠道、乳腺及生殖器官。

(二)临床表现

1.卵巢良性肿瘤

早期肿瘤较小,多无病状,常在妇科检查时偶然发现。肿瘤增至中等大时,感腹胀或腹部扪及肿块,边界清楚。妇科检查在子宫一侧或双侧触及球形肿块,多为囊性,表面光滑,活动与子宫无粘连。若肿瘤长大充满盆、腹腔即出现压迫病状,如尿频、便秘、气急、心悸等。腹部膨隆,肿块活动度差,叩诊呈实音,无移动性浊音。

2.卵巢恶性肿瘤

早期常无病状,可在妇科检查发现。主要病状为腹胀、腹部肿块及腹水,病状的轻重决定于:①肿瘤的大小、位置、侵犯邻近器官的程度;②肿瘤的组织学类型;③有无并发病。肿瘤若向周围组织浸润或压迫神经,可引起腹痛、腰痛或下肢疼痛;若压迫盆腔静脉,出现下肢水肿;若为功能性肿瘤,产生相应的雌激素或雄激素过多病状。晚期可表现消瘦、严重贫血等恶病质征象。三合诊检查在阴道后穹隆触及盆腔内硬结节,肿块多为双侧,实性或半实性,表面凹凸不平,不活动,常伴有腹水。有时在腹股沟、腋下或锁骨上可触及肿大淋巴结。

(三)并发病

1.蒂扭转

蒂扭转为常见的妇科急腹病,约10%卵巢肿瘤并发蒂扭转。好发于瘤蒂长、中等大、活动度良好、重心偏于一侧的肿瘤(如畸胎瘤)。常在患者突然改变体位时,或妊娠期和产褥期子宫大小、位置改变时发生蒂扭转。卵巢肿瘤扭转的蒂由骨盆漏斗韧带、卵巢固有韧带和输卵管组成。发生急性扭转后静脉回流受阻,瘤内极度充血或血管破裂瘤内出血,致使瘤体迅速增大,后因动脉血流受阻,肿瘤发生坏死变为紫黑色,可破裂和继发感染。其典型病状是突然发生一侧下腹剧痛,常伴恶心、呕吐甚至休克,系腹膜牵引绞窄引起。妇科检查扪及肿物张力大,压痛,以瘤蒂部最明显。有时不全扭转可自然复位,腹痛随之缓解。蒂扭转一经确诊,应尽快行剖腹手术,术时应在蒂根下方钳夹后再将肿瘤和扭转的瘤蒂切除,钳夹前不可将扭转回复,以防栓塞脱落。

2.破裂

约3%卵巢肿瘤会发生破裂,破裂有自发性和外伤性两种。自发性破裂常因肿瘤生长过速所致,多为肿瘤浸润性生长穿破囊壁;外伤性破裂常因腹部受重击、分娩、性交、妇科检查及穿刺等引起。其病状轻重取决于破裂口大小、流入腹腔囊液的性质和数量。小囊肿或单纯浆液性囊腺瘤破裂时,患者仅感轻度腹痛;大囊肿或成熟畸胎瘤破裂后,常致剧烈腹痛、伴恶心呕吐,有时导致腹腔内出血、腹膜炎及休克。妇科检查可发现腹部压痛、腹肌紧张,可有腹水征,原有肿块摸不到或扪及缩小张力低的肿块。疑有肿瘤破裂应立即剖腹探查,术中应尽量吸净囊液,并涂片行细胞学检查,清洗腹腔及盆腔,切除标本应行仔细的肉眼观察,尤需注意破口边缘有无恶变并送病理学检查。

3.感染

感染较少见,多因肿瘤扭转或破裂后引起,也可来自邻近器官感染灶如阑尾炎扩散。临床表现为发热、腹痛、肿块及腹部压痛、反跳痛、腹肌紧张及白细胞计数升高等。治疗应先应用抗生素抗感染,后行手术切除肿瘤。若短期内感染不能控制,宜急诊手术。

4.恶变

卵巢良性肿瘤可发生恶变,恶变早期无病状,不易发现。若发现肿瘤生长迅速,尤其双侧性,应考虑恶变。近年来,子宫内膜异位囊肿恶变引起临床高度关注,因此,确诊为卵巢肿瘤者应尽早手术明确性质。

(四)诊断

病理学是诊断卵巢肿瘤的标准。临床表现和相关的辅助检查有助于诊断。

卵巢肿瘤无特异性病状,常于体检时发现。根据患者的年龄、病史及局部体征等特点可初步确定是否为卵巢肿瘤,并对良、恶性进行评估。术前常用的辅助诊断方法有以下几种。

1.影像学检查

(1)超声:能检测肿块部位、大小、形态,提示肿瘤性质,鉴别卵巢肿瘤、腹水和结核性包裹性积液,超声检查的临床诊断符合率＞90％。通过彩色多普勒超声扫描,能测定卵巢及其新生组织血流变化,有助于诊断。

(2)胸部、腹部 X 线平片:对判断有无胸腔积液、肺转移和肠梗阻有诊断意义。卵巢畸胎瘤,腹部平片可显示牙齿及骨质,囊壁为密度增高的钙化层,囊腔呈放射透明阴影。

(3)CT 检查:可清晰显示肿块形态,良性肿瘤多呈均匀性吸收,囊壁薄,光滑;恶性肿瘤轮廓不规则,并向周围浸润或伴腹水;CT 还可显示有无肝、肺结节及腹膜后淋巴结转移。

(4)磁共振成像(MRI):MRI 具有较高的软组织分辨度,在判断子宫病变的性质、评估肿瘤局部浸润的程度、周围脏器的浸润、有无淋巴转移、有无肝脾转移和确定手术方式有重要参考价值。

(5)PET-CT 检查:正电子发射计算机断层显像(PET-CT)是将 PET 与 CT 完美融为一体的现代影像学检查。由 PET 提供病灶详尽的功能与代谢等分子信息,而 CT 提供病灶的精确解剖定位,一次显像可获得全身各方位的断层图像,具有灵敏、准确、特异及定位精确等特点,可一目了然的了解全身整体状况,达到早期发现病灶和诊断疾病的目的。PET-CT 更有助于复发卵巢癌的定性和定位诊断。

2.肿瘤标志物

不同类型卵巢肿瘤有相对较为特殊标志物,可用于辅助诊断及病情监测。

(1)CA125:80％卵巢上皮癌患者 CA125 水平高于正常值;90％以上患者 CA125 水平的高低与病情缓解或恶化相一致,可用于病情监测,敏感性高。

(2)人附睾蛋白 4(HE4):是一种新的卵巢癌肿瘤标志物。正常生理情况下,HE4 在卵巢癌组织和患者血清中均高度表达,可用于卵巢癌的早期检测、鉴别诊断、治疗监测及预后评估。88％的卵巢癌患者都会出现 HE4 升高的现象。与 CA125 相比,HE4 的敏感度更高、特异性更强,尤其是在疾病初期无病状表现的阶段。HE4 与 CA125 两者联合应用,诊断卵巢癌的敏感性可增加到 92％,并将假阴性结果减少 30％,大大增加了卵巢癌诊断的准确性。

(3)CA199 和 CEA 等肿瘤标记物在卵巢上皮癌患者中也会升高,尤其对卵巢黏液性癌的诊断价值较高。

（4）AFP：对卵巢内胚窦瘤有特异性价值，对未成熟畸胎瘤、混合性无性细胞瘤中含卵黄囊成分者有协助诊断意义。

（5）HCG：对于原发性卵巢绒癌有特异性。

（6）性激素：颗粒细胞瘤、卵泡膜细胞瘤可产生较高水平雌激素。

3.腹腔镜检查

可直接观察肿块状况，对盆腔、腹腔及横膈部位进行窥视，并在可疑部位进行多点活检，抽吸腹腔液行细胞学检查。

4.细胞学检查

腹水或腹腔冲洗液找癌细胞对Ⅰ期患者进一步确定分期及选择治疗方法有意义，若有胸腔积液应做细胞学检查确定有无胸腔转移。

（五）鉴别诊断

1.卵巢良性肿瘤与恶性肿瘤的鉴别

见表6-4。

表 6-4　卵巢良性肿瘤与恶性肿瘤鉴别

鉴别内容	良性肿瘤	恶性肿瘤
病史	病程长,生长缓慢	病程短,迅速增大
肿块部位及性质	单侧多,囊性,光滑,活动	双侧多,实性或囊实性,不规则,固定,后穹隆实性结节或肿块
腹水征	多无	常有腹水,可能查到恶性细胞
一般情况	良好	可有消瘦、恶病质
超声检查	为液性暗区,边界清晰,有间隔光带	液性暗区内有杂乱光团、光点,界限不清
CA125*（>50 岁）	<35 U/mL	>35 U/mL

注：因 50 岁以下患者常有盆腔炎、子宫内膜异位病等可使 CA125 升高的疾病，故参考价值不大。>50 岁患者中，若有卵巢肿块伴 CA125 升高，则恶性者可能性大，有鉴别诊断意义

2.卵巢良性肿瘤的鉴别诊断

（1）卵巢瘤样病变：滤泡囊肿和黄体囊肿最常见。多为单侧，直径<5 cm，壁薄，暂行观察或口服避孕药，2～3 个月内自行消失，若持续存在或长大，应考虑为卵巢肿瘤。

（2）输卵管卵巢囊肿：为炎性囊性积液，常有不孕或盆腔感染史，两侧附件区条形囊性肿块，边界较清，活动受限。

（3）子宫肌瘤：浆膜下肌瘤或肌瘤囊性变易与卵巢实体瘤或囊肿混淆。肌瘤常为多发性，与子宫相连，检查时肿瘤随宫体及宫颈移动。超声检查可协助鉴别。

（4）妊娠子宫：妊娠早期或中期时，子宫增大变软，峡部更软，三合诊时宫体与宫颈似不相连，易将宫体误认为卵巢肿瘤。但妊娠妇女有停经史，作 HCG 测定或超声检查即可鉴别。

（5）腹水：大量腹水应与巨大卵巢囊肿鉴别，腹水常有肝病、心脏病史，平卧时腹部两侧突出如蛙腹，叩诊腹部中间鼓音，两侧浊音，移动性浊音阳性；超声检查见不规则液性暗区，液平面随体位改变，其间有肠曲光团浮动，无占位性病变。巨大囊肿平卧时腹部中间隆起，叩诊浊音，腹部两侧鼓音，无移动性浊音，边界清楚；超声检查见圆球形液性暗区，边界整齐光滑，液平面不随体位移动。

3.卵巢恶性肿瘤的鉴别诊断

(1)子宫内膜异位病:子宫内膜异位病形成的粘连性肿块及直肠子宫陷凹结节与卵巢恶性肿瘤很难鉴别。前者常有进行性痛经、月经多,经前不规则阴道流血等。超声检查、腹腔镜检查是有效的辅助诊断方法,必要时应剖腹探查确诊。

(2)结核性腹膜炎:常合并腹水,盆腹腔内形成粘连性肿块。但多发生于年轻、不孕妇女,伴月经稀少或闭经。多有肺结核史;有消瘦、乏力、低热、盗汗、食欲缺乏等全身病状。妇科检查肿块位置较高,形状不规则,界限不清,不活动。叩诊时鼓音和浊音分界不清。X 线胸片检查、结核菌素试验等可协助诊断,必要时行剖腹探查取材行活体组织检查确诊。

(3)生殖道以外的肿瘤:需与腹膜后肿瘤、直肠癌、乙状结肠癌等鉴别。腹膜后肿瘤固定不动,位置低者使子宫、直肠或输尿管移位。直肠癌和乙状结肠癌多有相应的消化道病状,超声检查、钡剂灌肠、乙状结肠镜检等有助于鉴别。

(4)转移性卵巢肿瘤:与卵巢原发恶性肿瘤不易鉴别。对于双侧性、中等大、肾形、活动的实性肿块,应疑为转移性卵巢肿瘤,有消化道癌、乳癌病史者,更要考虑转移性卵巢肿瘤诊断。若患者有消化道病状应作胃镜检查,此外要排除其他可能的原发肿瘤。如未发现原发性肿瘤病灶,应作剖腹探查。

(5)慢性盆腔炎:有流产或产褥感染病史,有发热、下腹痛,妇科检查附件区有肿块及组织增厚、压痛、片状块物达盆壁。用抗生素治疗病状缓解,块物缩小。若治疗后病状、体征无改善,或块物增大,应考虑为盆腔或卵巢恶性肿瘤可能。超声检查有助于鉴别。

(六)恶性肿瘤的转移途径

卵巢恶性肿瘤的转移特点是外观局限的肿瘤,可在腹膜、大网膜、腹膜后淋巴结、横膈等部位有亚临床转移。主要通过直接蔓延及腹腔种植,瘤细胞可直接侵犯包膜,累及邻近器官,并广泛种植于盆腹膜及大网膜、横膈、肝表面。淋巴道也是重要的转移途径,有 3 种方式:①沿卵巢血管经卵巢淋巴管向上到腹主动脉旁淋巴结;②沿卵巢门淋巴管达髂内、髂外淋巴结,经髂总至腹主动脉旁淋巴结;③偶有沿圆韧带入髂外及腹股沟淋巴结。横膈为转移的好发部位,尤其右膈下淋巴丛密集,故最易受侵犯。血行转移少见,晚期可转移到肺、胸膜及肝。

(七)卵巢恶性肿瘤临床分期

卵巢恶性肿瘤临床分期现多采用 FIGO 2013 年手术-病理分期(表 6-5),用以估计预后和比较疗效。

表 6-5　卵巢癌、输卵管癌、腹膜癌的手术-病理分期(FIGO,2013 年)

Ⅰ期	病变局限于卵巢或输卵管
ⅠA	肿瘤局限于一侧卵巢(包膜完整)或输卵管,卵巢和输卵管表面无肿瘤;腹水或腹腔冲洗液未找到癌细胞
ⅠB	肿瘤局限于双侧卵巢(包膜完整)或输卵管,卵巢和输卵管表面无肿瘤;腹水或腹腔冲洗液未找到癌细胞
ⅠC	肿瘤局限于单侧或双侧卵巢或输卵管,并伴有如下任何一项:
ⅠC1	手术导致肿瘤破裂
ⅠC2	手术前肿瘤包膜已破裂或卵巢、输卵管表面有肿瘤
ⅠC3	腹水或腹腔冲洗液发现癌细胞
Ⅱ期	肿瘤累及一侧或双侧卵巢或输卵管并有盆腔内扩散(在骨盆入口平面以下)或原发性腹膜癌
ⅡA	肿瘤蔓延或种植到子宫和/或输卵管和/或卵巢

续表

ⅡB	肿瘤蔓延至其他盆腔内组织
Ⅲ期	肿瘤累及单侧或双侧卵巢、输卵管或原发性腹膜癌,伴有细胞学或组织学证实的盆腔外腹膜转移或证实存在腹膜后淋巴结转移
ⅢA1	仅有腹膜后淋巴结阳性(细胞学或组织学证实)
ⅢA1(ⅰ)	淋巴结转移最大直径≤10 mm
ⅢA1(ⅱ)	淋巴结转移最大直径>10 mm
ⅢA2	显微镜下盆腔外腹膜受累,伴或不伴腹膜后阳性淋巴结
ⅢB	肉眼盆腔外腹膜转移,病灶最大直径≤2 cm,伴或不伴腹膜后阳性淋巴结
ⅢC	肉眼盆腔外腹膜转移,病灶最大直径>2 cm,伴或不伴腹膜后阳性淋巴结(包括肿瘤蔓延至肝包膜和脾,但未转移到脏器实质)
Ⅳ期	超出腹腔外的远处转移
ⅣA	胸腔积液中发现癌细胞
ⅣB	腹腔外器官实质转移(包括肝实质转移和腹股沟淋巴结和腹腔外淋巴结转移)

(八)治疗

一经发现卵巢肿瘤,应行手术。手术目的:①明确诊断;②切除肿瘤;③恶性肿瘤进行手术-病理分期。术中不能确定肿瘤性质者,应将切下的卵巢肿瘤进行快速冷冻组织病理学检查,明确诊断。手术可通过腹腔镜和/或剖腹进行。术后应根据卵巢肿瘤的性质、组织学类型、手术-病理分期等因素来决定是否进行辅助治疗。

(九)随访与监测

卵巢恶性肿瘤易于复发,应长期予以随访和监测。

1.随访时间

术后1年内每月1次;术后2年每3月1次;术后3～5年视病情4～6月1次;5年以后者每年1次。

2.监测内容

临床病状、体征、全身检查及盆腔检查(包括三合诊检查),超声检查。必要时作CT或MRI检查。肿瘤标志物测定,如CA125、HE4、CA199、CEA、AFP、HCG、雌激素和雄激素等可根据病情选用。

(十)妊娠合并卵巢肿瘤

妊娠合并良性肿瘤以成熟囊性畸胎瘤及浆液性(或黏液性)囊腺瘤居多,占妊娠合并卵巢肿瘤的90%,恶性者以无性细胞瘤及浆液性囊腺癌为多。若无并发病,妊娠合并卵巢肿瘤一般无明显病状。早孕时三合诊即能查得。中期妊娠以后不易查得,需依靠病史及超声诊断。

早孕时肿瘤嵌入盆腔可能引起流产,中期妊娠时易并发蒂扭转,晚期妊娠时若肿瘤较大可导致胎位异常,分娩时可引起肿瘤破裂,若肿瘤位置低可梗阻产道导致难产。妊娠时盆腔充血,可能使肿瘤迅速增大,并促使恶性肿瘤扩散。

早孕合并卵巢囊肿,以等待至妊娠3个月后进行手术为宜,以免诱发流产。妊娠晚期发现者,可等待至足月,临产后若肿瘤阻塞产道即行剖宫产,同时切除肿瘤。

若诊断或疑为卵巢恶性肿瘤,应尽早手术,其处理原则同非孕期。

二、卵巢原发上皮性肿瘤

卵巢上皮性肿瘤为最常见的卵巢肿瘤,多见于中老年妇女,很少发生在青春期前女孩和婴幼儿。卵巢上皮性肿瘤分为良性、交界性和恶性。交界性肿瘤是指上皮细胞增生活跃及核异型,核分裂象增加,表现为上皮细胞层次增加,但无间质浸润,是一种低度潜在恶性肿瘤,生长缓慢,转移率低,复发迟。卵巢上皮性癌发展迅速,不易早期诊断,治疗困难,死亡率高。

(一)发病原因及高危因素

卵巢上皮癌的发病原因一直未明。近年的研究证据表明,卵巢癌由卵巢表面生发上皮起源假说缺乏科学依据,卵巢外起源学说则引起高度重视,并提出了上皮性卵巢癌发生的二元理论。二元论将卵巢上皮癌分为两型,Ⅰ型卵巢癌包括了低级别卵巢浆液性癌及低级别卵巢子宫内膜样癌、透明细胞癌、黏液性癌和移行细胞癌;Ⅱ型卵巢癌包括了高级别卵巢浆液性癌及高级别卵巢子宫内膜样癌、未分化癌和恶性中胚叶混合性肿瘤(癌肉瘤)。Ⅰ型卵巢癌起病缓慢,常有前驱病变,多为临床早期,预后较好;Ⅱ型卵巢癌发病快,无前驱病变,侵袭性强,多为临床晚期,预后不良。两型卵巢癌的发生、发展可能有两种不同的分子途径,因而具有不同的生物学行为。高级别卵巢浆液性癌大多起源于输卵管的观点已被国际上多数学者所接受。

此外,下列因素也可能与卵巢上皮癌的发病密切相关。

1.遗传因素

5%～10%的卵巢上皮癌具有遗传异常。上皮性卵巢癌的发生与三个遗传性癌综合征有关,即:遗传性乳腺癌-卵巢癌综合征(HBOC),遗传性位点特异性卵巢癌综合征(HSSOC),和遗传性非息肉性结直肠癌综合征(HNPCC),最常见的是 HBOC。真正的遗传性卵巢癌和乳腺癌一样,主要是由于 BRCA1 和 BRCA2 基因突变所致,属于常染色体显性遗传。

2.子宫内膜异位病

相关的形态学和分子遗传学的证据提示,卵巢子宫内膜样癌和透明细胞癌可能来源于子宫内膜异位病的病灶恶变。抑癌基因 ARID1A 基因突变不仅见于卵巢子宫内膜样癌和透明细胞癌的癌组织,同时见于邻近的子宫内膜异位病和癌变前期病灶,这是卵巢子宫内膜样癌和透明细胞癌起源异位子宫内膜的有力证据。

3.持续排卵

持续排卵使卵巢表面上皮不断损伤与修复,其结果一方面在修复过程中卵巢表面上皮细胞突变的可能性增加。减少或抑制排卵可减少卵巢上皮由排卵引起的损伤,可能降低卵巢癌发病危险。流行病学调查发现卵巢癌危险因素有未产、不孕,而多次妊娠、哺乳和口服避孕药有保护作用。

(二)病理

1.组织学类型

卵巢上皮肿瘤组织学类型主要有以下几种。

(1)浆液性肿瘤。①浆液性囊腺瘤:约占卵巢良性肿瘤的 25%。多为单侧,球形,大小不等,表面光滑,囊性,壁薄,内充满淡黄色清亮液体。有单纯性及乳头状两型,前者多为单房,囊壁光滑;后者常为多房,可见乳头,向囊外生长。镜下见囊壁为纤维结缔组织,内为单层柱状上皮,乳头分支较粗,间质内见砂粒体(成层的钙化小球状物)。②交界性浆液性囊腺瘤:中等大小,多为双侧,乳头状生长在囊内较少,多向囊外生长。镜下见乳头分支纤细而密,上皮复层不超过 3 层,细胞核轻度异型,核分裂象<1/HP,无间质浸润,预后好。对于存在浸润性种植患者,晚期和复发概率增加。③浆液性囊腺癌:占卵巢恶性肿瘤的40%~50%。多为双侧,体积较大,半实质性。结节状或分叶状,灰白色,或有乳突状增生,切面为多房,腔内充满乳头,质脆,出血、坏死。镜下见囊壁上皮明显增生,复层排列,一般在4~5层以上。癌细胞为立方形或柱状,细胞异型明显,并向间质浸润。

2014年版WHO女性生殖道肿瘤分类中将浆液性癌分为低级别癌与高级别癌二类,采用的是M.D.Anderson癌病中心的分类标准(见表6-6)。

表6-6 卵巢浆液性癌组织学分类(WHO,2014)

项目	高级别	低级别
组织病理特点	细胞核多形性,大小相差超过3倍	细胞核较均匀一致,仅轻到中度异型性
	核分裂数>12个/HPF	核分裂数≤12个/HPF
	常见坏死和多核瘤巨细胞	无坏死或多核瘤巨细胞
		核仁可明显,可有胞质内黏液

注:级别的确定基于细胞形态,非组织结构

(2)黏液性肿瘤:黏液性肿瘤组织学上分为肠型、宫颈型或混合型,由肠型黏膜上皮或宫颈管黏膜上皮(mullerian分化)组成。①黏液囊腺瘤:占卵巢良性肿瘤的20%。多为单侧,圆形或卵圆形,体积较大,表面光滑,灰白色。切面常为多房,囊腔内充满胶冻样黏液,含黏蛋白和糖蛋白,囊内很少有乳头生长。镜下见囊壁为纤维结缔组织,内衬单层柱状上皮;可见杯状细胞及嗜银细胞。恶变率为5%~10%。偶可自行破裂,瘤细胞种植在腹膜上继续生长并分泌黏液,在腹膜表面形成胶冻样黏液团块,极似卵巢癌转移,称腹膜假黏液瘤。腹膜假性黏液瘤主要继发于肠型分化的肿瘤,瘤细胞呈良性,分泌旺盛,很少见细胞异型和核分裂,多限于腹膜表面生长,一般不浸润脏器实质。手术是主要治疗手段,术中应尽可能切净所有肿瘤。然而,手术很少能根治,本病复发率高,患者需要多次手术,患者常死于肠梗阻。②交界性黏液性囊腺瘤:一般较大,少数为双侧,表面光滑,常为多房。切面见囊壁增厚,有实质区和乳头状形成,乳头细小、质软。镜下见上皮不超过3层,细胞轻度异型,细胞核大、染色深,有少量核分裂,增生上皮向腔内突出形成短粗的乳头,无间质浸润。③黏液性囊腺癌:占卵巢恶性肿瘤的10%。多为单侧,瘤体较大,囊壁可见乳头或实质区,切面为囊、实性,囊液混浊或血性。镜下见腺体密集,间质较少,腺上皮超过3层,细胞明显异型,并有间质浸润。

(3)卵巢子宫内膜样肿瘤:良性瘤较少见,为单房,表面光滑,囊壁衬以单层柱状上皮,似正常子宫内膜。囊内被覆扁平上皮,间质内可有含铁血黄素的吞噬细胞。子宫内膜样交界性瘤很少见。卵巢子宫内膜样癌占卵巢恶性肿瘤的10%~24%,肿瘤单侧多,中等大,囊性或实性,有乳头生长,囊液多为血性。镜下特点与子宫内膜癌极相似,多为高分化腺癌或腺棘皮癌,常并发子宫内膜异位病和子宫内膜癌,不易鉴别何者为原发或继发。

(4)透明细胞肿瘤:来源于苗勒氏管上皮,良性罕见,交界性者上皮由1~3层多角形靴钉状细胞组成,核有异型性但无间质浸润,常合并透明细胞癌存在。透明细胞癌占卵巢癌5%~11%,患者均为成年妇女,平均年龄48~58岁,10%合并高血钙病。常合并子宫内膜异位病(25%~50%)。易转移至腹膜后淋巴结,对常规化疗不敏感。呈囊实性,单侧多,较大;镜下瘤细胞质丰富或呈泡状,含丰富糖原,排列成实性片、索状或乳头状;瘤细胞核异型性明显,深染,有特殊的靴钉细胞附于囊内及管状结构。

(5)勃勒纳瘤:由卵巢表面上皮向移行上皮分化而形成,占卵巢肿瘤1.5%～2.5%。多数为良性,单侧,体积小(直径<5 cm),表面光滑,质硬,切面灰白色漩涡或编织状。小肿瘤常位于卵巢髓质近卵巢门处。亦有交界性及恶性。

(6)未分化癌:在未分化癌中,小细胞癌最有特征。发病年龄9～43岁,平均24岁,70%患者有高血钙。常为单侧,较大,表面光滑或结节状,切面为实性或囊实性,质软、脆,分叶或结节状,褐色或灰黄色,多数伴有坏死出血。镜检癌细胞为未分化小细胞,圆形或梭形,胞质少,核圆或卵圆有核仁,核分裂多见(16/10HPFs～50/10HPFs)。细胞排列紧密,呈弥散、巢状,片状生长。恶性程度极高,预后极差,90%患者在1年内死亡。

2.组织学分级

2014年版WHO女性生殖道肿瘤分类中,对卵巢上皮癌的组织学分级达成共识。浆液性癌分为低级别癌与高级别癌两类。子宫内膜样癌根据FIGO分级系统分3级,1级实性区域<5%,2级实性区域5%～50%,3级实性区域>50%。黏液性癌不分级,但分为3型:①非侵袭性(上皮内癌);②侵袭性(膨胀性或融合性);③侵袭性(浸润型)。浆黏液性癌按不同的癌成分各自分级。透明细胞癌和未分化癌本身为高级别癌,不分级。恶性Brenner瘤分为低级别和高级别。肿瘤组织学分级对患者预后有重要的影响,应引起重视。

(三)治疗

1.良性肿瘤

若卵巢肿块直径<5 cm,疑为卵巢瘤样病变,可作短期观察。一经确诊为卵巢良性肿瘤,应手术治疗。根据患者年龄、生育要求及对侧卵巢情况决定手术范围。年轻、单侧良性肿瘤应行患侧卵巢囊肿剥出或卵巢切除术,尽可能保留正常卵巢组织和对侧正常卵巢;即使双侧良性囊肿,也应争取行囊肿剥出术,保留正常卵巢组织。围绝经期妇女可行单侧附件切除或子宫及双侧附件切除术。术中剖开肿瘤肉眼观察区分良、恶性,必要时作冷冻切片组织学检查明确性质,确定手术范围。若肿瘤大或可疑恶性,尽可能完整取出肿瘤,防止囊液流出及瘤细胞种植于腹腔。巨大囊肿可穿刺放液,待体积缩小后取出,穿刺前须保护穿刺周围组织,以防囊液外溢,放液速度应缓慢,以免腹压骤降发生休克。

2.交界性肿瘤

手术是卵巢交界性肿瘤最重要的治疗,手术治疗的目标是将肿瘤完全切除。卵巢交界瘤建议行全面分期手术,是否要行腹膜后淋巴结系统切除或取样活检,多数学者倾向否定意见,尤其是卵巢黏液性肿瘤。年轻患者可考虑行保留生育功能治疗。晚期复发是卵巢交界瘤的特点,78%在5年后甚至10～20年后复发。复发的肿瘤一般仍保持原病理形态,即仍为交界性肿瘤,复发的肿瘤一般仍可切除。

卵巢交界性瘤一般不主张进行术后化疗,化疗仅在以下几种情况考虑应用:①肿瘤期别较晚,有广泛种植,术后可施行3～6个疗程化疗;②有大网膜、淋巴结或其他远处部位浸润性种植的患者更可能发生早期复发,这些患者应按照低级别浆液性癌进行化疗。

3.恶性肿瘤

治疗原则是手术为主,辅以化疗、放疗及其他综合治疗。

(1)手术:是治疗卵巢上皮癌的主要手段。应根据术中探查及冷冻病理检查结果,决定手术范围,卵巢上皮癌第一次手术彻底性与预后密切相关。

早期(FIGO Ⅰ～Ⅱ期)卵巢上皮癌应行全面确定分期的手术,包括:留取腹水或腹腔冲洗液进行细胞学检查;全面探查盆、腹腔,对可疑病灶及易发生转移部位多处取材作组织学检查;全子宫和双附件切除(卵巢动静脉高位结扎);盆腔及腹主动脉旁淋巴结清除;大网膜和阑尾切除。一般认为,对于上皮性卵巢癌施行保留生育功能(保留子宫和对侧附件)的手术应是谨慎和严格选择的,必须具备以下条件方可施行:①患者年轻,渴望生育;②ⅠA期;③细胞分化好(G1);④对侧卵巢外观正常、剖探阴性;⑤有随诊条件。亦有主张完成生育后视情况再行手术切除子宫及对侧附件。对于有高危因素而要求保留生育功能的患者则需充分知情。

晚期卵巢癌(FIGO Ⅲ～Ⅳ期)应行肿瘤细胞减灭术,术式与全面确定分期的手术相同,手术的主要目的是尽最大努力切除卵巢癌之原发灶和转移灶,使残余肿瘤直径<1 cm,必要时可切除部分肠管或脾脏等。对于手术困难的患者可在组织病理学确诊为卵巢癌后,先行1～2个疗程化疗后再进行手术。

复发性卵巢癌的手术治疗价值尚有争议,主要用于以下几方面:①解除肠梗阻;②对二线化疗敏感的复发灶(化疗后间隔>12月)的减灭;③切除孤立的复发灶。对于复发癌的治疗多数只能缓解病状,而不是为了治愈,生存质量是最应该考虑的因素。

(2)化学药物治疗:为主要的辅助治疗。常用于术后杀灭有残留癌灶,控制复发;也可用于复发病灶的治疗。化疗可以缓解病状,延长患者存活期。暂无法施行手术的晚期患者,化疗可使肿瘤缩小,为以后手术创造条件。

一线化疗是指首次肿瘤细胞减灭术后的化疗。常用化疗药物有顺铂、卡铂、紫杉醇、环磷酰胺、异环磷酰胺、氟尿嘧啶、博来霉素、长春新碱、依托泊苷(VP-16)等。近年来多以铂类药物和紫杉醇为主的化疗药物,常用联合化疗方案见表6-7。根据病情可采用静脉化疗或静脉腹腔联合化疗。腹腔内化疗不仅能控制腹水,又能使小的腹腔内残存癌灶缩小或消失。化疗疗程数一般为6～9个疗程。二线化疗主要用于卵巢癌复发的治疗。选择化疗方案前应了解一线化疗用什么药物及药物累积量;一线化疗疗效如何,毒性如何,反应持续时间及停药时间。患者一线治疗中对铂类的敏感性对选择二线化疗具重要参考价值。二线化疗的用药原则:①以往未用铂类者可选用含铂类的联合化疗;②在铂类药物化疗后6个月以上出现复发用以铂类为基础的二线化疗通常有效;③难治性患者不应再选用以铂类为主的化疗,而应选用与铂类无交叉耐药的药物,如紫杉醇、托扑替康、异环磷酰胺、六甲蜜胺、吉西他滨、脂质体多柔比星等。

表 6-7　卵巢上皮性癌常用联合化疗方案

方案	药物	剂量及方法	疗程间隔
1.TC	紫杉醇(T)	175 mg/m² 静脉滴注1次,3小时滴完	3周
	卡铂(C)	卡铂(剂量按 AUC=5 计算)静脉滴注1次	
2.TP	紫杉醇(T)	175 mg/m² 静脉滴注1次,3小时滴完	3周
	顺铂(P)	70 mg/m² 静脉滴注1次	
3.PC	顺铂(P)	70 mg/m² 静脉滴注1次	3～4周
	环磷酰胺(C)	700 mg/m² 静脉滴注1次	

(3)放疗:外照射对于卵巢上皮癌的治疗价值有限,可用于锁骨上和腹股沟淋巴结转移灶和部分紧靠盆壁的局限性病灶的局部治疗。对上皮性癌不主张以放疗作为主要辅助治疗手段,但在ⅠC期,或伴有大量腹水者经手术后仅有细小粟粒样转移灶或肉眼看不到有残留病灶的可辅以放射性同位素³²P腹腔内注射以提高疗效,减少复发,腹腔内有粘连时禁用。

(4)免疫治疗:靶向药物治疗是目前改善晚期卵巢癌预后的主要趋势。近几年,贝伐珠单抗在卵巢癌的一线治疗以及复发卵巢癌的治疗中都取得了较好的疗效,可提高患者的无瘤生存期,但其昂贵的价格还需进行价值医学方面的评价。

(四)预后

预后与分期、组织学分类及分级、患者年龄及治疗方式有关。以分期最重要,期别越早预后越好。据文献报道Ⅰ期卵巢癌,病变局限于包膜内,5年生存率达90%。若囊外有赘生物、腹腔冲洗液找到癌细胞降至68%;Ⅲ期卵巢癌,5年生存率为30%～40%;Ⅳ期卵巢癌仅为10%。低度恶性肿瘤疗效较恶性程度高者为佳,细胞分化良好者疗效较分化不良者好。对化疗药物敏感者,疗效较好。术后残余癌灶直径<1 cm者,化疗效果较明显,预后良好。

(五)预防

卵巢上皮癌的病因不清,难以预防。但若能积极采取措施对高危人群严密监测随访,早期诊治可改善预后。

(1)高危人群严密监测:40岁以上妇女每年应行妇科检查;高危人群每半年检查1次,早期发现或排除卵巢肿瘤。若配合超声检查、CA125检测等则更好。

(2)早期诊断及处理:卵巢实性肿瘤或囊肿直径>5 cm者,应及时手术切除。重视青春期前、绝经后或生育年龄口服避孕药的妇女发现卵巢肿大,应及时明确诊断。盆腔肿块诊断不清或治疗无效者,应及早行腹腔镜检查或剖腹探查,早期诊治。

(3)乳癌和胃肠癌的女性患者,治疗后应严密随访,定期作妇科检查,确定有无卵巢转移癌。

(4)家族史和基因检测是临床医师决定是否行预防性卵巢切除的主要考虑因素,基因检测是最关键的因素。对BRCA1(+)的HOCS家族成员行预防性卵巢切除是合理的。

三、卵巢生殖细胞肿瘤

卵巢生殖细胞肿瘤是指来源于胚胎性腺的原始生殖细胞而具有不同组织学特征的一组肿瘤,其发病率仅次于上皮性肿瘤,多发生于年轻的妇女及幼女,绝经后仅占4%。卵巢恶性生殖细胞肿瘤恶性程度大,死亡率高。由于找到有效的化疗方案,使其预后大为改观。卵巢恶性生殖细胞肿瘤的存活率分别由过去的10%提高到目前90%,大部分患者可行保留生育功能的治疗。

(一)病理分类

1.畸胎瘤

畸胎瘤由多胚层组织结构组成的肿瘤,偶见含一个胚层成分。肿瘤组织多数成熟,少数未成熟;多数为囊性,少数为实性。肿瘤的良、恶性及恶性程度取决于组织分化程度,而不决定于肿瘤质地。

(1)成熟畸胎瘤:又称皮样囊肿,属良性肿瘤,占卵巢肿瘤的10%～20%,占生殖细胞肿瘤的85%～97%,占畸胎瘤的95%以上。可发生于任何年龄,以20～40岁居多。多为单侧,双侧占10%～17%。中等大小,呈圆形或卵圆形,壁光滑、质韧。多为单房,腔内充满油脂和毛发,有时可见牙齿或骨质。囊壁内层为复层鳞状上皮,壁上常见小丘样隆起向腔内突出称"头节"。肿瘤可含外、中、内胚层组织。偶见向单一胚层分化,形成高度特异性畸胎瘤,如卵巢甲状腺肿,分泌甲状腺激素,甚至引起甲亢。成熟囊性畸胎瘤恶变率为2%～4%,多见于绝经后妇女;"头节"的上皮易恶变,形成鳞状细胞癌,预后较差。

(2)未成熟畸胎瘤:属恶性肿瘤,含2～3胚层,占卵巢畸胎瘤1%～3%。肿瘤由分化程度不同的未成熟胚胎组织构成,主要为原始神经组织。多见于年轻患者,平均年龄 11~19 岁。肿瘤多为实性,可有囊性区域。肿瘤的恶性程度根据未成熟组织所占比例、分化程度及神经上皮含量而定。该肿瘤的复发及转移率均高,但复发后再次手术可见未成熟肿瘤组织具有向成熟转化的特点,即恶性程度的逆转现象。

2.无性细胞瘤

无性细胞瘤为中度恶性的实性肿瘤,占卵巢恶性肿瘤的 5%。好发于青春期及生育期妇女,单侧居多,右侧多于左侧。肿瘤为圆形或椭圆形,中等大,实性,触之如橡皮样。表面光滑或呈分叶状。切面淡棕色,镜下见圆形或多角形大细胞,细胞核大,胞质丰富,瘤细胞呈片状或条索状排列,有少量纤维组织相隔,间质中常有淋巴细胞浸润。对放疗特别敏感,纯无性细胞瘤的 5 年存活率可达 90%。混合型(含绒癌,内胚窦成分)预后差。

3.卵黄囊瘤

来源于胚外结构卵黄囊,其组织结构与大鼠胎盘的内胚窦特殊血管周围结构(schiller-dural 小体)相似,又名内胚窦瘤。卵黄囊瘤占卵巢恶性肿瘤 1%,但是恶性生殖细胞肿瘤的常见类型,其恶性程度高,常见于儿童及年轻妇女。多为单侧,肿瘤较大,圆形或卵圆形。切面部分囊性,组织质脆,多有出血坏死区,呈灰红或灰黄色,易破裂。镜下见疏松网状和内皮窦样结构。瘤细胞扁平、立方、柱状或多角形,产生甲胎蛋白(AFP),故患者血清 AFP 浓度很高,其浓度与肿瘤消长相关,是诊断及治疗监测时的重要标志物。肿瘤生长迅速,易早期转移,预后差,既往平均生存期仅 1 年,现经手术及联合化疗后,生存期明显延长。

4.胚胎癌

胚胎癌是一种未分化并具有多种分化潜能的恶性生殖细胞肿瘤。极少见,发生率占卵巢恶性生殖细胞瘤的 5%以下。胚胎癌具有向胚体方向分化的潜能,可形成不同程度分化的畸胎瘤;向胚外方向分化则形成卵黄囊结构或滋养细胞结构。形态上与睾丸的胚胎癌相似,但发生在卵巢的纯型胚胎癌远较在睾丸少见,其原因尚不明。肿瘤体积较大,有包膜,质软,常伴出血、梗死和包膜破裂。切面为实性,灰白色,略呈颗粒状;与其他生殖细胞瘤合并存在时,则依所含的成分和占的比例不同呈现出杂色多彩状,囊性变和出血坏死多见。瘤组织由较原始的多角形细胞聚集形成的实性上皮样片块和细胞巢与原始幼稚的黏液样间质构成。肿瘤细胞和细胞核的异型性突出,可见瘤巨细胞。在稍许分化的区域,瘤细胞有形成裂隙和乳头的倾向,细胞略呈立方或柱状上皮样,但不形成明确的腺管。胚胎癌具有局部侵袭性强、播散广泛及早期转移的特性;转移的途径早期经淋巴管,晚期合并血行播散。

5.绒癌

原发性卵巢绒癌也称为卵巢非妊娠性绒癌,是由卵巢生殖细胞中的多潜能细胞向胚外结构(滋养细胞或卵黄囊等)发展而来的一种恶性程度极高的卵巢肿瘤,它可分为单纯型或混合型。混合型,即除绒癌成分外,还同时合并存在其他恶性生殖细胞肿瘤,如未成熟畸胎瘤、卵黄囊瘤、胚胎癌及无性细胞瘤等。原发卵巢绒癌多见的是混合型,单纯型极为少见。妊娠性绒癌一般不合并其他恶性生殖细胞肿瘤。典型的肿瘤体积较大,单侧,实性,质软,出血坏死明显。镜下形态如同子宫绒癌,由细胞滋养细胞和合体滋养细胞构成。因其他生殖细胞肿瘤特别是胚胎性癌常有不等量的合体细胞,诊断必须同时具备两种滋养细胞。非妊娠性绒癌预后较妊娠性绒癌差,治疗效果不好,病情发展快,短期内即死亡。

(二)诊断

卵巢恶性生殖细胞肿瘤在临床表现方面具有一些特点。如发病年龄轻,肿瘤较大,肿瘤标记物异常,很易产生腹水,病程发展快等。若能注意到这些肿瘤的特点,诊断并不难。特别是血清甲胎蛋白(AFP)和人绒毛膜促性腺激素(HCG)的检测可以起到明确诊断的作用。卵黄囊瘤可以合成 AFP,卵巢绒癌可分泌 HCG,这些都是很特异的肿瘤标志物。血清 AFP 和 HCG 的动态变化与癌瘤病情的好转和恶化是一致的,临床完全缓解的患者其血清 AFP 或 HCG 值轻度升高也预示癌瘤的残存或复发。虽然血清 AFP 和 HCG 的检测对卵巢内胚窦瘤和卵巢绒癌有明确诊断的意义,但卵巢恶性生殖细胞肿瘤的最后确诊还是依靠组织病理学的诊断。

(三)治疗

1.良性生殖细胞肿瘤

单侧肿瘤应行卵巢肿瘤剥除或患侧附件切除术;双侧肿瘤争取行卵巢肿瘤剥除术;围绝经期妇女可考虑行全子宫双附件切除术。

2.恶性生殖细胞肿瘤

(1)手术治疗:由于绝大部分恶性生殖细胞肿瘤患者是希望生育的年轻女性,常为单侧卵巢发病,即使复发也很少累及对侧卵巢和子宫,更为重要的是卵巢恶性生殖细胞肿瘤对化疗十分敏感。因此,手术的基本原则是无论期别早晚,只要对侧卵巢和子宫未受肿瘤累及,均应行保留生育功能的手术,即仅切除患侧附件,同时行全面分期探查术。对于复发的卵巢生殖细胞仍主张积极手术。

(2)化疗:恶性生殖细胞肿瘤对化疗十分敏感。根据肿瘤分期、类型和肿瘤标记物的水平,术后可采用 3～6 疗程的联合化疗。常用化疗方案见表 6-8。

表 6-8 卵巢恶性生殖细胞肿瘤常用联合化疗方案

方案	药物	剂量及方法	疗程间隔
PEB	顺铂(p)	30～35 mg/(m² · d),静脉滴注,第 1～3 天	3 周
	依托泊苷(E)	100 mg/(m² · d),静脉滴注,第 1～3 天	
	博来霉素(B)	30 mg/w,肌内注射(化疗第二天开始)	
PVB	顺铂(P)	30～35 mg/(m² · d),静脉滴注,第 1～3 天	3 周
	长春新碱(V)	1～1.5 mg/m²(2 mg),静脉注射,第 1～2 天	
	博来霉素(B)	30 mg/w,肌内注射(化疗第二天开始)	
VAC	长春新碱(V)	1～1.5 mg/m²(最大 2 mg),静脉注射,第 1 天	4 周
	放线菌素 D(A)	5～7 mg/(kg · d),静脉滴注,第 2～6 天	
	环磷酰胺(C)	5～7 mg/(kg · d),静脉滴注,第 2～6 天	

(3)放疗:为手术和化疗的辅助治疗。无性细胞瘤对放疗最敏感,但由于无性细胞瘤的患者多年轻,要求保留生育功能,目前放疗已较少应用。对复发的无性细胞瘤,放疗仍能取得较好疗效。

四、卵巢性索间质肿瘤

卵巢性索间质肿瘤来源于原始性腺中的性索及间质组织,占卵巢肿瘤的 4.3％～6％。在胚胎正常发育过程中,原始性腺中的性索组织,在男性将演变成睾丸曲细精管的支持细胞,在女性将演变成卵巢的颗粒细胞;而原始性腺中的特殊间叶组织将演化为男性睾丸的间质细胞及女性卵巢的泡膜细胞。卵巢性索间质肿瘤即是由上述性索组织或特殊的间叶组织演化而形成的肿瘤,它们仍保留了原来各自的分化特性。肿瘤可由单一细胞构成,如颗粒细胞瘤、泡膜细胞瘤、支持细胞瘤、间质细胞瘤;肿瘤亦可由不同细胞组合形成,当含两种细胞成分时,可以形成颗粒-泡膜细胞瘤,支持-间质细胞瘤;而当肿瘤含有上述四种细胞成分时,此种性索间质肿瘤称为两性母细胞瘤。许多类型的性索间质肿瘤能分泌类固醇激素,临床出现内分泌失调病状,但是肿瘤的诊断依据是肿瘤特有的病理形态,临床内分泌紊乱和激素水平异常仅能做参考。

(一)病理分类和临床表现

1.颗粒细胞-间质细胞瘤

由性索的颗粒细胞及间质的衍生成分如成纤维细胞及卵泡膜细胞组成。

(1)颗粒细胞瘤:在病理上颗粒细胞瘤分为成人型和幼年型两种。95%的颗粒细胞瘤为成人型,属低度恶性的肿瘤,可发生于任何年龄,高峰为45~55岁。肿瘤能分泌雌激素,故有女性化作用。青春期前患者可出现假性性早熟,生育年龄患者出现月经紊乱,绝经后患者则有不规则阴道流血,常合并子宫内膜增生过长,甚至发生腺癌。肿瘤多为单侧,圆形或椭圆形,呈分叶状,表面光滑,实性或部分囊性;切面组织脆而软,伴出血坏死灶。镜下见颗粒细胞环绕成小圆形囊腔,菊花样排列、中心含嗜伊红物质及核碎片(Call-Exner小体)。瘤细胞呈小多边形,偶呈圆形或圆柱形,胞质嗜淡伊红或中性,细胞膜界限不清,核圆,核膜清楚。预后较好,5年生存率达80%以上,但有远期复发倾向。幼年型颗粒细胞瘤罕见,仅占5%,是一种恶性程度极高的卵巢肿瘤。主要发生在青少年,98%为单侧。镜下呈卵泡样,缺乏核纵沟,胞质丰富,核分裂更活跃,极少含Call-Exner小体,10%~15%呈重度异型性。

(2)卵泡膜细胞瘤:为有内分泌功能的卵巢实性肿瘤,因能分泌雌激素,故有女性化作用。常与颗粒细胞瘤合并存在,但也有纯卵泡膜细胞瘤。为良性肿瘤,多为单侧,圆形、卵圆形或分叶状,表面被覆薄的有光泽的纤维包膜。切面为实性,灰白色。镜下见瘤细胞短梭形,胞质富含脂质,细胞交错排列呈漩涡状。瘤细胞团为结缔组织分隔。常合并子宫内膜增生过长,甚至子宫内膜癌。恶性卵泡膜细胞瘤较少见,可直接浸润邻近组织,并发生远处转移。其预后较一般卵巢癌为佳。

(3)纤维瘤:为较常见的良性肿瘤,占卵巢肿瘤的2%~5%,多见于中年妇女,单侧居多,中等大小,表面光滑或结节状,切面灰白色,实性、坚硬。镜下见由梭形瘤细胞组成,排列呈编织状。偶见患者伴有腹水或胸腔积液,称梅格斯综合征,腹水经淋巴或横膈至胸腔,右侧横膈淋巴丰富,故多见右侧胸腔积液。手术切除肿瘤后,胸腔积液、腹水自行消失。

2.支持细胞-间质细胞瘤

支持细胞-间质细胞瘤又称睾丸母细胞瘤,罕见,多发生在40岁以下妇女。单侧居多,通常较小,可局限在卵巢门区或皮质区,实性,表面光滑而滑润,有时呈分叶状,切面灰白色伴囊性变,囊内壁光滑,含血性浆液或黏液。镜下见不同分化程度的支持细胞及间质细胞。高分化者属良性,中低分化为恶性,具有男性化作用;少数无内分泌功能呈现女性化,雌激素可由瘤细胞直接分泌或由雄激素转化而来。10%~30%呈恶性行为,5年生存率为70%~90%。

(二)治疗

1.良性的性索间质肿瘤

年轻妇女患单侧肿瘤,应行卵巢肿瘤剥除或患侧附件切除术;双侧肿瘤争取行卵巢肿瘤剥除术;围绝经期妇女可考虑行全子宫双附件切除术。卵巢纤维瘤、卵泡膜细胞瘤和硬化性间质瘤是良性的,可按上述处理。

2.恶性的性索间质肿瘤

颗粒细胞瘤、间质细胞瘤、环管状性索间质瘤是低度或潜在恶性的。Ⅰ期的卵巢性索间质肿瘤希望生育的年轻患者,可考虑行患侧附件切除术,保留生育功能,但应进行全面细致的手术病理分期;不希望生育者应行全子宫双附件切除术和确定分期手术。晚期肿瘤应采用肿瘤细胞减灭术。与上皮性卵巢癌不同,对于复发的性索间质肿瘤仍主张积极手术。术后辅助治疗并没有公认有效的方案。以铂类为基础的多药联合化疗可作为术后辅助治疗的选择,尤其是晚期和复发患者的治疗。常用方案为 TC、PAC、PEB、PVB,一般化疗 6 个疗程。本瘤有晚期复发的特点,应长期随诊。

五、卵巢转移性肿瘤

体内任何部位原发性癌均可能转移到卵巢,乳腺、肠、胃、生殖道、泌尿道等是常见的原发肿瘤器官。库肯勃瘤,即印戒细胞癌,是一种特殊的转移性腺癌,原发部位在胃肠道,肿瘤为双侧性,中等大,多保持卵巢原状或呈肾形。一般无粘连,切面实性,胶质样。镜下见典型的印戒细胞,能产生黏液,周围是结缔组织或黏液瘤性间质。

卵巢转移瘤的处理取决于原发灶的部位和治疗情况,需要多学科协作,共同诊治。治疗的原则是有效的缓解和控制病状。如原发瘤已经切除且无其他转移和复发迹象,卵巢转移瘤仅局限于盆腔,可采用原发性卵巢恶性肿瘤的手术方法,尽可能切除盆腔转移瘤,术后应按照原发瘤进行辅助治疗。大部分卵巢转移性肿瘤的治疗效果不好,预后很差。

（李　英）

第七章

子宫内膜异位症及子宫腺肌病

第一节 子宫内膜异位症

具有生长功能的子宫内膜组织（腺体和间质）出现在宫腔被黏膜覆盖以外的部位时称为子宫内膜异位症（EMT），简称内异症。

EMT 以痛经、慢性盆腔痛、不孕为主要表现，是育龄妇女的常见病，该病的发病率近年有明显增高趋势，发病率占育龄妇女的 10%～15%，占痛经妇女的 40%～60%。在不孕患者中，30%～40% 合并 EMT，在 EMT 患者中不孕症的发病率为 40%～60%。

该病一般仅见于生育年龄妇女，以 25～45 岁妇女多见。绝经后或切除双侧卵巢后异位内膜组织可逐渐萎缩吸收，妊娠或使用性激素抑制卵巢功能可暂时阻止此病的发展，故 EMT 是激素依赖性疾病。

EMT 虽为良性病变，但具有类似恶性肿瘤远处转移、浸润和种植的生长能力。异位内膜可侵犯全身任何部位，最常见的种植部位是盆腔脏器和腹膜，以侵犯卵巢和宫底韧带最常见，其次为子宫、子宫直肠陷凹、腹膜脏层、直肠阴道隔等部位，故有盆腔 EMT 之称。

一、发病机制

本病的发病机制尚未完全阐明，关于异位子宫内膜的来源，目前有多种学说。

（一）种植学说

妇女在经期时子宫内膜碎片可随经血倒流，经输卵管进入盆腔，种植于卵巢和盆腔其他部位，并在该处继续生长和蔓延，形成盆腔 EMT。但已证实 90% 以上的妇女可发生经血逆流，却只有 10%～15% 的妇女罹患 EMT。剖宫产手术后所形成的腹壁瘢痕 EMT，占腹壁瘢痕 EMT 的 90% 左右，是种植学说的典型例证。

（二）淋巴及静脉播散

子宫内膜可通过淋巴或静脉播散，远离盆腔部位的器官如肺、手或大腿的皮肤和肌肉发生的 EMT 可能就是通过淋巴或静脉播散的结果。

（三）体腔上皮化生学说

卵巢表面上皮、盆腔腹膜都是由胚胎期具有高度化生潜能的体腔上皮分化而来，在反复经血逆流、炎症、机械性刺激、异位妊娠或长期持续的卵巢甾体激素刺激下,易发生化生而成为异位症的子宫内膜。

(四)免疫学说

免疫异常对异位内膜细胞的种植、黏附、增生具有直接和间接的作用,表现为免疫监视、免疫杀伤功能减弱,黏附分子作用增强,协同促进异位内膜的移植。以巨噬细胞为主的多种免疫细胞可释放多种细胞因子,促进异位内膜的种植、存活和增殖。EMT 患者的细胞免疫和体液免疫功能均有明显变化,患者外周血和腹水中的自然杀伤细胞(NK)的细胞毒活性明显降低。病变越严重者,NK 细胞活性降低亦越明显。雌激素水平越高,NK 细胞活性则越低。血清及腹水中,免疫球蛋白 IgG、IgA 及补体 C_3、C_4 水平均增高,还出现抗子宫内膜抗体和抗卵巢抗体等多种自身抗体。因此,个体的自身免疫能力对异位内膜细胞的抑制作用,在本病的发生中起关键作用。

(五)在位内膜决定论

中国学者提出的"在位内膜决定论"揭示了在位子宫内膜在 EMT 发病中的重要作用,在位内膜的组织病理学、生物化学、分子生物学及遗传学等特质,与 EMT 的发生发展密切相关,其"黏附-侵袭-血管形成"过程,所谓的"三 A 程序"可以解释 EMT 的病理过程,又可以表达临床所见的不同病变。

二、病理

EMT 最常见的发生部位为靠近卵巢的盆腔腹膜及盆腔器官的表面。根据其发生部位不同,可分为腹膜 EMT、卵巢 EMT、子宫腺肌病等。

(一)腹膜 EMT

腹膜和脏器浆膜面的病灶呈多种形态。无色素沉着型为早期细微的病变,具有多种表现形式,呈斑点状或小泡状突起,单个或数个呈簇,有红色火焰样病灶,白色透明病变,黄褐色斑及圆形腹膜缺损。色素沉着型为典型的病灶,呈黑色或紫蓝色结节,肉眼容易辨认。病灶反复出血及纤维化后,与周围组织或器官发生粘连,子宫直肠陷凹常因粘连而变浅,甚至完全消失,使子宫后屈固定。

(二)卵巢子宫内膜异位症

卵巢 EMT 最多见,约 80% 的内异症位于卵巢。多数为一侧卵巢,部分波及双侧卵巢。初始病灶表浅,于卵巢表面可见红色或棕褐色斑点或小囊泡,随着病变发展,囊泡内因反复出血积血增多,而形成单个或多个囊肿,称为卵巢子宫内膜异位囊肿。因囊肿内含暗褐色黏糊状陈旧血,状似巧克力液体,故又称为卵巢巧克力囊肿,直径大多在 10 cm 以内。卵巢与周围器官或组织紧密粘连是卵巢子宫内膜异位囊肿的临床特征之一,并可借此与其他出血性卵巢囊肿相鉴别。

(三)子宫骶韧带、直肠子宫陷凹和子宫后壁下段的子宫内膜异位症

这些部位处于盆腔后部较低或最低处,与经血中的内膜碎屑接触机会最多,故为 EMT 的好发部位。在病变早期,子宫骶韧带、直肠子宫陷凹或子宫后壁下段有散在紫褐色出血点或颗粒状散在结节。由于病变伴有平滑肌和纤维组织增生,形成坚硬的结节。病变向阴道黏膜发展时,在阴道后穹隆形成多个息肉样赘生物或结节样瘢痕。随着病变发展,子宫后壁与直肠前壁粘连,直肠子宫陷凹变浅,甚至完全消失。

(四)输卵管子宫内膜异位症

内异症直接累及黏膜较少,偶在其管壁浆膜层见到紫褐色斑点或小结节。输卵管常与周围

病变组织粘连。

（五）子宫腺肌病

子宫腺肌病分为弥漫型与局限型两种类型。弥漫型的子宫呈均匀增大，质较硬，一般不超过妊娠 3 个月大小。剖面见肌层肥厚，增厚的肌壁间可见小的腔隙，直径多在 5 mm 以内。腔隙内常有暗红色陈旧积血。局限型的子宫内膜在肌层内呈灶性浸润生长，形成结节，但无包膜，故不能将结节从肌壁中剥出。结节内也可见陈旧出血的小腔隙，结节向宫腔突出颇似子宫肌瘤。偶见子宫内膜在肌瘤内生长，称之为子宫腺肌瘤。

（六）恶变

EMT 是一种良性疾病，但少数可发生恶变，恶变率为 0.7％～1％，其恶变后的病理类型包括透明细胞癌、子宫内膜样癌、腺棘癌、浆液性乳头状癌、腺癌等。EMT 恶变 78％发生在卵巢，22％发生在卵巢外。卵巢外最常见的恶变部位是直肠阴道隔、阴道、结肠、盆腹膜、大网膜、脐部等。

三、临床表现

（一）症状

1.痛经

痛经是常见而突出的症状，多为继发性，占 EMT 的 60％～70％。多于月经前 1～2 天开始，经期第 1～2 天症状加重，月经净后疼痛逐渐缓解。疼痛多位于下腹深部及直肠区域，以盆腔中部为多，多随局部病变加重而逐渐加剧，但疼痛的程度与病灶的大小不成正比。

2.性交痛

性交痛多见于直肠子宫陷凹有异位病灶或因病变导致子宫后倾固定的患者。当性交时由于受阴茎的撞动，可引起性交疼痛，以月经来潮前性交痛最明显。

3.不孕

EMT 不孕率为 40％～60％。主要原因是腹水中的巨噬细胞影响卵巢的分泌功能和排卵功能，导致黄体功能不全（LPD）、未破裂卵泡黄素化综合征（LUFS）、早孕自然流产等。EMT 可使盆腔内组织和器官广泛粘连，输卵管变硬僵直，影响输卵管的蠕动，从而影响卵母细胞的拣拾和受精卵的输送；严重的卵巢周围粘连，可妨碍卵子的排出。

4.月经异常

部分患者可因黄体功能不全或无排卵而出现月经期前后阴道少量出血、经期延长或月经紊乱。内在性 EMT 患者往往有经量增多、经期延长或经前点滴出血。

5.慢性盆腔痛

71％～87％的 EMT 患者有慢性盆腔痛，慢性盆腔痛患者中有 83％活检确诊为 EMT；常表现为性交痛、大便痛、腰骶部酸胀及盆腔器官功能异常等。

6.其他部位 EMT 症状

肠道 EMT 可出现腹痛、腹泻或便秘。泌尿道 EMT 可出现尿路刺激症状等。肺部 EMT 可出现经前咯血、呼吸困难和/或胸痛。

（二）体征

典型的盆腔 EMT 在盆腔检查时，可发现子宫后倾固定，直肠子宫陷凹、子宫骶韧带或子宫颈后壁等部位扪及 1～2 个或更多触痛性结节，如绿豆或黄豆大小，肛诊更明显。有卵巢 EMT

时,在子宫的一侧或双侧附件处扪到与子宫相连的囊性偏实不活动包块(巧克力囊肿),往往有轻压痛。若病变累及直肠阴道隔,病灶向后穹隆穿破时,可在阴道后穹隆处扪及甚至可看到隆起的紫蓝色出血点或结节,可随月经期出血。内在性EMT患者往往子宫胀大,但很少超过3个月妊娠,多为一致性胀大,也可能感到某部位比较突出犹如子宫肌瘤。如直肠有较多病变时,可触及一硬块,甚至误诊为直肠癌。

四、诊断

(一)病史

凡育龄妇女有继发性痛经进行性加重和不孕史、性交痛、月经紊乱等病史者,应仔细询问痛经出现的时间、程度、发展及持续时间等。

(二)体格检查

(1)妇科检查(三合诊)扪及子宫后位固定、盆腔内有触痛性结节或子宫旁有不活动的囊性包块,阴道后穹隆有紫蓝色结节等。

(2)其他部位的病灶如脐、腹壁瘢痕、会阴侧切瘢痕等处,可触及肿大的结节,经期明显。

临床上单纯根据典型症状和准确的妇检可以初步诊断50%左右的EMT,但大约有25%的病例无任何临床症状,尚需借助下列辅助检查,特别是腹腔镜检查和活组织检查才能最后确诊。

(三)影像学检查

1.超声检查

超声检查可应用于各型内异症,通常用于Ⅲ～Ⅳ期的患者,是鉴别卵巢子宫内膜异位囊肿、直肠阴道隔EMT和子宫腺肌症的重要手段。巧克力囊肿直径为5～6 cm,直径>10 cm较少,其典型的声像图特征如下。

(1)均匀点状型:囊壁较厚,囊壁为结节状或粗糙回声,囊内布满均匀细小颗粒状的反光点。

(2)混合型:囊内大部分为无回声区,可见片状强回声或小光团,但均不伴声影。

(3)囊肿型:囊内呈无回声的液性暗区,多孤立分布,但与卵巢单纯性囊肿难以区分。

(4)多囊型:包块多不规则,其间可见隔反射,分成多个大小不等的囊腔,各囊腔内回声不一致。

(5)实体型:内呈均质性低回声或弱回声。

2.磁共振(MRI)

磁共振(MRI)对卵巢型、深部浸润型、特殊部位内异症的诊断和评估有意义,但在诊断中的价值有限。

(四)CA125值测定

血清CA125浓度变化与病灶的大小和病变的严重程度呈正相关,CA125≥35 U/mL为诊断EMT的标准,临床上可以辅助诊断并可监测疾病的转归和评估疗效,由于CA125在不同的疾病间可发生交叉反应,使其特异性降低而不能单独作为诊断和鉴别诊断的指标。CA125在监测内异症方面较诊断内异症更有价值。

在Ⅰ～Ⅱ期患者中,血清CA125水平正常或略升高,与正常妇女有交叉,提示CA125阴性者亦不能排除内异症。而在Ⅲ～Ⅳ期有卵巢子宫内膜异位囊肿、病灶侵犯较深、盆腔广泛粘连者,CA125值多升高,但一般不超过200 U/mL,腹腔液CA125的浓度可直接反映EMT病情,其浓度较血清高出100多倍,临床意义比血清CA125大;CA125结合EMAb、B超、CT或MRI

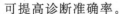

可提高诊断准确率。

(五)抗子宫内膜抗体(EMAb)

EMT 是一种自身免疫性疾病,因为在许多患者体内可以测出抗子宫内膜的自身抗体。EMAb 是 EMT 的标志抗体,其产生与异位子宫内膜的刺激及机体免疫内环境失衡有关。EMT 患者血液中 EMAb 水平升高,经 GnRH-a 治疗后,EMAb 水平明显降低。测定抗子宫内膜抗体对内异症的诊断与疗效观察有一定的帮助。

(六)腹腔镜检查

腹腔镜检查是诊断 EMT 的金标准,特别是对盆腔检查和 B 超检查均无阳性发现的不育或腹痛患者更是重要手段。在腹腔镜下对可疑病变进行活检,可以确诊和正确分期,对不孕的患者还可同时检查其他不孕的病因和进行必要的处理,如盆腔粘连分解术、输卵管通液及输卵管造口术等。

五、子宫内膜异位症的分期

(一)美国生殖学会子宫内膜异位症手术分期

目前,世界上公认并应用的子宫内膜异位症分期法是 RAFS 分期,即按病变部位、大小、深浅、单侧或双侧、粘连程度及范围,计算分值,定出相应期别。

(二)子宫内膜异位症的临床分期

1. Ⅰ期

不孕症未能找到不孕原因而有痛经者,或为继发痛经严重者。妇科检查后穹隆粗糙不平滑感,或骶韧带有触痛。B 超检查无卵巢肿大。

2. Ⅱ期

后穹隆可触及<1 cm 的结节,骶韧带增厚,有明显触痛。两侧或一侧可触及<5 cm 肿块或经B 超确诊卵巢增大者,附件与子宫后壁粘连,子宫后倾尚活动。

3. Ⅲ期

后穹隆可触及>1 cm 结节,骶韧带增厚或阴道直肠可触及结节,触痛明显,两侧或一侧附件可触及>5 cm肿块或经 B 超确诊附件肿物者。肿块与子宫后壁粘连较严重,子宫后倾活动受限。

4. Ⅳ期

后穹隆被块状硬结封闭,两侧或一侧附件可触及直径>5 cm 肿块与子宫后壁粘连,子宫后倾活动受限,直肠或输尿管受累。

对Ⅰ期、Ⅱ期患者选用药物治疗,如无效时再考虑手术治疗。对Ⅲ期、Ⅳ期患者首选手术治疗,对Ⅳ期患者行保守手术治疗预后较差。对此类不孕患者建议在术前药物治疗 2~3 个月后再行手术,以期手术容易施行,并可较彻底清除病灶。

六、EMT 与不孕

在不孕患者中,30%~58%合并 EMT,在 EMT 患者中不孕症的发病率为 25%~67%。EMT 合并不孕的患者治疗后 3 年累计妊娠率低于无 EMT 者;患内异症的妇女因男方无精子行人工授精,成功率明显低于无内异症的妇女。EMT 对生育的影响主要有以下因素。

（一）盆腔解剖结构改变

盆腔内 EMT 所产生的炎性反应以及其所诱发的多种细胞因子和免疫反应,均可损伤腹膜表面,造成血管通透性增加,导致水肿、纤维素和血清血液渗出,经过一段时间后,发生盆腔内组织、器官粘连。其粘连的特点是范围大而致密,容易使盆腔内器官的解剖功能异常;一般 EMT 很少侵犯输卵管的肌层和黏膜层,故输卵管多为通畅。但盆腔内广泛粘连可导致输卵管变硬僵直,影响输卵管的蠕动,或卵巢与输卵管伞部隔离,从而影响卵母细胞的拣拾和受精卵的输送,严重者可导致输卵管阻塞。如卵巢周围的严重粘连或卵巢子宫内膜异位囊肿破坏正常卵巢组织,可妨碍卵子的排出。

（二）腹水对生殖过程的干扰

内异症患者腹水中的巨噬细胞数量增多且活力增强,不仅吞噬精子,还可释放白细胞介素-1(IL-1)、白细胞介素-2(IL-2)、肿瘤坏死因子(INF)等多种细胞因子,影响精子的功能和卵子的质量,不利于受精过程及胚胎着床。腹水中的巨噬细胞降低颗粒细胞分泌孕酮的功能,干扰卵巢局部的激素调节作用,使 LH 分泌异常、PRL 水平升高、前列腺素(PG)含量增加,影响排卵的正常进行,可能导致 LPD、LUFS、不排卵等。临床发现 EMT 患者 IVF-ET 的受精率降低。盆腔液中升高的 PG 可以干扰输卵管的运卵功能,并刺激子宫收缩,干扰着床和使自然流产率升高达 50%。

七、EMT 治疗

国际子宫内膜异位症学术会议(WEC)曾总结提出对于 EMT,腹腔镜、卵巢抑制、三期疗法、妊娠、助孕是最好的治疗。中国学者又明确提出内异症的规范化治疗应达到 4 个目的:减灭和去除病灶、缓解和消除疼痛、改善和促进生育、减少和避免复发。

治疗时主要考虑的因素:①年龄;②生育要求;③症状的严重性;④既往治疗史;⑤病变范围;⑥患者的意愿。

（一）有生育要求的内异症治疗方案

对有生育要求的内异症患者,应首先行子宫输卵管造影(HSG),输卵管通畅者,可先采用抑制子宫内膜异位病灶有效的药物,如避孕药、内美通或 GnRH-a 等药物 3~6 个周期,然后给予促排卵治疗,对排卵正常但不能受孕者应行腹腔镜检查以明确有无盆腔粘连或引起不孕的其他盆腔因素。若 HSG 提示病变累及输卵管影响输卵管通畅性或功能,则应行腹腔镜检查确诊病因,在检查的同时完成盆腔粘连分离、异位病灶去除及输卵管矫正手术。EMT 患者手术后半年为受孕的黄金时期,术后 1 年以上获得妊娠的机会大大下降。

有学者认为对 EMT Ⅰ~Ⅱ期不孕患者,首选手术治疗,在无广泛病变或经手术重建盆腔解剖结构后,此时期盆腔内环境最有利于受精,子宫内膜的容受性也最高,应积极促排卵尽早妊娠或促排卵后行 IUI 3 个周期,仍未成功则行 IVF。对Ⅲ~Ⅳ期内异症不孕患者手术后短期观察或促排卵治疗,如未妊娠,直接 IVF 或注射长效 GnRH-a 2~3 支后行 IVF-ET。对病灶残留,内异症生育指数评分低者,术后可用 GnRH-a 治疗 3 周期后行 IVF。

（二）无生育要求的治疗方案

对于无生育要求的内异症患者,治疗并控制病灶,以最简便、最小的代价来提高生活质量。治疗方法可分为手术治疗、药物治疗、介入治疗、中药治疗等。手术是第一选择,腹腔镜手术为首选。手术可以明确诊断,确定病变程度、类型、活动状态,进行切除、减灭病变,分离粘连,减轻症状,减少或预防复发。

子宫腺肌症症状较严重者,一般需行次全子宫切除或全子宫切除术。年轻且要求生育者,如病灶局限,可考虑单纯切除病灶,缓解症状,提高妊娠率,但子宫腺肌症的病灶边界不清又无包膜,故不宜将其全部切除。因此复发率较高。疼痛较轻者,可以药物治疗。

(三)手术治疗

手术的目的是切除病灶、恢复解剖。手术又分为保守性手术、半保守性手术以及根治性手术。

1.保守性手术

保留患者的生育功能,手术尽量切除肉眼可见的病灶、剔除囊肿以及分离粘连。适合年龄较轻、病情较轻又有生育要求者。

2.根治性手术

切除全子宫及双附件以及所有肉眼可见的病灶。适合年龄50岁以上、无生育要求、症状重或者内异症复发经保守手术或药物治疗无效者。

3.半保守性手术

切除子宫,但保留卵巢。主要适合无生育要求、症状重或者复发经保守手术或药物治疗无效,但年龄较轻希望保留卵巢内分泌功能者。

手术后的复发率取决于病情的严重程度及手术的彻底性。彻底切除或剥除病灶后2年复发率大约为21.5%,5年复发率为40%~50%。手术后使用GnRH-a类药物可用于治疗切除不完全的内异症患者的疼痛,尤其是重度内异症者术后盆腔痛。对于术后想受孕的患者可以不使用该类药物,因为这并不能提高受孕率,而且还会因治疗耽搁怀孕。术后使用促排卵药物,争取术后早日怀孕。如果术后需要使用GnRH-a类药物,注射第3支后28天复查CA125及CA199,CA125降至15 U/mL以下,CA199降至20 U/mL以下,待月经复潮后可行夫精人工授精(IUI)或IVF-ET。

(四)药物治疗

药物治疗的目的是改善妊娠环境,获得妊娠和止痛。常用药物有以下几种。

1.假孕疗法

长期持续口服高剂量的雌、孕激素,抑制垂体Gn及卵巢性激素的分泌,造成无周期性的低雌激素状态,使患者产生一种高雄激素性的闭经,其所发生的变化与正常妊娠相似,故称为假孕疗法。各种口服避孕药和孕激素均可用来诱发假孕。

(1)口服避孕药:低剂量高效孕激素和炔雌醇的复合片,抑制排卵,下调细胞增殖,加强在位子宫内膜细胞凋亡,可有效安全地治疗EMT患者的痛经。长期连续或循环地使用是可靠的手术后用药,可避免或减少复发。通过阴道环给予雌、孕激素的方式治疗EMT相关疼痛效果及依从性良好。近年国外研究认为,避孕药疗效不差于GnRH-a,且经济、便捷、不良反应小,可作为术后的一类用药。

用法:每天1片,连续服9~12个月或12个月以上。服药期间如发生阴道突破性出血,每天增加1片直至闭经。

(2)孕激素类。①地诺孕素:地诺孕素是一种睾酮衍生物,仅结合于孕激素受体以避免雌激素、雄激素或糖皮质激素活性带来的不良反应。在改善EMT相关疼痛方面,地诺孕素与GnRH-a疗效相当。每天口服2 mg,连续使用52周,对骨密度影响轻微。其安全耐受性很好,对血脂、凝血、糖代谢影响很小。给药方便,疗效优异,不良反应轻微。作为保守手术后的用药值得推荐。②炔诺酮5~7.5 mg/d(每片0.625 mg),或甲羟孕酮(MPA)20~30 mg/d(每片2 mg),连服6个月。如用药期间出现阴道突破性出血,可每天加服补佳乐1 mg,或已烯雌酚0.25~0.50 mg。

由于炔诺酮、甲羟孕酮类孕激素疗效短暂,妊娠率低,复发率高,现临床上已较少应用。

2.假绝经疗法

使用药物阻断下丘脑GnRH-a和垂体Gn的合成和释放,直接抑制卵巢激素的合成,以及有可能与靶器官性激素受体相结合,导致FSH和LH值低下,从而使子宫内膜萎缩,导致短暂闭经。不像绝经期后FSH和LH升高,故名假绝经疗法。常用药物有达那唑、内美通等。

(1)达那唑:是一种人工合成的17α-乙炔睾丸酮衍生物,抑制FSH和LH峰,产生闭经;并直接与子宫内膜的雄激素和孕激素的受体结合,导致异位内膜腺体和间质萎缩、吸收而痊愈。

用法:月经第1天开始口服,每天600~800 mg,分2次口服,连服6个月。或使用递减剂量,300 mg/d逐渐减至100 mg/d的维持剂量,作为GnRH-a治疗后的维持治疗1年,能有效维持盆腔疼痛的缓解。

达那唑宫内节育器能有效缓解EMT有关的疼痛症状,且无口服时的不良反应。达那唑阴道环给药系统有效治疗深部浸润型EMT的盆腔疼痛,不良反应非常少见,可以作为术后长期维持治疗。

(2)孕三烯酮(内美通):是19-去甲睾酮衍生物,有雄激素和抗雌孕激素作用,作用机制类似达那唑,疗效优于达那唑,不良反应较达那唑轻。其耐受性、安全性及疗效不如GnRH-a。

用法:月经第1天开始口服,每周2次,每次2.5 mg,连服6个月。

3.其他药物

(1)三苯氧胺(他莫昔芬,TAM):是一种非甾体类的雌激素拮抗剂,可与雌激素竞争雌激素受体,降低雌激素的净效应,并可刺激孕激素的合成,而起到抑制雌激素作用,能使异位的子宫内膜萎缩,造成闭经,并能缓解因内异症引起的疼痛等症状。但TAM治疗中又可出现雌激素样作用,长期应用可引起子宫内膜的增生,诱发卵巢内膜囊肿增大。

用法:每天20~30 mg,分2~3次口服,连服3~6个月。

(2)米非司酮:能与孕酮受体及糖皮质激素受体结合,下调异位和在位内膜的孕激素受体含量并抑制排卵,造成闭经,促进EMT病灶萎缩,疼痛缓解。

用法:月经第1天开始口服,每天10~50 mg,连服6个月。

(3)有前景的药物:芳香化酶抑制剂类,如来曲唑;GnRH-a-A类药物西曲瑞克;基质金属蛋白酶抑制剂及抗血管生成治疗药物等。

4.免疫调节治疗

EMT是激素依赖性疾病,性激素抑制治疗已广泛应用于临床并取得了一定的短期疗效,包括达那唑、GnRH-a和口服避孕药等。但是高复发率以及长期使用产生的严重药物不良反应影响了后续治疗。研究表明EMT的形成和发展有免疫系统的参与,包括免疫监视的缺失,子宫内膜细胞对凋亡和吞噬作用的抵抗以及对子宫内膜细胞有细胞毒性作用的NK细胞活性的降低。因此,免疫调节为EMT治疗开辟了新的途径。目前,以下几种药物在EMT治疗研究中获得了初步疗效。

(1)己酮可可碱:己酮可可碱是一种磷酸二酯酶抑制剂,它既可以影响炎症调节因子的产生,也可以调节免疫活性细胞对炎症刺激的反应,近年来被认为可能对EMT有效而成为EMT免疫调节治疗的研究重点。己酮可可碱可以通过提高细胞内的环磷腺苷水平来减少炎症细胞因子的产生或降低其活性,如肿瘤坏死因子 α(TNF-α)。此外还具有抑制 T 淋巴细胞和 B 淋巴细胞活化,降低 NK 细胞活性,阻断白细胞对内皮细胞的黏附等作用。研究发现己酮可可碱可以调节 EMT 患者腹膜环境的免疫系统功能,减缓子宫内膜移植物的生长,逆转过度活化的巨噬细胞,有效改善 EMT 相关的不孕。己酮可可碱不抑制排卵,对孕妇是安全的,适用于治疗与 EMT 相关的不孕症。

手术后使用己酮可可碱治疗轻度 EMT,800 mg/d,12 个月的妊娠率从 18.5% 提高到 31%,可以明显减轻盆腔疼痛。但也有研究认为并不能明显改善轻度到重度 EMT 患者的妊娠率,不能降低术后复发率。

(2)抗 TNF-α 治疗药物:TNF-α 是一种促炎症反应因子,是活化的巨噬细胞的主要产物,与 EMT 的形成和发展有关。EMT 患者腹腔液中 TNF-α 水平增高,并且其水平与 EMT 的严重程度相关。抗 TNF-α 治疗除了阻断 TNF-α 对靶细胞的作用外,还包括抑制 TNF-α 的产生。该类药物有己酮可可碱、英夫利昔单抗、依那西普、重组人 TNF 结合蛋白 I 等。

(3)干扰素-α2b:干扰素-α 能刺激 NK 细胞毒活性,并可促使 CD8 细胞表达。无论在体外实验或动物模型中,干扰素-α2b 对于 EMT 的疗效均得以证实。

(4)白细胞介素 12(IL-12):IL-12 的主要作用是调节免疫反应的可适应性。IL-12 可以作用于 T 淋巴细胞和 NK 细胞,从而诱导其他细胞因子的产生。其中产生的干扰素-γ 可以进一步增强 NK 细胞对子宫内膜细胞的细胞毒性作用,以及促进辅助性 T 淋巴细胞反应的产生。小鼠腹腔内注射 IL-12 明显减小异位子宫内膜病灶的表面积和总重量。但目前缺乏临床试验证实其疗效。

(5)中药:中医认为扶正固本类中药多有免疫促进作用,有促肾上腺皮质功能及增强网状内皮系统的吞噬作用,增加 T 淋巴细胞的比值。活血化瘀类中药对体液免疫与细胞免疫均有一定的抑制作用,不仅能减少已生成的抗体,而且还抑制抗体形成,对已沉积的抗原抗体复合物有促进吸收和消除的作用,还有抗感染、降低毛细血管通透性等作用。由丹参、莪术、三七、赤芍等组方的丹莪妇康煎具有增强细胞免疫和降低体液免疫的双向调节作用,疗效与达那唑相似。由柴胡、丹参、赤芍、莪术、五灵脂组方的丹赤坎使 33% 的 EMT 患者局部体征基本消失,NK 细胞活性升高。但是中药的具体免疫调节作用尚缺乏实验室证据的支持,且报道的临床疗效可重复性不强。

5.左炔诺孕酮宫内缓释系统(LNG-IUS,商品名曼月乐)

LNG-IUS 直接减少病灶中的 E_2 受体,使 E_2 的作用减弱导致异位的内膜萎缩,子宫动脉阻力增加,减少子宫血流量,减少子宫内膜中前列腺素的产生,明显减少月经量,改善 EMT 患者的盆腔疼痛,缓解痛经症状。与 GnRH-a 相比,LNG-IUS 缓解 EMT 患者痛经疗效相当,减少术后痛经复发。不增加心血管疾病风险,且降低血脂,不引起低雌激素症状,没有减少骨密度的严重不良反应,可长期应用。不规则阴道流血发生率高于 GnRH-a。如果 EMT 患者需要长期治疗,可优先选择 LNG-IUS,在提供避孕的同时,是治疗子宫内膜异位症、子宫腺肌病和慢性盆腔痛的有效、安全、便捷的治疗手段之一,尤其适用于合并有子宫腺肌症的 EMT 患者长期维持治疗。

曼月乐含 52 mg 左炔诺孕酮,每天释放 20 μg,可有效使用 5 年。

放置曼月乐一般选择在月经的 7 天以内;如果更换新的曼月乐可以在月经周期的任何时间。早孕流产后可以立即放置,产后放置应推迟到分娩后 6 周。

6.促性腺激素释放激素激动剂(GnRH-a)

GnRH-a是目前最受推崇、最有效的子宫内膜异位症治疗药物。连续使用GnRH-a可下调垂体功能,造成药物暂时性去势及体内Gn水平下降、低雌激素状态;由于卵巢功能受抑制,产生相应低雌激素环境,使内异症病灶消退。目前常用的有长效制剂如进口的曲普瑞林、戈舍瑞林、布舍瑞林等;国产的长效制剂有亮丙瑞林(丽珠制药),短效制剂如丙氨瑞林(安徽丰原)。

(1)用法:长效制剂于月经第1天开始注射,每28天注射$1/2\sim1$支,注射$3\sim6$支,最多不超过6支。

(2)不良反应:主要为雌激素水平降低所引起的类似围绝经期综合征的表现,如潮热、多汗、血管舒缩不稳定、乳房缩小、阴道干燥等反应,占90%左右,一般不影响继续用药。严重雌激素减少,$E_2<734$ pmol/L,可增加骨中钙的吸收,而发生骨质疏松。

(3)反向添加疗法(Add-back):指联合应用GnRH-a及雌、孕激素,使体内雌激素水平达到所谓"窗口剂量",即不影响内异症的治疗,又可最大限度地减轻低雌激素的影响。其目的是减少血管收缩症状以及长期使用GnRH-a对于骨密度的损害。可以用雌、孕激素的联合或序贯方法。

用药方法:应用GnRH-a 3个月后,联合应用以下药物。如:①GnRH-a+补佳乐$1\sim2$ mg/d+甲羟孕酮$2\sim4$ mg/d。②GnRH-a+补佳乐$1\sim2$ mg/d+炔诺酮5 mg/d。③GnRH-a+利维爱2.5 mg/d。

雌二醇阈值窗口概念:血清E_2在$110\sim146$ pmol/L为阈值窗口,在窗口期内可不刺激EMT病灶生长,亦能满足骨代谢和血管神经系统对雌激素的需求,故可适当添加激素维持雌激素阈值水平,减少不良反应。适当的反加不但不影响GnRH-a疗效,且有效减少不良反应,延长用药时间。

(4)GnRH-a反减治疗:以往采用GnRH-a先足量再减量方法,近年有更合理的长间歇疗法,延长GnRH-a用药间隔时间至6周1次,共用4次,亦能达到和维持有效低雌激素水平,是经济有效且减少不良反应的给药策略,但其远期复发率有待进一步研究。

(五)药物与手术联合治疗

手术治疗可恢复正常解剖关系,去除病灶并同时分离粘连,但严重的粘连使病灶不能彻底清除,显微镜下和深层的病灶无法看到,术后的并发症有时难以避免。手术后的粘连是影响手术效果、导致不孕的主要原因。药物治疗虽有较好的疗效,但停药后短期内病变可能复发,致密的粘连妨碍药物到达病灶内而影响疗效。根据病情程度在手术前后药物治疗。术前应用GnRH-a,在低雌激素作用下,腹腔内充血减轻,毛细血管充血和扩张均不明显,使粘连易于分离,卵巢异位瘤易于剥离,有利于手术的摘除,还可预防术后粘连形成。术后用$1\sim2$个月的药物,可以抑制手术漏掉的病灶,预防手术后的复发。

八、EMT 的复发与处理

内异症复发指手术和规范药物治疗,病灶缩小或消失以及症状缓解后,再次出现临床症状且恢复至治疗前水平或加重,或再次出现子宫内膜异位病灶。内异症总体的复发率达50%,作为一种慢性活动疾病,无论给予什么治疗,患者总处于复发的危险之中,特别是年轻的、保守性手术者。实际上,难以区分疾病的再现或复发,还是再发展或持续存在,更难界定治疗后多长时间再出现复发。无论何种治疗很难将异位灶清除干净,尤其是药物治疗。复发的生物学基础是异位内膜细胞可以存活并有激素的维持。这种异位灶可以很"顽强",在经过全期妊娠已经萎缩的异位种植可能在产后 1 个月复发。亦有报道在经过卵巢抑制后 3 个星期,仅在激素替代 3 天即可再现病灶。复发的主要表现是疼痛以及结节或包块的出现,80％于盆腔检查即可得知,超声扫描、血清 CA125 检查可助诊,最准确的复发诊断是腹腔镜检查。一般以药物治疗的复发率为高,1 年的复发率是 51.6％。保守性手术的每年复发率是 13.6％,5 年复发率是 40％～50％。

　　EMT 复发的治疗基本遵循初治原则,但应个体化。如药物治疗后痛经复发,应手术治疗。手术后内异症复发可先用药物治疗,仍无效者应考虑手术治疗。如年龄较大、无生育要求且症状严重者,可行根治性手术。对于有生育要求者,未合并卵巢子宫内膜异位囊肿者,给予 GnRH-a 3 个月后进行 IVF-ET。卵巢子宫内膜异位囊肿复发可进行手术或超声引导下穿刺,术后给予 GnRH-a 3 个月后进行 IVF-ET。

（马春新）

第二节　子宫腺肌病

　　子宫腺肌病是指子宫内膜向肌层良性浸润并在其中弥散性生长,其特征是在子宫肌层中出现异位的内膜和腺体,伴有周围肌层细胞的代偿性肥大和增生。本病 20％～50％合并子宫内膜异位症,约 30％合并子宫肌瘤。

　　目前子宫腺肌病的发病有逐渐增加的趋势,其治疗的方法日趋多样化,治疗方法的选择应在考虑患者年龄、生育要求、临床症状的严重程度、病变部位与范围、患者的意愿等的基础上确定。

一、临床特征

(一)病史特点
(1)详细询问相关的临床症状,如经量增多和进行性痛经。
(2)家族中有无相同病史。
(3)医源性因素所致子宫内膜创伤,如多次分娩、习惯性流产、人工流产、宫腔操作史。

(二)症状
子宫腺肌病的症状不典型,表现多种多样,没有特异性。约 35％的子宫腺肌病无临床症状,临床症状与病变的范围有关。

1.月经过多
月经过多占 40％～50％,一般出血与病灶的深度呈正相关,偶尔也有小病变月经过多者。

2.痛经
逐渐加剧的进行性痛经,痛经常在月经来潮的前一周就开始,至月经结束。15％～30％的患者有痛经,疼痛的程度与病灶的多少有关,约 80％痛经者为子宫肌层深部病变。

3.其他症状
部分患者可有未明原因的月经中期阴道流血及性欲减退,子宫腺肌病不伴有其他不孕疾病时,一般对生育无影响,伴有子宫肌瘤时可出现肌瘤的各种症状。

(三)体征

妇科检查可发现子宫呈均匀性增大或有局限性结节隆起,质地变硬,一般不超过孕 12 周子宫的大小。近月经期检查,子宫有触痛。月经期,由于病灶充血、水肿及出血,子宫可增大,质地变软,压痛较平时更为明显;月经期后再次妇科检查发现子宫有缩小,这种周期性出现的体征改变为诊断本病的重要依据之一。合并盆腔子宫内膜异位症时,子宫增大、后倾、固定、骶骨韧带增粗,或子宫直肠陷凹处有痛性结节等。

二、辅助检查

(一)实验室检查

1.血常规

明确有无贫血。

2.CA125

子宫腺肌病患者血 CA125 水平明显升高,阳性率达 80%,CA125 在监测疗效上有一定价值。

(二)影像学检查

1.B超

B超为子宫腺肌病的常规诊断手段。B超的图像特点如下。

(1)子宫呈均匀性增大,轮廓尚清晰。

(2)子宫内膜线可无改变,或稍弯曲。

(3)子宫切面回声不均匀,有时可见大小不等的无回声区。

2.MRI

MRI 为目前诊断子宫腺肌病最可靠的无创伤性诊断方法,可以区别子宫肌瘤和子宫腺肌病,并可诊断两者同时并存,对决定处理方法有较大帮助,在发达国家中广泛应用。图像表现如下。

(1)子宫增大,外缘尚光滑。

(2)T_2WI 显示子宫的正常解剖形态扭曲或消失。

(3)子宫后壁明显增厚,结合带厚度>8 mm。

(4)T_2WI 显示子宫壁内可见一类似结合带的低信号肿物,与稍高信号的子宫肌层边界不清,类似于结合带的局灶性或广泛性增宽,其中可见局灶性的大小不等斑点状高信号区,即为异位的陈旧性出血灶或未出血的内膜岛。

(三)其他

1.宫腔镜检查

子宫腔增大,有时可见异常腺体开口,并可除外子宫内膜病变。

2.腹腔镜检查

腹腔镜检查见子宫均匀增大,前后径增大更明显,子宫较硬,外观灰白或暗紫色,有时浆膜面见突出紫蓝色结节。

3.肌层针刺活检

诊断的准确性依赖于取材部位的选择、取材次数以及病灶的深度和广度,特异性较高,但敏感性较低,而且操作困难,在临床上少用。

三、诊断

子宫腺肌病的诊断一般并不难,最主要的困难在于与子宫肌瘤等疾病的鉴别诊断。子宫腺肌病与子宫肌瘤均是常见的妇科疾病,两种病变均发生在子宫,发病年龄相仿,多见于 30～50 岁的育龄妇女,临床上容易互相混淆。一般来说子宫腺肌病突出症状是继发性逐渐加重的痛经,子宫肌瘤的突出症状却为月经过多及不规则出血,子宫腺肌病时子宫也有增大,但很少超过妊娠 3 个月子宫大小。

四、治疗

(一)治疗原则

由于子宫腺肌病的难治性,目前尚不能使每位患者均获得满意的疗效,应根据患者的年龄、生育要求和症状,实施个体化的多种手段的联合治疗策略。

(二)药物治疗

药物治疗子宫腺肌病近期疗效明显,但只是暂时性的,停药后症状体征常很快复发,对年轻有生育要求,近绝经期者或不接受手术治疗者可试用达那唑、孕三烯酮或促性腺激素释放激素类似物(GnRH-a)等。

1.达那唑

达那唑适用于轻度及中度子宫腺肌病痛经患者。

用法:月经第 1 天开始口服 200 mg,2～3 次/天,持续用药 6 个月。若痛经不缓解或未闭经,可加至 4 次/天。疗程结束后约 90% 症状消失。停药后 4～6 周恢复月经及排卵。

不良反应:有恶心、头痛、潮热、乳房缩小、体重增加、性欲减退、多毛、痤疮、声音改变、皮脂增加、肌痛性痉挛等。但发生率低,且症状多不严重。

2.孕三烯酮

19-去甲睾酮的衍生物,有抗雌激素和抗孕激素作用,不良反应发生率同达那唑,但程度略轻。

用法:每周用药 2 次,每次 2.5 mg,于月经第 1 天开始服用,6 个月为 1 个疗程。因为用药量小,用药次数少,其应用近年来增多。孕三烯酮治疗轻症子宫肌腺症具有很好的效果,可达治愈目的,从而可防止其发展为重症子宫肌腺病,减少手术及术后并发症,提高患者生活质量。

3.促性腺激素释放激素激动剂(GnRH-a)

其为人工合成的十肽类化合物,能促进垂体细胞分泌黄体生成激素(LH)和尿促卵泡素(FSH),长期应用对垂体产生降调作用,可使 LH 和 FSH 分泌急剧减少。有研究表明子宫腺肌病导致不孕与化学和免疫等因素有关,而 GnRH-a 有调节免疫活性的作用,且使子宫大小形态恢复正常,从而改善了妊娠率。但 GnRH-a 作用是可逆性的,故对子宫腺肌病合并不孕的治疗在停药后短期内不能自行受孕者,应选择辅助生殖技术。

4.其他药物

(1)孕激素受体阻滞剂:米非司酮为人工合成 19-去甲基睾酮衍生物,具有抗孕激素及抗皮质激素的活性。用法:米非司酮 10 mg 口服 1 次/天,连续 3 个月,治疗后患者停经,痛经消失,子宫体积明显缩小,不良反应少见。年轻患者停药后复发率高于围绝经期患者,复发者进行长期治疗仍有效。

（2）左旋18甲基炔诺酮：Norplant为左旋18甲基炔诺酮皮下埋植剂，可治疗围绝经期子宫腺肌病，治疗后虽子宫体积无明显缩小，但痛经缓解率达100％。缓释左旋18甲基炔诺酮宫内节育器（LNG-IUS，曼月乐），国内外报道用LNG-IUS治疗子宫腺肌病痛经及月经过多有一定效果。

（3）短效口服避孕药：临床研究显示，长期服用短效避孕药可使子宫内膜和异位内膜萎缩，缓解痛经，减少经量，降低子宫内膜异位症的复发率。但是复方口服避孕药存在不良反应，服用后患者可出现点滴出血或突破性出血、乳房触痛、头痛、体重改变、恶心和呕吐等胃肠道反应以及情绪改变等不良反应，长期应用有血栓性疾病和心血管疾病风险。因此，复方口服避孕药的使用应综合各方面情况进行个体化用药，以使患者获得最大益处。目前国内外还没有关于该疗法用于子宫腺肌病治疗效果大样本的评价。

（4）孕激素：孕激素作用基于子宫内膜局部高剂量的孕酮，可引起蜕膜样变，上皮萎缩及产生直接的血管改变，使月经减少，甚至闭经。目前国外研究显示地屈孕酮是分子结构最接近天然孕酮的一种孕激素，并具有更高的口服生物利用度。地屈孕酮是一种口服孕激素，可使子宫内膜进入完全的分泌相，从而可防止由雌激素引起的子宫内膜增生和癌变风险。地屈孕酮可用于内源性孕激素不足的各种疾病，它不产热，且对脂代谢无影响。极少数患者可出现突破性出血，一般增加剂量即可防止。地屈孕酮也可能发生其他发生在孕激素治疗中的不良反应，如轻微出血、乳房疼痛，肝功能损害极为少见。目前国内外尚无使用地屈孕酮治疗子宫腺肌病的大型随机对照试验。

（三）手术治疗

药物治疗无效或长期剧烈痛经时，应行手术治疗。手术治疗包括根治手术（子宫切除术）和保守手术。

1.子宫切除术

子宫切除术是主要的治疗方法，也是唯一循证医学证实有效的方法，可以根治痛经和/或月经过多，适用于年龄较大、无生育要求者。近年来，阴式子宫切除术应用日趋增多，单纯子宫腺肌病子宫体积多＜12孕周子宫大小，行阴式子宫切除多无困难。若合并有内异症，有卵巢子宫内膜异位囊肿或估计有明显粘连，可行腹腔镜子宫切除术。虽然有研究表明腺肌病的子宫有稍多于10％病变可累及宫颈，但也有研究表明腺肌病主要见于子宫体部，罕见于宫颈部位，只要保证切除全部子宫下段，仍可考虑行子宫次全切除术。

2.保守性手术

子宫腺肌病病灶挖除术、子宫内膜去除术和子宫动脉栓塞术都属于保留生育功能的方法。腹腔镜下子宫动脉阻断术和病灶消融术（使用电、射频和超声等能减少子宫腺肌病量），近年来的报道逐渐增多，但这些手术的效果均有待于循证医学研究证实。

（1）子宫腺肌病病灶挖除术：适用于年轻、要求保留生育功能的患者。子宫腺肌瘤一般能挖除干净，可以明显地改善症状、增加妊娠机会。对局限型子宫腺肌病可以切除大部分病灶，缓解症状。虽然弥散型子宫腺肌病做病灶大部切除术后妊娠率较低，仍有一定的治疗价值。术前使用GnRH-a治疗3个月，可以缩小病灶利于手术。做病灶挖除术的同时还可做子宫神经去除术或子宫动脉阻断术以提高疗效。

（2）子宫内膜去除术：近年来，有报道在宫腔镜下行子宫内膜去除术治疗子宫腺肌病，术后患者月经量明显减少，甚至闭经，痛经好转或消失，对伴有月经过多的轻度子宫腺肌病可试用。子宫内膜切除术虽可有效控制月经过多及痛经症状,但对深部病灶治疗效果较差。远期并发症常见的为宫腔粘连、宫腔积血、不孕、流产、早产等。

(3)子宫动脉栓塞术:近期效果明显,月经量减少约 50%,痛经缓解率达 90%以上,子宫及病灶体积缩小显著,彩色超声显示子宫肌层及病灶内血流信号明显减少,该疗法对要求保留子宫和生育功能的患者具有重大意义。但 UAE 治疗某些并发症尚未解决,远期疗效尚待观察,对日后生育功能的影响还不清楚,临床应用仍未普及,还有待于进一步积累经验。

(4)子宫病灶电凝术:通过子宫病灶电凝可引起子宫肌层内病灶坏死,以达到治疗的目的。但病灶电凝术中很难判断电凝是否完全,因此不如手术切除准确,子宫肌壁电凝术后病灶被瘢痕组织所代替,子宫壁的瘢痕宽大,弹性及强度降低,故术后子宫破裂风险增加。

(5)盆腔去神经支配治疗:近年来国外学者采用开腹或腹腔镜下骶前神经切除术及子宫神经切除术治疗原发及继发性痛经,取得了较好效果。

(6)腹腔镜下子宫动脉阻断术:子宫动脉结扎治疗子宫腺肌病的灵感来源于子宫动脉栓塞治疗子宫腺肌病的成功经验,但该术式目前应用的病例不多。由于疼痛不能得到完全缓解,多数患者对手术效果并不满意。

五、预后与随访

(一)随访内容

通常包括患者主诉、疼痛评价、妇科检查、超声检查、血清 CA125 检测,如果是药物治疗者,需要检查与药物治疗相关的内容,如肝功能、骨密度等。

(二)预后

除非实施了子宫切除术,子宫腺肌病容易复发。因残留的内膜腺体而发生恶变的较少见,与子宫腺肌病类似的疾病子宫内膜异位症,其恶变率国内报道为 1.5%,国外报道为 0.7%~1.0%,相比之下,子宫腺肌病发生恶变更为少见。

（马春新）

第八章

异 常 妊 娠

第一节 早 产

一、早产定义

1961 年 WHO 将早产（Preterm birth，PTB）定义在孕龄 37 周以下终止者。1997 年美国妇产科医师学会将早产定义为妊娠 20～37 周分娩者。欧美国家普遍接受的早产孕周下限为 20～24 周。

目前我国采用的早产界定在发生于妊娠满 28～36^{+6} 周的分娩。自发性早产（spontaneous preterm birth，SPB）约占所有早产的 80%；因母胎疾病治疗需要终止妊娠者称医学指征性早产，约占所有早产的 20%。早产儿近期影响包括呼吸窘迫综合征、脑室内出血、支气管肺发育不全、动脉导管持续开放、早产儿视网膜病变、坏死性小肠结膜炎、呼吸暂停、高胆红素血症、低血糖、红细胞减少、视觉和听觉障碍等疾病。远期影响包括脑瘫、慢性肺部疾病、感知和运动障碍、视觉和听觉障碍、学习能力低下等。

二、病因和发病机制

确切的早产病因和发病机制并不清楚。

(一)感染

感染包括局部蜕膜-羊膜炎、细菌性阴道病、全身感染和无症状性菌尿等，以及非细菌性炎症反应。各种炎症通过启动蜕膜-羊膜细胞因子网络系统，增加前列腺素释放，导致早产。

(二)母体紧张、胎儿窘迫以及胎盘着床异常

母体或胎儿的下丘脑-垂体-肾上腺轴异常活跃，导致胎盘及蜕膜细胞分泌促肾上腺激素释放激素增加，雌激素增加，子宫对缩宫素敏感度增加。

(三)蜕膜出血

蜕膜出血导致局部凝血酶及抗凝血酶Ⅲ复合物增加，启动局部细胞因子网络或蛋白分解酶网络或直接引发宫缩。

(四)子宫过度膨胀

多胎妊娠，羊水过多，子宫畸形等。

三、临床表现和诊断

早产分娩发生前可以历经先兆早产、早产临产和难免早产三个阶段。三个阶段主要是从临床方面的宫缩、宫颈变化和病程可否逆转来考虑,截然界限很难分清楚。

(一)先兆早产

出现腹痛、腰酸,阴道流液、流血,宫缩≥6次/小时,宫颈尚未扩张,但经阴道B超测量宫颈长度≤2 cm,或为2~3 cm,同时胎儿纤维连接蛋白阳性者。

(二)早产临产

宫缩≥6次/小时,宫颈缩短≥80%,宫颈扩张≥3 cm。

(三)难免早产

早产临产进行性发展进入不可逆转阶段,如规律宫缩不断加强,子宫颈口扩张至4 cm或胎膜破裂,致早产不可避免者。

四、处理

(一)高危因素识别

于孕前、孕早期和产前检查时注意对高危因素的警觉,尤其注意叠加因素者。

(1)前次早产史:有早产史的孕妇再发早产风险比一般孕妇高2.5倍,前次早产越早,再次早产的风险越高。

(2)宫颈手术史:宫颈锥切、LEEP手术治疗、反复人工流产扩张宫颈等与早产有关。

(3)子宫畸形:子宫、宫颈畸形增加早产风险。

(4)孕妇年龄等:孕妇<17岁或>35岁,文化层次低、经济状况差或妊娠间隔短。

(5)孕妇体质:孕妇体质指数<19 kg/m²,或孕前体重<50 kg,营养状况差,工作时间>80小时/周。

(6)妊娠异常:接受辅助生殖技术后妊娠、多胎妊娠、胎儿异常、阴道流血、羊水过多/过少者。

(7)妊娠期患病:孕妇患高血压病、糖尿病、甲状腺疾病、自身免疫病、哮喘、腹部手术史、有烟酒嗜好或吸毒者。

(8)生殖器官感染:孕妇患细菌性阴道病、滴虫性阴道炎、衣原体感染、淋病、梅毒、尿路感染、严重的病毒感染、宫腔感染。

(9)宫颈缩短:妊娠14~28周,宫颈缩短。

(10)胎儿纤维连接蛋白阳性:妊娠22~34周,宫颈或阴道后穹隆分泌物检测胎儿纤维连接蛋白阳性。

(11)生活方式的改变:中国人西方化生活方式。

(二)风险评估和预测

1.妊娠前干预

对有早产史、复发性流产史者在孕前查找原因,必要时进行宫颈内口松弛状况检查。如有生殖系统畸形需要外科手术矫正。指导孕期规律产前检查。

2.妊娠中检测

对疑似宫颈功能不全或存在早产风险因素者,对出现痛性或频繁无痛性子宫收缩、腹下坠或盆腔压迫感、月经样腹绞痛、阴道排液或出血以及腰骶痛等症状时,应联合检测宫颈长度

(cervical length,CL)和胎儿纤维连接蛋白(fetal fibronectin,fFN)预测早产。CL≤2.5 cm结合 fFN阳性,48小时内分娩者7.9%,7天内分娩者13%,预测敏感性、特异性、阳性预测值、阴性预测值分别为42%、97%、75%、91%。

(三)一般处理

(1)早孕期B超检查确定胎龄、了解胎数(如果是双胎应了解绒毛膜性,如果能测NT则可了解胎儿非整倍体及部分重要器官畸形的风险)。

(2)对于有早产高危因素者,适时进行针对性预防。

(3)筛查和治疗无症状性菌尿。

(4)平衡饮食,合理增加妊娠期体重。

(5)避免吸烟饮酒、长时间站立和工作时间过长。

(四)抗早产干预措施

1.宫颈环扎术

宫颈环扎术对诊断宫颈功能不全者可于孕13～14周后行预防性宫颈环扎术;对于宫颈功能不全所致宫口开大或者胎膜突向阴道时的紧急治疗性环扎是有效的;对有早产史者,如果妊娠24周时CL<2.5 cm应进行宫颈环扎;对双胎、子宫发育异常、宫颈锥切者,宫颈环扎没有预防早产作用,但应在孕期注意监测。

2.黄体酮的应用

预防早产的黄体酮包括天然黄体酮阴道栓(天然黄体酮凝胶每支90 mg、微粒化黄体酮胶囊每粒200 mg)和17-α羟孕酮(每支250 mg,注射剂)。在单胎无早产史孕妇妊娠24周CL<2 cm时,应用天然孕酮凝胶90 mg或微粒化孕酮胶囊200 mg每天1次阴道给药,从24周开始至36周,能减少围产期病死率。对单胎以前有早产史者,可应用17-α羟孕酮250 mg每天1次肌内注射,从16～20周开始至36周。孕酮使用总体安全,但有报道应用17-α羟孕酮可增加中期妊娠死胎风险,也增加妊娠糖尿病发病风险。

3.宫缩抑制剂的应用

使用宫缩抑制剂的目的在于延迟分娩,完成促胎肺成熟治疗,以及为孕妇转诊到有早产儿抢救条件的医疗机构赢得时间。宫缩抑制剂只适用于先兆早产和早产临产者、胎儿能存活且无继续妊娠禁忌证者。当孕龄≥34周时,一般多不再推荐宫缩抑制剂应用。如果没有感染证据,应当对32周或34周以下PPROM患者使用宫缩抑制剂。

(1)钙通道阻滞剂:作用机制是在子宫平滑肌细胞动作电位的复极阶段,选择性地抑制钙内流,使胞质内的钙减少,从而有效地减少子宫平滑肌收缩。常用药物是硝苯地平。不良反应:母体一过性低血压、潮红、头晕、恶心等;胎儿无明显不良反应。禁忌证:左心功能不全、充血性心力衰竭、血流动力学不稳定者。给药剂量:尚无一致看法,通常首剂量为20 mg,口服,90分钟后重复1次;或10～20 mg,口服,每20分钟1次,共3次,然后10～20 mg,每6小时1次,维持48小时。

(2)β₂受体激动剂:通过作用于子宫平滑肌的β₂受体,启动细胞内的腺苷酸环化酶,使cAMP增加,降低肌浆蛋白轻链激酶的活性,细胞内钙离子浓度降低,平滑肌松弛。主要有利托君。母体不良反应较多,包括恶心、头痛、鼻塞、低钾、心动过速、胸痛、气短、高血糖、肺水肿,偶有心肌缺血等;胎儿及新生儿的不良反应包括心动过速、低血糖、低血钾、低血压、高胆红素,偶有脑室周围出血等。禁忌证:明显的心脏病、心动过速、糖尿病控制不满意、甲状腺功能亢进。用药剂量:利托君起始剂量为50～100 μg/min静脉滴注,每10分钟可增加剂量50 μg/min,至宫缩停止,最大剂量不超过 350 μg/min,共 48 小时。用药过程中应观察心率及患者的主诉,必要时停止给药。

(3)硫酸镁:从 1969 年开始,硫酸镁作为宫缩抑制剂应用于临床,产前使用硫酸镁可使早产儿脑瘫严重程度及发生率有所降低,有脑神经保护作用,故建议对 32 周前在使用其他宫缩抑制剂抗早产的同时加用硫酸镁。不良反应:恶心、潮热、头痛、视力模糊,严重者有呼吸、心跳抑制。应用硫酸镁过程中要注意呼吸>16 次/分、尿量>25 mL、膝反射存在。否则停用,镁中毒时可静脉注射钙剂解救。给药方法与剂量:硫酸镁负荷剂量 5~6 g,加入 5% 葡萄糖溶液 100 mL 中,30 分钟滴完,此后,1~2 g/h 维持,24 小时不超过 30 g。

(4)前列腺素合成酶抑制剂:用于抑制宫缩的前列腺素合成抑制剂是吲哚米辛(非特异性环氧化酶抑制剂)。①母体不良反应:恶心、胃酸反流、胃炎等。②胎儿不良反应:在妊娠 32 周前给药或使用时间不超过 48 小时,则不良反应很小,否则应注意羊水量、动脉导管有无狭窄或提前关闭。③禁忌证:血小板功能不良、出血性疾病、肝功能不良、胃溃疡、对阿司匹林过敏的哮喘。④给药方法:50 mg 口服,或 100 mg 阴道内或直肠给药,接着以 25 mg 每 4~6 小时给药 1 次,用药时间不超过 48 小时。

(5)催产素受体阻滞剂:阿托西班是一种选择性催产素受体阻滞剂,在欧洲应用较多。不良反应:阿托西班对母儿的不良反应轻微。无明确禁忌证。剂量:负荷剂量 6.75 mg,静脉注射,继之 300 μg/min,维持 3 小时,接着 100 μg/h,直到 45 小时。

(6)氧化亚氮(nitricoxide,NO)供体制剂:氧化亚氮为平滑肌松弛剂,硝酸甘油为 NO 的供体,用于治疗早产。硝酸甘油的头痛症状较其他宫缩抑制剂发生率要高,但是其他不良反应较轻。其不良反应主要是低血压。

4.糖皮质激素促胎肺成熟

所有≤34 周,估计 7 天内可能发生早产者应当给予 1 个疗程的糖皮质激素治疗:倍他米松 12 mg,肌内注射,24 小时重复 1 次,共 2 次;地塞米松 6 mg,肌内注射,6 小时重复 1 次,共 4 次。如果 7 天前曾使用过 1 个疗程糖皮质激素未分娩,目前仍有 34 周前早产可能,重复 1 个疗程糖皮质激素可以改善新生儿结局。不主张超过 2 个疗程以上的给药。

5.抗生素

对于胎膜完整的早产,预防性抗生素给药不能预防早产,除非分娩在即而下生殖道 GBS 阳性,应当用抗生素预防感染,否则不推荐预防性应用抗生素。

6.联合治疗

早产临产者存在宫缩和宫颈的双重变化,既存在机械性改变又存在生物化学效应,单纯的宫缩抑制剂和单纯的宫颈环扎都不可能有效阻断病程,此时双重阻断突显重要性。此外注意针对病因和风险因素、诱发因素实施相应治疗。

(刘洪新)

第二节 过期妊娠

妊娠达到或超过 42 周,称为过期妊娠。发生率为妊娠总数的 5%~10%。过期妊娠的胎儿围产期病率和死亡率增高,孕 43 周时围生儿死亡率为正常妊娠 3 倍,孕 44 周时为正常妊娠 5 倍。

一、原因

(一)雌、孕激素比例失调

可能与内源性前列腺素和雌二醇分泌不足以及孕酮水平增高有关,导致孕激素优势,抑制前列腺素和缩宫素,使子宫不收缩,延迟分娩发动。

(二)胎儿畸形

无脑儿畸胎不合并羊水过多时,由于胎儿无下丘脑,垂体-肾上腺轴发育不良,胎儿肾上腺皮质产生的肾上腺皮质激素及雌三醇的前身物质 16α-羟基硫酸脱氢表雄酮不足使雌激素形成减少,孕周可长达 45 周。

(三)遗传因素

某家族、某个体常反复发生过期妊娠,提示过期妊娠与遗传因素可能有关。胎盘硫酸酯酶缺乏症是罕见的伴性隐性遗传病,可导致过期妊娠,系因胎儿肾上腺与肝脏虽能产生足量 16α-羟基硫酸脱氢表雄酮,但胎盘缺乏硫酸酯酶,使其不能脱去硫酸根转变成雌二醇及雌三醇,从而血中雌二醇及雌三醇明显减少,致使分娩难以启动。

(四)子宫收缩刺激发射减弱

头盆不称或胎位异常,胎先露对子宫颈内口及子宫下段的刺激不强,可致过期妊娠。

二、病理

(一)胎盘

过期妊娠的胎盘主要有两种类型,一种是胎盘的外观和镜检均与足月胎盘相似,胎盘功能基本正常;另一种表现为胎盘功能减退,如胎盘绒毛内的血管床减少,间质内纤维化增加,以及合体细胞结节形成增多;胎盘表面有梗死和钙化,组织切片显示绒毛表面有纤维蛋白沉淀、绒毛内有血管栓塞等。

(二)胎儿

1.正常生长

过期妊娠的胎盘功能正常,胎儿继续生长,约 25% 体重增加成为巨大儿,颅骨钙化明显,不易变形,导致经阴道分娩困难,使新生儿病率相应增加。

2.成熟障碍

由于胎盘血流不足和缺氧及养分的供应不足,胎儿不易再继续生长发育。可分为 3 期:第Ⅰ期为过度成熟,表现为胎脂消失,皮下脂肪减少,皮肤干燥松弛多皱褶,头发浓密,指(趾)甲长,身体瘦长,容貌似"小老人"。第Ⅱ期为胎儿缺氧,肛门括约肌松弛,有胎粪排出,羊水及胎儿皮肤黄染,羊膜和脐带绿染,围生儿病率及围生儿死亡率最高。第Ⅲ期为胎儿全身因粪染历时较长广泛着色,指(趾)甲和皮肤呈黄色,脐带和胎膜呈黄绿色。此期胎儿已经历和渡过Ⅱ期危险阶段,其预后反而比Ⅱ期好。

3.胎儿生长受限

小样儿可与过期妊娠共存,后者更增加胎儿的危险性。过期妊娠的诊断首先要应正确核实预产期,并确定胎盘功能是否正常。

三、过期妊娠对母儿的影响

(一)胎儿窘迫

胎盘功能减退、胎儿供氧不足是过期妊娠时的主要病理变化,同时胎儿越成熟,对缺氧的耐受能力越差,故当临产子宫收缩较强时,过期胎儿就容易发生窘迫,甚至在子宫内死亡。过期妊娠时胎儿宫内窘迫的发生率为 13.1%～40.5%,为足月妊娠的 1.5～10 倍。1979－1986 年间在柏林国立妇产医院的62 804 次分娩,由过期妊娠导致的围产死亡中近四分之三与产时窒息和胎粪吸入有关。新生儿早期癫痫发作的发生率为 5.4‰,而足月产新生儿为 0.9‰。

(二)羊水量减少

妊娠 38 周后,羊水量开始减少,妊娠足月羊水量约为 800 mL,后随妊娠延长羊水量逐渐减少。妊娠 42 周后约 30%减少至 300 mL 以下;羊水胎盘粪染率明显增高,是足月妊娠的 2～3 倍,若同时伴有羊水过少,羊水粪染率增加。

四、诊断

(一)核实预产期

(1)认真核实末次月经。

(2)月经不规则者,可根据孕前基础体温上升的排卵期来推算预产期;或根据早孕反应及胎动出现日期推算,或早孕期妇科检查子宫大小情况,综合分析判断。

(3)B 超检查:早期或孕中期的超声检查协助明确预产期。

(4)临床检查子宫符合足月孕大小,孕妇体重不再增加,或稍减轻,子宫颈成熟,羊水逐渐减少,均应考虑过期妊娠。

(二)判断胎盘功能

判断胎盘功能的方法包括:①胎动计数。②HPL 测定。③尿 E_3 比值测定。④B 超检查,包括双顶径、胎盘功能分级、羊水量等。⑤羊膜镜检查。⑥NST、OCT 试验等。现分别阐述。

1.胎动计数

胎动计数是孕妇自我监护胎儿情况的一种简易的手段,每个孕妇自感的胎动数差异很大,孕妇 18～20 周开始自感有胎动,夜间尤为明显,孕 29～38 周为胎动最频繁时期,接近足月略为减少。如胎动异常应警惕胎儿宫内窘迫。缺氧早期胎儿躁动不安,表现为胎动明显增加,当缺氧严重时,胎动减少减弱甚至消失,胎动消失后,胎心一般在 24～48 小时内消失。每天早、中、晚固定时间各数 1 小时,每小时＞3 次,反映胎儿情况良好。也可将早、中、晚三次胎动次数的和乘 4,即为 12 小时的胎动次数。如 12 小时胎动达 30 次以上,反映胎儿情况良好;如果胎动少于 10 次,则提示胎儿宫内缺氧。

2.尿雌三醇(E_3)及雌三醇/肌酐(E/C)比值测定

如 24 小时尿雌三醇的总量＜10 mg,或尿 E/C 比值＜10 时,为子宫胎盘功能减退。

3.无负荷试验(NST)及宫缩负荷试验(CST)

(1)NST 反应型:①每 20 分钟内有两次及以上伴胎心率加速的胎动。②加速幅度 15 次/分以上,持续 15 秒以上。③胎心率长期变异正常,3～6 周期/分,变异幅度 6～25 次/分。

(2)NST 无反应型:①监测 40 分钟无胎动或胎动时无胎心率加速反应。②伴胎心率基线长期变异减弱或消失。

(3)NST 可疑型：①每 20 分钟内仅 1 次伴胎心加速的胎动。②胎心加速幅度＜15 次/分,持续＜15 秒。③基线长期变异幅度＜6 次/分；④胎心率基线水平异常,＞160 或＜120 次/分。⑤存在自发性变异减速。符合以上任何一条即列为 NST 可疑型。

4.胎儿超声生物物理相的观察

评价胎儿宫内生理状态采用五项胎儿生物物理指标(biophysical profile score,BPS)。BPS最先由 Manning 提出,五项指标包括：①无负荷试验(non-stress test,NST)。②胎儿呼吸样运动(fetal breath movement,FBM)。③胎动(fetal movement,FM)。④胎儿肌张力(fetal tone,FT)。⑤羊水量。

胎儿生物物理活动受中枢神经系统支配,中枢神经的各个部位对缺氧的敏感性存在差异。胎儿缺氧时首先 NST 为无反应型,FBM 消失；缺氧进一步加重,FM 消失,最后为 FT 消失。参照此顺序可了解胎儿缺氧的程度,估计其预后,也可减少监测中的假阳性率与假阴性率。

五、处理

过预产期应更严密地监护宫内胎儿的情况,每周应进行两次产前检查。凡妊娠过期尚不能确定,胎盘功能又无异常的表现,胎儿在宫内的情况良好,子宫颈尚未成熟,可在严密观察下待其自然临产。妊娠确已过期,并有下列任何一种情况时,应立即终止妊娠。①子宫颈已成熟。②胎儿体重＞4 000 g。③每12 小时内的胎动计数＜10 次。④羊水中有胎粪或羊水过少。⑤有其他并发症者。⑥妊娠已达 43 周。

根据子宫颈成熟情况和胎盘功能以及胎儿的情况来决定终止妊娠的方法。如子宫颈已成熟者,可采用人工破膜；破膜时羊水多而清,可在严密监护下经阴道分娩。子宫颈未成熟者可普贝生引产。如胎盘功能不良或胎儿情况紧急,应及时行剖宫产。

目前促子宫颈成熟的药物有：PGE_2 制剂,如阴道内栓剂(可控释地诺前列酮栓,商品名普贝生)；PGE_1 类制剂,如米索前列醇。普贝生已通过美国食品与药品管理局(FDA)和中国食品与药品管理局(SFDA)批准,可用于妊娠晚期引产前的促子宫颈成熟。而米索前列醇被广泛用于促子宫颈成熟,证明合理使用是安全有效的,2003 年美国 FDA 已将米索前列醇禁用于晚期妊娠的条文删除。其他促子宫颈成熟的方法：包括低位水囊、Foley 导尿管、昆布条、海藻棒等,需要在阴道无感染及胎膜完整时才能使用。但是有潜在感染、胎膜早破、子宫颈损伤的可能。

(一)前列腺素制剂

常用的促子宫颈成熟的药物主要是前列腺素制剂。PG 促子宫颈成熟的主要机制,一是通过改变子宫颈细胞外基质成分,软化子宫颈,如激活胶原酶,是胶原纤维溶解和基质增加；二是影响子宫颈和子宫平滑肌,使子宫颈平滑肌松弛,子宫颈扩张,宫体平滑肌收缩,牵拉子宫颈；三是促进子宫平滑肌细胞间缝隙连接的形成。

目前临床使用的前列腺素制剂如下。

1.PGE_2 制剂

如阴道内栓剂(可控释地诺前列酮栓,商品名：普贝生)是一种可控制释放的前列腺素 E_2 制剂,含有 10 mg 地诺前列酮,以 0.3 mg/h 的速度缓慢释放,低温保存。外阴消毒后将可控释地诺前列酮栓置于阴道后穹隆深处,在药物置入后,嘱孕妇平卧位 20～30 分钟以利于吸水膨胀。

2 小时后复查,仍在原位后可活动。可以控制药物释放,在出现宫缩过强或过频时能方便取出。出现以下情况时应及时取出:①临产。②放置 12 小时后。③如出现过强和过频宫缩、变态反应或胎心律异常时。④如取出后宫缩过强、过频仍不缓解,可使用宫缩抑制剂。

2.PGE₁ 类制剂

米索前列醇是一种人工合成的前列腺素 E₁ 类似物,有 100 μg 和 200 μg 两种片剂,主要用于防治消化道溃疡,大量临床研究证实其可用于妊娠晚期促子宫颈成熟。米索前列醇促子宫颈成熟具有价格低、性质稳定易于保存、作用时间长等优点,尤其适合基层医疗机构应用。美国妇产科学会(ACOG)2003 年和 2009 年又重申对米索前列醇在产科领域使用的规范:新指南提出的多项建议中最重要的是将 25 μg 作为促子宫颈成熟和诱导分娩的米索前列醇初始剂量,频率不宜超过每 3～6 小时给药 1 次;有关大剂量米索前列醇(每 6 小时给药 50 μg)安全性的资料有限且不明确,所以对大剂量米索前列醇仅定为 B 级证据建议。参考 ACOG2003 的规范标准并结合我国米索前列醇临床应用经验,中华医学会妇产科学分会产科学组成员与相关专家经过多次讨论,制定我国米索前列醇在妊娠晚期促子宫颈成熟的应用常规:①用于妊娠晚期需要引产而子宫颈条件不成熟的孕妇。②每次阴道内放药剂量为 25 μg,放药时不要将药物压成碎片。如 6 小时后仍无宫缩,在重复使用米索前列醇前应做阴道检查,重新评估子宫颈成熟度,了解原放置的药物是否溶化、吸收。如未溶化和吸收者则不宜再放。每天总量不得超过 50 μg,以免药物吸收过多。③如需加用缩宫素,应该在最后一次放置米索前列醇 4 小时以上,并阴道检查证实药物已经吸收。④使用米索前列醇者应在产房观察,监测宫缩和胎心率,一旦出现宫缩过强或过频,应立即进行阴道检查,并取出残留药物。⑤有剖宫产史者或子宫手术史者禁用。

(二)缩宫素

小剂量静脉滴注缩宫素为安全常用的引产方法,但在子宫颈不成熟时,引产效果不好。其特点是:可随时调整用药剂量,保持生理水平的有效宫缩,一旦发生异常可随时停药,缩宫素作用时间短,半衰期为5～12 分钟。静脉滴注缩宫素推荐使用低剂量,最好使用输液泵,起始剂量为2.5 mU/min开始,根据宫缩调整滴速,一般每隔 30 分钟调整 1 次,直至出现有效宫缩。有效宫缩的判定标准为 10 分钟内出现 3 次宫缩,每次宫缩持续 30～60 秒。最大滴速一般不得超过10 mU/min,如达到最大滴速,仍不出现有效宫缩可增加缩宫素浓度。增加浓度的方法是以 5%葡萄糖 500 mL 中加 5 U 缩宫素即 1%缩宫素浓度,相当于每毫升液体含 10 mU 缩宫素,先将滴速减半,再根据宫缩情况进行调整,增加浓度后,最大增至20 mU/min,原则上不再增加滴速和浓度。

(三)人工破膜术

用人工的方法使胎膜破裂,引起前列腺素和缩宫素释放,诱发宫缩。适用于子宫颈成熟的孕妇。缺点是有可能引起脐带脱垂或受压、母婴感染、前置血管破裂和胎儿损伤。不适用于胎头浮的孕妇。破膜前要排除阴道感染。应在宫缩间歇期破膜,以避免羊水急速流出引起脐带脱垂或胎盘早剥。破膜前后要听胎心、破膜后观察羊水性状和胎心变化情况。单纯应用人工破膜术效果不好时,可加用缩宫素静脉滴注。

(四)其他

其他促子宫颈成熟的方法主要是机械性扩张,种类很多,包括低位水囊、Foley 导尿管、昆布条、海藻棒等,需要在阴道无感染及胎膜完整时才能使用。主要是通过机械刺激子宫颈管,促进子宫颈局部内源性前列腺素合成与释放而促进子宫颈管软化成熟。其缺点是有潜在感染、胎膜早破、子宫颈损伤的可能。

(五)产时处理

临产后应严密观察产程进展和胎心监测,如发现胎心律异常,产程进展缓慢,或羊水混有胎粪时,应即行剖宫产。产程中应充分给氧。胎儿娩出前做好一切抢救准备,当胎头娩出后即应清除鼻腔及鼻咽部黏液和胎粪。过期产儿病率及死亡率高,应加强其护理和治疗。

(刘洪新)

第三节 胎盘早剥

20周以后或分娩期正常位置的胎盘在胎儿娩出前部分或全部从子宫壁剥离,称为胎盘早剥。胎盘早剥是妊娠晚期严重并发症,具有起病急、发展快特点,若处理不及时可危及母儿生命。胎盘早剥的发病率:国外 1%~2%,国内 0.46%~2.1%。

一、病因

胎盘早剥确切的原因及发病机制尚不清楚,可能与下述因素有关。

(一)孕妇血管病变

孕妇患严重妊娠期高血压疾病、慢性高血压、慢性肾脏疾病或全身血管病变时,胎盘早剥的发生率增高。妊娠合并上述疾病时,底蜕膜螺旋小动脉痉挛或硬化,引起远端毛细血管变性坏死甚至破裂出血,血液流至底蜕膜层与胎盘之间形成胎盘后血肿。致使胎盘与子宫壁分离。

(二)机械性因素

外伤尤其是腹部直接受到撞击或挤压;脐带过短(<30 cm)或脐带围绕颈、绕体相对过短时,分娩过程中胎儿下降牵拉脐带造成胎盘剥离;羊膜穿刺时刺破前壁胎盘附着处,血管破裂出血引起胎盘剥离。

(三)宫腔内压力骤减

双胎妊娠分娩时,第一胎儿娩出过速;羊水过多时,人工破膜后羊水流出过快,均可使宫腔内压力骤减,子宫骤然收缩,胎盘与子宫壁发生错位剥离。

(四)子宫静脉压突然升高

妊娠晚期或临产后,孕妇长时间仰卧位,巨大妊娠子宫压迫下腔静脉,回心血量减少,血压下降。此时子宫静脉淤血、静脉压增高、蜕膜静脉床淤血或破裂,形成胎盘后血肿,导致部分或全部胎盘剥离。

(五)其他一些高危因素

如高龄孕妇、吸烟、可卡因滥用、孕妇代谢异常、孕妇有血栓形成倾向、子宫肌瘤(尤其是胎盘附着部位肌瘤)等与胎盘早剥发生有关。有胎盘早剥史的孕妇再次发生胎盘早剥的危险性比无胎盘早剥史者高 10 倍。

二、分类及病理变化

胎盘早剥主要病理改变是底蜕膜出血并形成血肿,使胎盘从附着处分离。按病理类型,胎盘早剥可分为显性、隐性及混合性 3 种(图 8-1)。若底蜕膜出血量少,出血很快停止,多无明显的临床表现,仅在产后检查胎盘时发现胎盘母体面有凝血块及压迹。若底蜕膜继续出血,形成胎盘后血肿,胎盘剥离面随之扩大,血液冲开胎盘边缘并沿胎膜与子宫壁之间经过颈管向外流出,称为显性剥离或外出血。若胎盘边缘仍附着于子宫壁或由于胎先露部固定于骨盆入口,使血液积聚于胎盘与子宫壁之间,称为隐性剥离或内出血。由于子宫内有妊娠产物存在,子宫肌不能有效收缩,以压迫破裂的血窦而止血,血液不能外流,胎盘后血肿越积越大,子宫底随之升高。当出血达到一定程度时,血液终会冲开胎盘边缘及胎膜外流,称为混合型出血。偶有出血穿破胎膜溢入羊水中成为血性羊水。

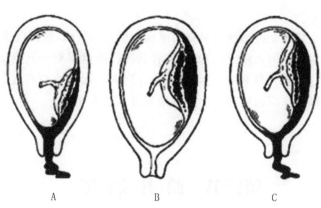

图 8-1 胎盘早剥类型

A.显性剥离;B.隐性剥离;C.混合性剥离

　　胎盘早剥发生内出血时,血液积聚于胎盘与子宫壁之间,随着胎盘后血肿压力的增加,血液浸入子宫肌层,引起肌纤维分离、断裂甚至变性,当血液渗透至子宫浆膜层时,子宫表面现紫蓝色瘀斑,称为子宫胎盘卒中,又称为库弗莱尔子。有时血液还可渗入输卵管系膜、卵巢生发上皮下、阔韧带内。子宫肌层由于血液浸润、收缩力减弱,造成产后出血。

　　严重的胎盘早剥可以引发一系列病理生理改变。从剥离处的胎盘绒毛和蜕膜中释放大量组织凝血活酶,进入母体血循环,激活凝血系统,导致弥散性血管内凝血(DIC),肺、肾等脏器的毛细血管内微血栓形成,造成脏器缺血和功能障碍。胎盘早剥持续时间越长,促凝物质不断进入母血,激活纤维蛋白溶解系统,产生大量的纤维蛋白原降解产物(FDP),引起继发性纤溶亢进。发生胎盘早剥后,消耗大量凝血因子,并产生高浓度 FDP,最终导致凝血功能障碍。

三、临床表现

根据病情严重程度,Sher 将胎盘早剥分为 3 度。

(一)Ⅰ度

多见于分娩期,胎盘剥离面积小,患者常无腹痛或腹痛轻微,贫血体征不明显。腹部检查见子宫软,大小与妊娠周数相符,胎位清楚,胎心率正常。产后检查见胎盘母体面有凝血块及压迹即可诊断。

(二)Ⅱ度

胎盘剥离面为胎盘面积 1/3 左右。主要症状为突然发生持续性腹痛、腰酸或腰背痛,疼痛程度与胎盘后积血量成正比。无阴道流血或流血量不多,贫血程度与阴道流血量不相符。腹部检查见子宫大于妊娠周数,子宫底随胎盘后血肿增大而升高。胎盘附着处压痛明显(胎盘位于后壁则不明显),宫缩有间歇,胎位可扪及,胎儿存活。

(三)Ⅲ度

胎盘剥离面超过胎盘面积1/2。临床表现较Ⅱ度重。患者可出现恶心、呕吐、面色苍白、四肢湿冷、脉搏细数、血压下降等休克症状,且休克程度大多与阴道流血量不成正比。腹部检查见子宫硬如板状,宫缩间歇时不能松弛,胎位扪不清,胎心消失。

四、处理原则

纠正休克、及时终止妊娠是处理胎盘早剥的原则。患者入院时,情况危重、处于休克状态,应积极补充血容量,及时输入新鲜血液,尽快改善患者状况。胎盘早剥一旦确诊,必须及时终止妊娠。终止妊娠的方法根据胎次、早剥的严重程度、胎儿宫内状况及宫口开大等情况而定。此外,对并发症如凝血功能障碍、产后出血和急性肾衰竭等进行紧急处理。

(刘长红)

第四节　胎儿畸形

胎儿畸形泛指出生前胎儿期形成的各种异常,包括形态结构和功能方面的异常。形态结构的异常主要有3种:①先天畸形,指由于胚胎内部有异常而不能正常发育所致的结构缺陷。②先天变形,指胚胎内部无异常,本来可以发育成正常的胎儿,由于外界有不正常压力的压迫胎儿造成的结构改变。③先天阻断症,指原来已经正常发育好的组织又受到了宫内的损坏。本节主要介绍的是胎儿先天畸形,其发生的原因很多,主要与遗传、环境、食物、药物、微生物感染、母儿血型不合等有关。在围生儿死亡中胎儿畸形占第一位。

一、染色体异常综合征

(一)21-三体综合征

21-三体综合征即先天愚型,是人类最常见的一种染色体病,也是人类第1个被确诊的染色体病。自1866年由英国医师Langdom Down首次对此病做过临床描述,故称唐氏综合征。1959年法国Lejeune首先发现此病是由于多了一条21号染色体,故称21-三体综合征。1965年Yunis用放射自显影及染色体显带技术确定,此额外的染色体根据大小应是第22号染色体,但考虑到临床上将21-三体这一名称已习为所用,因此在1971年的巴黎会议决定仍沿用21-三体这一名称,但在Denver体制的排号配对中,将第21、22号排序颠倒一下,即将较小的一对算作第21号排在22号前面,而较大的22号排在后面。该病发生的主要原因是由于父母的生殖细胞减数分裂时染色体不分离。其发生也与母亲的年龄、射线接触、病毒感染、服用致畸药物以及遗传因素等有关(表8-1、表8-2)。

表 8-1 21-三体综合征的主要特征

发病部位	症状	出现频率
发病率		1/800~1/600 新生儿
一般情况	男女均可发病,寿命长短不一。如无严重的心脏畸形。可活至成年。成活者有患白血病的倾向	
精神、神经	严重智力低下,IQ 最低<25	100%
	肌张力低下	100%
头部	小头畸形	50%
	枕骨扁平	53%~82%
	秃发	非常常见
	发际低	80%
颈部	皮肤赘生褶	80%
面部	戏剧性表情(无意识的做鬼脸)	90%
眼	眼距宽、外眼角上斜	80%
	内眦赘皮	50%
鼻	鼻根地平	90%
口	伸舌(有时流涎,特别是婴幼儿)	100%
	上颌发育差,腭弓高、短而窄	95%
心脏	各种先天性心脏病(常见室间隔缺损)	50%
手	手短而宽	60%
脚	第 1 和第 2 趾间距宽	65%

表 8-2 母亲年龄与 21-三体综合征发生率的关系

母亲年龄(岁)	21 三体综合征发生率
<25	1∶1 800
25~29	1∶1 500
30~34	1∶800
35~39	1∶250
40~44	1∶100
>45	1∶50
平均	1∶650

此病男性患者无生育能力,50% 为隐睾。女性患者偶有生育能力,所生子女 1/2 将发病,故须注意加强优生指导。另外,该病患者 IgE 较低,易发生呼吸道感染等,死亡率高。已经证明超氧化物歧化酶-1(SOD-1)基因位于第 21 号染色体上,而此病患者的 SOD-1 要比正常人高(1.45∶1)。故认为此酶的增高与 21-三体患者的痴呆症状有关。

目前,该病的诊断必须依靠产前胎儿细胞或产后新生儿染色体核型分析才能够确定诊断。由于该病仍无法治疗,所以应依靠及时、准确的产前筛查以尽早终止妊娠而减少该病患儿的出生。

近 10 年来,对唐氏综合征的产前筛查一直受到学者的重视,使得该领域的进展很快。从最初的孕妇年龄筛查发展到母体血清标志物筛查和超声筛查;从羊膜腔穿刺检查发展到早期绒毛膜活检和非创伤性母血中直接分离胎儿细胞;从胎儿细胞的染色体型分析发展到现在可用荧光原位杂交技术来诊断胎儿细胞的染色体异常。

妊娠早期,唐氏综合征与胎儿颈部透明度(NT)增高(B 超测定)和孕妇血清 FreeB HCG 升高以及妊娠相关蛋白(PAPP-A)有关。NT 已被单独结合另两项血清标志物(结合试验)应用于其他筛查报告中。尽管这两项的血清标志物筛查试验的可靠性很高,但 NT 检查的可靠性是不确定的,这种不确定性导致妊娠早、中期筛查试验是否完善的争论。

妊娠中期筛查唐氏综合征,在过去的 10 年当中已被广泛采用,即根据就诊孕妇的不同血清标志物,再结合孕妇年龄得出该孕妇妊娠唐氏综合征胎儿的危险度。怀有患病胎儿时,孕妇血清中 AFP 和游离雌三醇降低,而 HCG 升高。测定该三种标志物的浓度,再结合年龄,组成了被广泛使用的三项试验。在通常的试验情况下,大约 5％或更多已接受筛查试验的孕妇,需做羊水穿刺以保证 60％～80％患病的胎儿被查出。大部分的筛查试验阴性的孕妇的胎儿是正常的,但假阳性结果仍然引起相当的恐慌。但通过联合筛查试验,这样的孕妇人数大为降低了,应该是较为可行的一种方法。

唐氏综合征的产前筛查是一种造福社会与家庭的事情,与肿瘤等疾病的早期筛查相比,明显地经济与高效。虽然目前广泛使用着妊娠中期的筛查,但随着联合筛查试验不断被认识,相信在不久的将来,它将会从现在的研究阶段进入到临床的常规应用中。

(二)18-三体综合征(Edward 综合征)

该病于 1960 年首先报告,发生率占新生儿的 0.3％,女∶男为 3∶1,多数在胚胎期流产。该病的发生一般认为是由于母亲卵子减数分裂发生不分离所致,与母亲年龄、遗传、射线及病毒感染等有关。

1.诊断要点

(1)临床表现:生长发育迟缓、眼裂狭小、耳畸形低位、小颌、胸骨短小、骨盆小、船形足,手呈特殊指交叉握拳状,即拇指紧贴掌心,3、4 指紧贴手掌,2、5 指压于其上,肌张力高,90％有先天性心脏病,以室间隔缺损及动脉导管未闭多见。25％患者表现有通贯手。

(2)染色体诊断同上。

(3)超声检查。

2.治疗

90％以上在胚胎早期自然流产而淘汰,除极少数患儿存活较长时间外,一般患儿于出生后仅存活 2 个月左右。肺炎、心脏畸形及多种其他畸形是导致患儿死亡的主要原因。产前诊断一旦确立,应征求孕妇及家属的意见进行引产。

二、单基因异常综合征

即单基因畸形综合征,临床可根据染色体结构改变并结合家系分析进行诊断,这里对可能造成分娩困难的 X 连锁脑积水综合征(家族性脑积水)做一介绍,该病为 X 连锁隐性遗传病,因大脑导水管狭窄造成脑室内外有大量脑脊液(500～3 000 mL)蓄积于颅腔内,致颅腔体积增大,颅缝明显变宽,囟门显著增大。

(一)诊断要点

(1)若为头先露,在耻骨联合上方触到宽大、骨质薄软、有弹性的头。胎头大于胎体并高浮,胎头跨耻征阳性。阴道检查可见盆腔空虚,胎先露部过高,颅缝宽,囟门大且紧张,颅骨软而薄,触之有如乒乓球的感觉。

(2)辅助检查:B超在孕20周后,若脑室率(中线至侧脑室侧壁距离/中线致颅骨内缘距离)>0.5,应考虑脑积水的存在。胎头周径明显大于腹周径,颅内大部分被液性暗区占据,中线漂动。

(二)处理

应主要考虑母亲安全,若为头先露,确诊后应引产。宫口开大3 cm行穿颅术,放出脑脊液。

三、多基因异常

神经管缺陷(Neural Tube Defects,NTDs)。NTDs系在胚胎发育早期(妊娠21~28天),由于受到某些致畸因子的作用,使神经管不闭合所出现的一系列先天畸形。主要包括无脑儿、脑膜或脑膨出、脊柱裂。无脑儿生下后即死亡,而脊柱裂根据病变的部位及程度可存活而残废。NTDs是国内最高发的先天畸形,全国发生率为2.7‰,许多发达国家NTDs发生率均在1‰左右。NTDs主要为多基因遗传病,发病与环境关系密切,在我国北方七省NTDs发生率为7‰,最高发生地为山西省。本病女胎多见,有人认为与绒毛膜促性腺激素(HCG)不足或胚胎受体细胞对HCG不敏感有关。现研究认为妊娠早期多种维生素及叶酸或维生素B_{12}的缺乏以及高热或接触高温、桑拿浴等都与本病发生有关。本病可以在妊娠中期做母血清AFP测定,并辅以B超诊断,必要进行羊水穿刺做AFP及乙酰胆碱酯酶的测定。AFP是糖蛋白,由胎儿肝脏及卵黄囊合成,其产生在胎儿具有时间规律,在母体中也有相似的规律。一般妊娠16周就可以从母血中检测到,32周达高峰,以后逐渐降低。胚胎发育到23~25天前、后神经孔相继封闭,形成一个不与外周相通神经管,如未能正常闭合则形成开放性神经管畸形如无脑儿、脊柱裂等。当胎儿存在这类畸形时,脑脊液中的AFP可直接进入羊水,造成羊水AFP水平显著升高。胎儿期神经尚未分化成熟,可溶性胆碱酯酶进入脑脊液较成人多,故通过检测此酶也可诊断神经管缺陷,并且其准确性较AFP更高。

(一)无脑儿

无脑儿是先天畸形胎儿中最常见的一种,女胎比男胎多4倍。

1.诊断要点

(1)临床表现:特殊外观为无颅盖骨,双眼突出,颈短,若伴羊水过多常早产,否则为过期产。分两种类型,一种是脑组织变性坏死突出颅外,另一种类型是脑组织未发育。

(2)体征:腹部检查时,感觉胎头较小。肛门检查和阴道检查时,可扪及凹凸不平的颅底部。

(3)辅助检查:如上所述,孕母血清标志物AFP、HCG等结合B超多可确诊。超声可在孕10周对无脑儿作出诊断。

(4)鉴别诊断:应与面先露、小头畸形、脑脊膜膨出相区别。大的脑脊膜膨出常伴有大面积颅骨缺损。孕14周后B超探查见不到圆形颅骨光环,头端有不规则瘤结,也可行X线片,无颅盖骨即可确诊。

2.处理

无脑儿无存活可能,一经确诊应引产,分娩多无困难,偶尔因头小不能充分扩张软产道而致胎肩娩出困难,需耐心等待。如伴有脑脊膜膨出造成分娩困难,可行毁胎术或穿颅。

(二)脊柱裂

脊柱裂属脊椎管部分未完全闭合的状态。胎儿脊柱在孕 8~9 周开始骨化,骨化过程若椎体两半不融合则形成脊椎裂,多发生在胸腰段,孕 18 周是发现的最好时机,20 周后表现明显,B 超可见脊柱间距变宽或形成角度呈 V 或 W 形,脊柱短小,不规则弯曲,不完整。严重者应终止妊娠。

四、其他

如环境、药物、微生物感染等所致的畸形,本节不做介绍。

(刘长红)

第五节 巨 大 胎 儿

巨大胎儿是一个描述胎儿过大得非常不精确的术语。国内外尚无统一的标准,有多种不同的域值标准,如 3.8 kg、4 kg、4.5 kg、5.0 kg。1991 年,美国妇产科协会提出新生儿出生体重 ≥4 500 g者为巨大胎儿,我国以≥4 000 g 为巨大胎儿。生活水平提高,更加重视孕期营养,巨大儿的出生率越来越高。若产道、产力及胎位均正常,仅胎儿巨大,即可出现头盆不称而发生分娩困难,如肩难产。

一、高危因素

巨大胎儿是多种因素综合作用的结果,很难用单一的因素解释。临床资料表明仅有 40% 的巨大胎儿存在各种高危因素,其他 60% 的巨大胎儿无明显的高危因素存在。根据 Williams 产科学的描述,巨大胎儿常见的因素有糖尿病、父母肥胖(尤其是母亲肥胖)、经产妇、过期妊娠、孕妇年龄、男胎、上胎巨大胎儿、种族和环境等。

(一)孕妇糖尿病

孕妇糖尿病包括妊娠合并糖尿病和妊娠糖尿病,甚至糖耐量受损,巨大胎儿的发病率均明显升高。在胎盘功能正常的情况下,孕妇血糖升高,通过胎盘进入胎儿血循环,使胎儿的血糖浓度升高,刺激胎儿胰岛 β 细胞增生,导致胎儿胰岛素分泌反应性升高,胎儿高糖血症和高胰岛素血症,促进糖原、脂肪和蛋白质合成,使胎儿脂肪堆积,脏器增大,体重增加,故胎儿巨大。糖尿病孕妇巨大胎儿的发病率可达 26%,而正常孕妇中巨大胎儿的发生率仅为 5%。但是,并不是所有糖尿病孕妇的巨大胎儿的发病率升高。当糖尿病合并妊娠的 White 分级在 B 级以上时,由于胎盘血管的硬化,胎盘功能降低,反而使胎儿生长受限的发病率升高。

(二)孕前肥胖及孕期体重增加过快

当孕前体重指数>30 kg/m²、孕期营养过剩、孕期体重增加过快时,巨大胎儿发生率均明显升高。有学者对 588 例体重>113.4 kg(250 磅)及 588 例体重<90.7 kg(200 磅)妇女的妊娠并发症比较,发现前者的妊娠糖尿病、巨大胎儿以及肩难产的发病率分别为 10%、24%和 5%,明显高于后者的 0.7%、7%和0.6%。当孕妇体重>136 kg(300 磅)时,巨大胎儿的发生率高达 30%。

可见孕妇肥胖与妊娠糖尿病、巨大胎儿和肩难产等均有密切的相关性。这可能与能量摄入大于能量消耗导致孕妇和胎儿内分泌代谢平衡失调有关。

（三）经产妇

有资料报道胎儿体重随分娩次数增加而增加,妊娠 5 次以上者胎儿平均体重增加 80～120 g。

（四）过期妊娠

与巨大胎儿有明显的相关性。孕晚期是胎儿生长发育最快时期,过期妊娠而胎盘功能正常者,子宫胎盘血供良好,持续供给胎儿营养物质和氧气,胎儿不断生长,以至孕期越长,胎儿体重越大,过期妊娠巨大胎儿的发生率是足月儿的 3～7 倍,肩难产的发生率比足月儿增加 2 倍。有学者报道＞41 周巨大胎儿的发生率是 33.3%。也有学者报道孕 40～42 周时,巨大胎儿的发生率是 20%,而孕 42～42 周末时发生率升高到 43%。

（五）孕妇年龄

高龄孕妇并发肥胖和糖尿病的机会增多,因此分娩巨大胎儿的可能性增大。Stotland 等报道孕妇30～39 岁巨大儿发生率最高,为 15.3%;而 20 岁以下发生率最低,为 8.4%。

（六）上胎巨大胎儿

曾经分娩过超过 4 000 g 新生儿的妇女与无此病史的妇女相比,再次分娩超过 4 500 g 新生儿的概率增加 5～10 倍。

（七）羊水过多

巨大胎儿往往与羊水过多同时存在,两者的因果关系尚不清楚。

（八）遗传因素

遗传基因是决定胎儿生长的前提条件,它控制细胞的生长和组织分化。但详细机制还不清楚。遗传因素包括胎儿性别、种族及民族等。在所有有关巨大胎儿的资料中都有男性胎儿发生率增加的报道,通常占 60%～65%。这是因为在妊娠晚期的每一孕周男性胎儿的体重比相应的女性胎儿重 150 g。身材高大的父母其子女为巨大胎儿的发生率高;不同种族、不同民族巨大胎儿的发生率各不相同。有学者报道排除其他因素的影响,原为加拿大民族的巨大胎儿发生率明显高于加拿大籍的外民族人群的发生率。也有学者报道美国白种人巨大胎儿发生率为 16%,而非白种人(包括黑色人种、西班牙裔和亚裔)为 11%。

（九）环境因素

高原地区由于空气中氧分压低,巨大胎儿的发生率较平原地区低。

二、对母儿的影响

分娩困难是巨大胎儿主要的并发症。由于胎儿体积的增大,胎头和胎肩是分娩困难主要部位。难产率明显增高,带来母儿的一系列并发症。

（一）对母体的影响

有学者报道新生儿体重＞3 500 g 母体并发症开始增加,且随出生体重增加而增加,在新生儿体重 4 000 g 时肩难产和剖宫产率明显增加,4 500 g 时再次增加。其他并发症增加缓慢而平稳(图 8-2)。

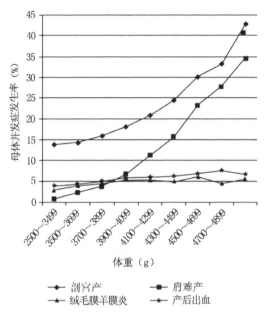

图 8-2　母体并发症与胎儿出生体重的关系

1.产程延长或停滞

由于巨大胎儿的胎头较大,造成孕妇的骨盆相对狭窄,头盆不称的发生率增加。在胎头双顶径较大者,直至临产后胎头始终不入盆,若胎头搁置在骨盆入口平面以上,称为骑跨征阳性,表现为第一产程延长;若双顶径相对小于胸腹径,胎头下降受阻,易发生活跃期延长、停滞或第二产程延长。由于产程延长易导致继发性宫缩乏力;同时巨大胎儿的子宫容积较大,子宫肌纤维的张力较高,肌纤维的过度牵拉,易发生原发性宫缩乏力;宫缩乏力反过来又导致胎位异常、产程延长。巨大胎儿双肩径大于双顶径,尤其是糖尿病孕妇的胎儿,若经阴道分娩,易发生肩难产。

2.手术产发生率增加

巨大儿头盆不称的发生率增加,容易产程异常,因此手术产概率增加,剖宫产率增加。

3.软产道损伤

由于胎儿大,胎儿通过软产道时可造成宫颈、阴道、会阴裂伤,严重者可裂至阴道穹隆、子宫下段甚至盆壁,形成腹膜后血肿或阔韧带内血肿。如果梗阻性难产未及时发现和处理,可以导致子宫破裂。

4.尾骨骨折

由于胎儿大、儿头硬,当通过骨盆出口时,为克服阻力或阴道助产时可能发生尾骨骨折。

5.产后出血及感染

巨大胎儿子宫肌纤维过度牵拉,易发生产后宫缩乏力,或因软产道损伤引起产后出血,甚至出血性休克。上述各种因素造成产褥感染率增加。

6.生殖道瘘

由于产程长甚至滞产,胎儿头长时间压于阴道前壁、膀胱、尿道和耻骨联合之间,导致局部组织缺血坏死形成尿瘘,或直肠受压坏死形成粪瘘;或因手术助产直接损伤所致。

7.盆腔器官脱垂

产后可因分娩时盆底组织过度伸长或裂伤,发生子宫脱垂或阴道前后壁膨出。

（二）对新生儿的影响

1.新生儿产伤

巨大胎儿肩难产率增高，据统计肩难产的发生率为0.15%～0.60%，体重≥4 000 g巨大儿肩难产的发生为3%～12%，≥4 500 g者为8.4%～22.6%。有学者报道当出生体重＞4 000 g，肩难产发生率为13%。加上巨大儿手术产发生率增加，新生儿产伤发生率高。如臂丛神经损伤及麻痹、颅内出血、锁骨骨折、胸锁乳突肌血肿等。

2.胎儿窘迫、新生儿窒息

胎头娩出后胎肩以下部分嵌顿在阴道内，胎儿不能自主呼吸导致胎儿窘迫、新生儿窒息，如脐带停止搏动或胎盘早剥可引起死胎。

三、诊断

（一）病史及临床表现

多有巨大胎儿分娩史、糖尿病史。产次较多的经产妇。在妊娠后期出现呼吸困难，自觉腹部沉重及两胁部胀痛。

（二）腹部检查

视诊腹部明显膨隆，宫高＞35 cm。触诊胎体大，先露部高浮，胎心正常但位置稍高，当子宫高加腹围≥140 cm时，巨大胎儿的可能性较大。

（三）B超检查

胎头双顶径长98～100 mm，股骨长78～80 mm，腹围＞330 mm，应考虑巨大胎儿，同时排除双胎、羊水过多及胎儿畸形。

四、处理

（一）妊娠期

检查发现胎儿大或既往分娩巨大儿者，应检查孕妇有无糖尿病。若为糖尿病孕妇，应积极治疗，必要时予以胰岛素治疗控制胎儿的体重增长，并于妊娠36周后，根据胎儿成熟度、胎盘功能检查及糖尿病控制情况，择期引产或剖宫产。不管是否存在妊娠糖尿病，有巨大胎儿可能的孕妇均要进行营养咨询合理调节膳食结构，每天摄入的总能量以8 790～9 210 kJ（2 100～2 200 kcal）为宜，适当降低脂肪的摄入量。同时适当的运动可以降低巨大胎儿的发病率。

（二）分娩期

估计非糖尿病孕妇胎儿体重≥4 500 g，糖尿病孕妇胎儿体重≥4 000 g，即使骨盆正常，为防止母儿产时损伤应行剖宫产。临产后，不宜试产过久。若产程延长，估计胎儿体重＞4 000 g，胎头停滞在中骨盆也应剖宫产。若胎头双顶径已达坐骨棘下3 cm，宫口已开全者，应作较大的会阴后侧切开，予产钳助产，同时做好处理肩难产的准备工作。分娩后应行宫颈及阴道检查，了解有无软产道损伤，并预防产后出血。若胎儿已死，行穿颅术或碎胎术。

（三）新生儿处理

新生儿应预防低血糖发生，生后1～2小时开始喂糖水，及早开奶；积极治疗高胆红素血症，多选用蓝光治疗；新生儿易发生低钙血症，多用10%葡萄糖酸钙1 mL/kg加入葡萄糖液中静脉滴注补充钙剂。

（刘长红）

第六节　胎儿窘迫

胎儿在宫内有缺氧征象危及胎儿健康和生命者,称为胎儿窘迫。胎儿窘迫是一种由于胎儿缺氧而表现的呼吸、循环功能不全综合征,是当前剖宫产的主要适应证之一。胎儿窘迫主要发生在临产过程,以第一产程末及第二产程多见,也可发生在妊娠后期。发病率各家报道不一,一般在10.0%～20.5%。产前及产时胎儿窘迫是围产儿死亡的主要原因。

一、病因

通过子宫胎盘循环,母体将氧输送给胎儿,CO_2从胎儿排入母体,在输送交换过程中某一环节出现障碍,均可引起胎儿窘迫。

(一)母体血氧含量不足

母体血氧含量不足:如产妇患严重心肺疾病或心肺功能不全、妊娠期高血压疾病、高热、重度贫血、失血性休克、仰卧位低血压综合征等,均使母体血氧含量降低,影响对胎儿的供氧。导致胎儿缺氧的母体因素有:①微小动脉供血不足。如妊娠期高血压疾病等。②红细胞携氧量不足。如重度贫血、一氧化碳中毒等。③急性失血。如前置胎盘、胎盘早剥等。④各种原因引起的休克与急性感染发热。⑤子宫胎盘血运受阻。急产或不协调性子宫收缩乏力等,缩宫素使用不当引起过强宫缩;产程延长,特别是第二产程延长;子宫过度膨胀,如羊水过多和多胎妊娠;胎膜早破等。

(二)胎盘、脐带因素

脐带和胎盘是母体与胎儿间氧及营养物质的输送传递通道,其功能障碍必然影响胎儿获得所需氧及营养物质。常见胎盘功能低下:妊娠期高血压疾病、慢性肾炎、过期妊娠、胎盘发育障碍(过小或过大)、胎盘形状异常(膜状胎盘、轮廓胎盘等)和胎盘感染、胎盘早剥等。常见有脐带血运受阻:如脐带脱垂、脐带绕颈、脐带打结引起母儿间循环受阻。

(三)胎儿因素

严重的心血管疾病,呼吸系统疾病,胎儿畸形,母儿血型不合,胎儿宫内感染,颅内出血,颅脑损伤等。

二、病理生理

胎儿血氧降低、二氧化碳蓄积出现呼吸性酸中毒。初期通过自主神经反射,兴奋交感神经,肾上腺儿茶酚胺及皮质醇分泌增多,血压上升及心率加快。若继续缺氧,则转为兴奋迷走神经,胎心率减慢。缺氧继续发展,刺激肾上腺增加分泌,再次兴奋交感神经,胎心由慢变快,说明胎儿已处于代偿功能极限,提示为病情严重。无氧糖酵解增加,导致丙酮酸、乳酸等有机酸增加,转为代谢性酸中毒,胎儿血 pH 下降,细胞膜通透性加大,胎儿血钾增加,胎儿在宫内呼吸运动加强,导致混有胎粪的羊水吸入,出生后延续为新生儿窒息及吸入性肺炎。肠蠕动亢进,肛门括约肌松弛,胎粪排出。若在孕期慢性缺氧情况下,可出现胎儿发育及营养不正常,形成胎儿宫内发育迟缓,临产后易发生进一步缺氧。

三、临床表现

根据胎儿窘迫发生速度可分为急性胎儿窘迫及慢性胎儿窘迫两类。

(一)慢性胎儿窘迫

多发生在妊娠末期,往往延续至临产并加重。其原因多因孕妇全身性疾病或妊娠期疾病引起胎盘功能不全或胎儿因素所致。临床上除可发现母体存在引起胎盘供血不足的疾病外,还发生胎儿宫内发育受限。孕妇体重、宫高、腹围持续不长或增长很慢。

(二)急性胎儿窘迫

主要发生在分娩期,多因脐带因素(如脐带脱垂、脐带绕颈、脐带打结)、胎盘早剥、宫缩强且持续时间长及产妇低血压,休克引起。

四、诊断

根据病史、胎动变化以及有关检查可以作出诊断。

五、辅助检查

(一)胎心率变化

胎心率是了解胎儿是否正常的一个重要标志,胎心率的改变是急性胎儿窘迫最明显的临床征象。①胎心率>160次/分,尤其是>180次/分,为胎儿缺氧的初期表现(孕妇心率不快的情况下);②随后胎心率减慢,胎心率<120次/分,尤其是<100次/分,为胎儿危险征;③胎心监护仪图像出现以下变化,应诊断为胎儿窘迫:出现频繁的晚期减速,多为胎盘功能不良。重度可变减速的出现,多为脐带血运受阻表现,若同时伴有晚期减速,表示胎儿缺氧严重,情况紧急。

(二)胎动计数

胎动减少是胎儿窘迫的一个重要指标,每天监测胎动可预知胎儿的安危。妊娠近足月时,胎动>20次/24小时。胎动消失后,胎心在24小时内也会消失。急性胎儿窘迫初期,表现为胎动过频,继而转弱及次数减少,直至消失,也应予以重视。

(三)胎心监护

首先进行无负荷试验(NST),NST无反应型需进一步行宫缩应激试验(CST)或催产素激惹试验(OCT),CST或OCT阳性高度提示存在胎儿宫内窘迫。

(四)胎儿脐动脉血流测定

胎儿脐动脉血流速度波形测定是一项胎盘功能试验,对怀疑有慢性胎儿窘迫者可行此监测。通过测定收缩期最大血流速度与舒张末期血流速度的比值(S/D)表示胎儿胎盘循环的阻力情况,反映胎盘的血流灌注。脐动脉舒张期血流缺失或倒置,提示胎儿严重胎儿窘迫,应该立即终止妊娠。

(五)胎盘功能检查

测定血浆 E_3 测定并动态连续观察,若急骤减少30%～40%,表示胎儿胎盘功能减退,胎儿可能存在慢性缺氧。

(六)生物物理象监测

在 NST 监测的基础上应用B超仪监测胎动、胎儿呼吸、胎儿张力及羊水量,综合评分了解胎儿在宫内的安危状况。Manning 评分10分为正常;≤8分可能有缺氧;≤6分可疑有缺氧;

≤4分可以有缺氧;≤2分为缺氧。

(七)羊水胎粪污染

胎儿缺氧,兴奋迷走神经,肠蠕动亢进,肛门括约肌松弛,胎粪排入羊水中,羊水呈绿色,黄绿色,浑浊棕黄色,即羊水Ⅰ度、Ⅱ度、Ⅲ度污染。破膜可直接观察羊水性状及粪染程度。未破膜经羊膜镜窥检,透过胎膜了解羊水性状。羊水Ⅰ度污染无肯定的临床意义;羊水Ⅱ度污染,胎心音好者,应密切监测胎心,不一定是胎儿窘迫;羊水Ⅲ度污染,应及早结束分娩。

(八)胎儿头皮血测定

头皮血气测定应在电子胎心监护异常的基础上进行。头皮血 pH 7.20～7.24 为病理前期,可能存在胎儿窘迫,应立即进行宫内复苏,间隔15分钟复查血气值;pH 7.15～7.19 提示胎儿酸中毒及窘迫,应立即复查,如仍≤7.19,除外母体酸中毒后应在1小时内结束分娩;pH<7.15 是严重胎儿窘迫的危险信号,须迅速结束分娩。

六、鉴别诊断

对于胎儿窘迫,主要是综合考虑判断是否确实存在胎儿窘迫。

七、治疗

(一)慢性胎儿窘迫

应针对病因处理,视孕周、有无胎儿畸形、胎儿成熟度和窘迫的严重程度决定处理。

(1)定期做产前检查者,估计胎儿情况尚可,应嘱孕妇取侧卧位减少下腔静脉受压,增加回心血流量,使胎盘灌注量增加,改善胎盘血供应,延长孕周数。每天吸氧提高母血氧分压;静脉注射50%葡萄糖40 mL加维生素C 2 g,每天2次;根据情况做 NST 检查;每天胎动计数。

(2)情况难以改善:接近足月妊娠,估计在娩出后胎儿生存机会极大者,为减少宫缩对胎儿的影响,可考虑行剖宫产。如胎肺尚未成熟,可在分娩前48小时静脉注射地塞米松 10 mg 促进胎儿肺泡表面活性物质的合成,预防呼吸窘迫综合征的发生。如果孕周小,胎儿娩出后生存可能性小,将情况向家属说明,做到知情选择。

(二)急性胎儿窘迫

(1)若宫内窘迫达严重阶段必须尽快结束分娩,其指征是:①胎心率低于 120 次/分或高于180 次/分,伴羊水Ⅱ～Ⅲ度污染;②羊水Ⅲ度污染,B 超显示羊水池<2 cm;③持续胎心缓慢达100 次/分以下;④胎心监护反复出现晚期减速或出现重度可变减速,胎心 60 次/分以下持续60 秒以上;⑤胎心图基线变异消失伴晚期减速。

(2)积极寻找原因并排除如心力衰竭、呼吸困难、贫血、脐带脱垂等。改变体位左或右侧卧位,以改变胎儿脐带的关系,增加子宫胎盘灌注量。①持续吸氧提高母体血氧含量,以提高胎儿的氧分压。静脉注射 50%葡萄糖 40 mL 加维生素 C 2 g。②宫颈尚未完全扩张,胎儿窘迫情况不严重,可吸氧、左侧卧位,观察10分钟,若胎心率变为正常,可继续观察。若因使用缩宫素宫缩过强造成胎心率异常减缓者,应立即停止滴注或用抑制宫缩的药物,继续观察是否能转为正常。若无显效,应行剖宫产术。施术前做好新生儿窒息的抢救准备。③宫口开全,胎先露已达坐骨棘平面以下 3 cm,吸氧同时尽快助产经阴道娩出胎儿。

(刘长红)

第九章

妊娠合并症

第一节　妊娠期高血压疾病

妊娠期高血压疾病包括妊娠高血压、子痫前期、子痫、慢性高血压并发子痫前期及慢性高血压合并妊娠。过去我国称妊娠高血压综合征(妊高征)是妊娠期特有的疾病。其主要特点是生育年龄妇女在妊娠期 20 周以后出现高血压、蛋白尿等症状,在分娩后随之消失。该病是孕产妇和围生儿病率及死亡率的主要原因,严重影响母婴健康。与出血、感染、心脏病一起构成了致命的四大妊娠合并症,成为孕产妇死亡的主要原因之一。据估计,全世界每年因子痫而死亡的妇女大约有 5 万。这种死亡在发达国家并不多见,可能与普通的良好的产前检查和治疗有关。在我国,特别是边远地区,妊高征的发病率与死亡率较高。

一、病因学

妊娠期高血压疾病的发病原因非常复杂,虽然各方学者 100 多年的研究,迄今尚未阐明。近年来,集中于滋养细胞浅着床,胎盘缺血缺氧及具有生物活性的内皮细胞功能障碍的研究,即损伤、功能障碍,导致血管舒缩物质失衡,增加血管对舒缩物质的敏感性,但导致血管内皮损伤的机制有待进一步研究。最近,有研究认为胎盘免疫复合物的超负荷所致的血管免疫炎症是先兆子痫发病的主要原因之一。以下介绍目前认为与发病可能有关的几种因素与病因学说。

(一)子宫胎盘缺血学说

胎盘滋养细胞侵入蜕膜的功能减退是引起子痫前期的关键因素,也是导致胎盘缺血/缺氧的主要原因之一。近年来的研究多集中于母体接触的滋养细胞,在妊娠 12 周滋养细胞穿破蜕膜与子宫肌层连接部;妊娠 18 周可进入子宫肌层动脉。由于滋养层细胞入侵,螺旋动脉远端的结构与功能发生改变,重新塑形的螺旋动脉失去血管平滑肌及弹性结构,变成充分扩张、曲折迂回的管型,管壁内许多弥散的细胞滋养细胞代替了血管内皮细胞。覆盖在螺旋动脉中的滋养层细胞对血管紧张素的敏感性降低,使螺旋动脉扩张,子宫胎盘血流量增加。先兆子痫滋养层细胞在血管内移行受抑制,仅在螺旋动脉蜕膜顶部可见少量滋养层细胞,子宫肌层的螺旋动脉维持其平滑肌层及弹性结构。分娩时做胎盘病理,找不到通常所见的浸润的滋养层细胞。

重度先兆子痫时见:①胎盘滋养叶细胞于孕中晚期仍存在大量抗原性较强的未成熟滋养层

细胞,滋养叶抗原超负载。②滋养层细胞 HLA-G 抗原表达明显减弱,可使母体保护免疫反应减弱,从而可导致孕早期滋养细胞受到免疫损伤,以致浸润能力受限,导致子宫螺旋小动脉发育受阻于黏膜段,即所谓胎盘浅着床,造成胎盘缺血,并且螺旋小动脉管壁出现急性粥样硬化病变。③先兆子痫时胎盘灌注减少导致产妇血管内皮细胞广泛功能障碍,滋养细胞浸润不足,从而导致子宫螺旋动脉不完全重构,进一步引起胎盘缺血缺氧。子宫胎盘缺血被认为是妊娠期高血压疾病的首要原因。胎盘灌注不良和缺氧时合成和释放大量因子,其中有抗血管生成因子(sFLt-1)和 endoglin(sEng),缺血性胎盘可能提高这些因子的结合力,使孕妇肾脏血管内皮细胞和其他器官引起广泛的激活和/或功能障碍,最终导致高血压。

(二)胎盘免疫理论学说

子痫前期免疫适应不良可能导致滋养细胞浸润螺旋动脉受到干扰;入侵不足和滋养细胞抑制血管扩张,降低产妇绒毛间血液供应空间,从而减少灌注或造成缺氧。近年研究认为子痫发病的胎盘免疫学有关因素有以下几方面。

(1)精浆-囊泡源性转化生长因子,它可以抑制 I 型免疫反应的产生,被认为与胎盘胎儿发育不良有关。由于母胎免疫适应不良,可使胎盘浅表,随后增加滋养细胞脱落,可能触发一个系统的炎症反应。抗原刺激导致大量辅助 Th_1 细胞活化、内皮细胞活化和炎症缺血再灌注或母亲不适当地对存在的滋养层过度炎症反应。

(2)多态性的 HLA-G 在滋养叶细胞介导的细胞毒方面也起着重要的作用。

(3)自然杀伤细胞产生细胞因子,它们是与血管生成和结构有关的因子,包括血管内皮生长因子、胎盘生长因子和血管生成素 II 与胎盘缺血有关。可见精浆-囊泡原性免疫因素、HLA-G 活性、自然杀伤细胞的活性等与胎盘血管的重铸有着重要的关系,免疫机制控制着滋养层细胞的浸润,在子痫前期发病中起着重要的作用。

胎盘免疫复合物超负荷所致的炎症反应是先兆子痫发病的重要原因,先兆子痫的流行病学显示胎盘是免疫的源头,随着正常妊娠的进展,滋养细胞凋亡显著增加,释放合胞体滋养层碎片,其中包括合胞体滋养层微小碎片,游离胎儿 DNA,细胞角质蛋白片段,这些细胞碎片导致循环免疫复合物形成,发起一连串的炎症反应。正常妊娠体内可以平衡免疫复合物的产生与清除。如果滋养细胞碎片过多,超过了产妇清除能力,体内发生氧化应激过程导致炎症进程。产妇体内氧化应激不断刺激胎盘细胞进一步凋亡、坏死。理论上,胎盘细胞某些过程,如滋养细胞脱落,排出,免疫复合物产生,炎症反应,氧化应激等均加重胎盘细胞凋亡。免疫复合物易沉积在血管壁,吸附在白细胞 Fe 受体,导致白细胞激活和组织损伤,许多数据表明先兆子痫发生血管炎症反应。在先兆子痫患者的肝脏、肾脏、子宫脱膜、皮肤组织的活检中证明有免疫复合物存在和补体沉积。动脉血管活检显示内皮细胞纤维素样坏死,急性动脉粥样硬化,这类似于器官免疫排斥改变。因此,认为先兆子痫病理生理基础是循环免疫复合物超负荷的形成,介导血管损伤和炎症过程。

(三)血管生成因子

现在认为子痫前期发病中胎盘血管改变是一个重要因素,最近研究可溶性酪氨酸激酶-1(sFIt-1),可结合循环血管内皮生长因子(VEGF)和胎盘生长因子(PIGF),阻止他们对血管内皮细胞的作用,从而导致对内皮细胞功能障碍。最近的一项研究中,在孕妇容易发展子痫前期情况下,表现出更高水平的酪氨酸激酶-1,相反,胎盘生长因子和血管内皮生长因子减少。血管内皮生长因子(VEGF)被公认为有效的血管生成和增殖的影响因子;它被确认为细胞平衡一个重要因素,特别是在平衡氧化应激上。可溶性的内源性 sFIt-1 主要来源于胎盘,可能破坏血管内皮生长因子的信号。大量的临床证据说明子痫前期产妇循环因素与血管生成(VEGF 和 PIGF)和抗血管生成(sFIt-1)不平衡是密切相关的。子痫前期患者血浆和羊水 sFIt-1 的浓度升高,以及胎盘 sFIt-1 mRNA 的表达增强。此外,子痫前期妇女血循环中高水平 sFIt-1 与 PIGF 和 VEGF 水平下降相关。最近研究报道认为 sFIt-1 升高可能有预测子痫前期价值,因为在出现临床症状高血压和蛋白尿之前血浓度似乎已增加。另外有人建议用 sFIt-1 与 PIGF 比率可能是预测子痫前期最准确的方法之一。

另一种抗血管生长因子,Endoglin(sEng)是子痫前期发病中的一个因素,sEng 是转化生长因子(TGF-β)受体复合物一个组成部分。是一个与缺氧诱导蛋白、细胞增殖和一氧化氮(nitricoxide,NO)信号相关的因子。sEng 也被证明与抗血管生成有关,它能损害 TGF-β 结合细胞表面受体。

(四)血管内皮细胞损伤

近年来研究认为,血管内皮细胞除具有屏障作用外,更是机体最大的内分泌组织,通过自分泌释放血管活性物质如 NO、内皮素、前列环素等调节血管舒缩,协调凝血和抗凝血之间的平衡,参与组织间与血液间的物质交换、吞噬细菌,起到血液净化器的作用。妊娠期高血压疾病时胎盘滋养层细胞迁移至蜕膜及子宫肌层螺旋小动脉的功能减退,使螺旋小动脉对血管紧张素敏感性增加,导致了胎盘单位灌注不足。这使一些因子分泌入母血,从而活化血管内皮细胞,内皮细胞功能广泛改变。在妊娠期高血压疾病中血管内皮细胞形态受损,导致:①造成血管内皮细胞连接破坏,致使血管内的蛋白和液体外渗;②激活凝血系统造成 DIC,并释放血管活性因子;③增加血管收缩因子如内皮素(ET-1)的生成与释放,并减少血管扩张因子,如 NO、前列环素的生成与释放,导致 NO、PGI$_2$ 合成及成分减少,而 ET 合成或分泌量增加,小动脉平滑肌的兴奋性和对血管收缩物质(如血管紧张素)的敏感度增加,造成全身的小动脉痉挛,导致妊娠期高血压疾病病理发生。

(五)氧化应激学说

在氧化应激升高状态,不平衡的抗氧化因子导致血管内皮功能障碍或是通过对血管直接作用或通过减少血管舒张剂生物活性。在子痫前期,氧化应激可能是由于产妇原先存在的条件,如肥胖、糖尿病和高脂血症。胎盘中超氧化物歧化酶(SOD)水平减少和超氧化物转化酶活性降低,总抗氧化保护能力降低。有研究认为过氧化脂质是毒性物质,损害内皮细胞,增加末梢血管收缩和增加血栓合成,以及减少前列腺环素的合成。现认为过氧化脂质不是起因,而是氧化压力导致的胎盘缺血和细胞激活作用的结果,局部过氧化脂质的积蓄导致了自由基产物的增加,它改变了前列环素/血栓素的合成,过氧化脂质、血栓素和/或细胞激酶的增加激发了血管和器官的功能破坏。脂质蛋白代谢的改变主要是极低密度脂蛋白(VLDL)和氧化低密度脂蛋白的增加,还有富三酰甘油磷脂蛋白可能导致内皮细胞损害。过氧化脂质和它的相关性自由基已成为子痫前期患者胎盘功能损害的发病因素。目前的研究证实:母血中增高的过氧脂质主要来源于胎盘,它可以损害滋养层细胞的线粒体蛋白,使滋养细胞功能衰退,这是子痫前期病理生理学的一个因素。

(六)凝血与纤溶系统变化

血液凝血机制和纤溶酶的改变被认为在子痫前期病理中起着一个重要的作用。正常妊娠时处于全身性血液高凝和胎盘局部血凝亢进状态,机体为适应这一变化,充分发挥了血管内皮细胞的抗凝功能，进行代偿。子痫前期时，血管内皮细胞代偿功能不全，所分泌的前列环素（PGI$_2$）、血栓调节蛋白（TM）、组织纤溶酶原激活物（tPA）、纤维结合蛋白（Fn）、抗凝血酶（AT-Ⅲ）比例失调，使凝血纤溶活性、凝血功能与抗凝血功能失调，难以对抗血液高凝，至血凝亢进，呈慢性DIC改变。近年来发现子痫前期尤其是重度子痫前期患者常有出血倾向，机体存在凝血因子不同程度的减少及纤维蛋白降解产物明显升高，血浆中低水平的纤溶酶原激动抑制因子Ⅱ与重度子痫前期及FGR有关。肾、胎盘免疫荧光技术亦证实肾和胎盘局部DIC改变，但DIC和妊娠期高血压疾病的因果关系尚待阐明。

另一个重要因素是血小板、血小板的活性因子（PAF），血小板颗粒膜蛋白（GMP-140）的变化、活性增加与妊娠期高血压疾病发生及病情有关。有研究提出，用流式细胞仪测定血小板活化可预测子痫前期的发生，测定CD63表达增加是发生子痫前期的危险因素，但这种方法仍处于研究状态。血小板内皮细胞黏附分子-Ⅰ表达增强是鉴别妊娠期高血压疾病与正常妊娠最好的标志物。

（七）DDAH/ADMA/L-arg-NO 系统

近年来，有学者开始关注到一氧化氮合酶抑制物及其水解酶在子痫前期发病中的作用。有研究结果提示：一氧化氮合酶抑制物L-精氨酸的同系物—非对称性二甲基精氨酸（asymmetricdimethylarginine，ADMA）是NOS的内源性抑制剂，可与L-精氨酸竞争性地抑制NOS，减少NO合成。同时研究提示ADMA不是通过肾脏滤过清除，而是主要由NO合酶抑制的水解酶分解代谢，此种酶称为二甲基精氨酸二甲胺水解酶（dimethylargininedimethylaminohydrolase，DDAH）。DDAH广泛存在于人的血管内皮细胞和其他组织细胞。DDAH有两种异构体：1型和2型。DDAH1型主要存在于表达nNOS的组织中，DDAH$_2$型则在表达eNOS的组织中占优势，在胎儿组织中高度表达。DDAH$_2$表达或活性的改变可能是内皮细胞局部或机体全身性ADMA浓度变化的重要机制。现研究已证实改变DDAH活性可影响ADMA的水平。

国外最新研究认为NO合成减少受到DDAH/ADMA/NOS途径的调节。ADMA抑制NOS的生物活性，而ADMA主要由DDAH代谢降解，子痫前期患者DDAH的表达减少，使血浆ADMA的分解代谢减少；血浆ADMA水平升高，导致eNOS的活性降低，使NO的生物合成减少，体内血管舒缩因子的平衡失调，血管收缩因子占优势，机体的小血管发生收缩，外周血管阻力增加，而产生子痫前期的病理改变。

有研究显示子痫前期血小板L-arg-NO通路损伤，引起血小板聚集和黏附增强，呈一种血栓状态，血栓状态不仅仅是子痫前期的特征，而且可能是其发病原因。有学者研究见抑制NO合成时，孕鼠血浆内皮素、血栓素、TXA$_2$、血管紧张素Ⅱ水平升高，而前列环素、PGI$_2$则降低，提示NOS的抑制剂ADMA通过抑制NOS的合成，影响孕鼠的血管调节因子，造成内皮细胞损伤，可能是妊娠期高血压疾病的病因。

另一方面DDAH$_2$的低表达也可能导致血管内皮生长因子-mRNA表达下调，引起胎盘血管构建的改变，使血管内膜的完整性受到损害，并影响内皮细胞的生长分化，致使胎盘新生血管的生成减少，胎盘血流灌注不足，而进一步加重血管内膜的损伤，使血管舒缩因子失衡，引起小动脉痉挛，发生子痫前期的病理生理改变。ADMA不仅可以抑制NOS活性，而且还可以在内皮细胞膜的转运过程中与L-精氨酸竞争，降低L-精氨酸的转运率，NOS作用的底物L-精氨酸减少，使NO的合成减少，导致血压升高，基于对ADMA在高血压及子痫前期等血管内皮损伤性疾病发病中重要作用的认识，启发了人们应用L-精氨酸及NO释放剂治疗原发性高血压和子痫前期，并获得了较好的疗效。

有学者报道了子痫前期与 DDAH/ADMA/NOS 系统的研究,提示此途径失调可能是子痫前期发病的重要因素。该研究结果见子痫前期组与正常妊娠组比较胎盘中 $DDAH_2$-mRNA 的表达明显降低;相反血浆 ADMA 水平升高;胎盘中 eNOS 含量呈低表达。推测子痫前期发病与 DDAH-ADMA-NOS 失调有关。

二、病理生理

妊娠期高血压疾病的病理生理改变广泛而复杂,由于不正常的滋养细胞浸润和螺旋动脉重铸失败,使胎盘损害。各种损伤因子通过血管内皮细胞受体,引起内皮细胞损伤;使全身血管痉挛、凝血系统的激活,止血机制异常、前列环素与血栓素比值改变等。这些异常改变导致视网膜、肝、肾、脑血液等多器官系统的病理性损害。

(一)子宫胎盘病理改变

正常妊娠时,滋养层细胞浸润蜕膜及子宫肌层内 1/3 部分的螺旋动脉,螺旋动脉的生理及形态改变,使子宫胎盘动脉血管床变成低阻、低压、高流量系统。而妊娠期高血压疾病时,螺旋动脉生理改变仅限于子宫蜕膜层,肌层的血管没有扩张,子宫螺旋动脉直径仅为正常妊娠的 40%。并出现胎盘血管急性粥样病变。电镜下观察发现,妊娠期高血压患者子宫胎盘血管有广泛的血管内皮细胞超微结构损伤。临床上常见有胎儿发育迟缓、胎盘早剥、胎死宫内。

(二)肾脏改变

妊娠高血压疾病时,由于肾小动脉痉挛,使肾血流量减少 20%,GFR 减少 30%。低的过滤分数,肾小球滤过率和肾的灌注量下降,尿酸清除率下降在子痫前期是一个重要的标志。肾小球血管内皮增殖是妊娠期高血压疾病特征性肾损害,肾小球毛细血管内皮细胞肿胀,体积增大、血流阻滞。肾小球可能有梗死,内皮下有纤维样物质沉积,使肾小球前小动脉极度狭窄,肾功能改变。在妊娠期高血压疾病早期血尿酸即增高,随着妊娠期高血压疾病的发展,尿素氮和肌酐均增高。严重者少尿(日量≤400 mL),无尿(日量≤100 mL)及急性肾衰竭。

(三)中枢神经系统改变

脑部损害在子痫前期很多见,临床表现包括头痛、视力模糊和皮质盲,所有改变是瞬时的,是受血压和树突状的传递控制。出血是由于血管痉挛和缺血,血管被纤维蛋白渗透,导致水肿、血管破裂。脑血流灌注有自身调节,在较大血压波动范围内仍能保持正常血流,当脑动脉血管痉挛,血压超过自身调节上限值或痉挛导致脑组织水肿、血管内皮细胞间的紧密连接就会断裂,血浆以及红细胞渗透到血管外间隙,引起脑内点状出血,甚至大面积渗出血,脑功能受损。脑功能受损表现为:脑水肿、抽搐、昏迷,甚至脑出血、脑疝。有资料说 MABP≥18.7 kPa(140 mmHg)时脑血管自身调节功能丧失而易致脑出血。

最近,用 MRI 检查发现在重度子痫前期和子痫的脑出血有 2 种类型,大多数是遍及脑部的分散性出血和枕叶皮层,与收缩压和舒张压严重升高有关。在许多脑出血继发死亡的病例,与不少脑血管破裂的原因与脑深部微小动脉穿透有关,称夏科-布沙尔瘤,特别是在基底结、丘脑和深白质多见,并发现这种脑血管微小动脉瘤的破裂直接与血压升高有关。

(四)心血管系统改变

一些临床研究报道,妊娠高血压疾病患者有左室重量增加与舒张功能不全的迹象,在子痫前期心排血量和血浆容量是下降的。胎盘灌注减少导致产妇血管内皮细胞广泛功能障碍,胎盘灌注不良和缺氧时合成和释放大量的因子如 sFIt-1 和 sFng。这些因子在产妇肾脏和其他器官引起广泛的氧化激活或血管内皮细胞功能障碍,最终导致高血压。血管系统的抵抗力增加是由于 PGI_2/TXA_2 的增加,内皮依赖性舒张受损。冠状动脉痉挛,可引起心肌缺血、间质水肿及点状出血与坏死,偶见毛细血管内栓塞,心肌损害严重可引起妊娠期高血压疾病性心脏病、心功能不全甚至心力衰竭、肺水肿。急性心力衰竭肺水肿患者的临床上可见肺淤血、肺毛细血管压增高、肺间质水肿、肺泡内水肿。心力衰竭的临床表现有脉率速、呼吸困难、胸闷、肺部啰音,甚至端坐呼吸。对全身水肿严重的患者,虽无端坐呼吸,应警惕右心衰竭。扩容治疗使用不当可产生医源性左心衰竭、肺水肿。

(五)肝脏改变

病情严重时肝内小动脉痉挛与舒张,肝血管内层突然充血,肝静脉窦的内压力骤然升高,门静脉周围组织内可能发生出血。若肝血管痉挛收缩过久,肝血管内纤维蛋白的沉积和缺血,引起的肝周围和区域的坏死,则可导致肝实质细胞不同程度损害。妊娠期高血压疾病致肝细胞缺血、缺氧、细胞肿胀,可单项转氨酶增高,轻度黄疸,胆红素可超过 51.3 mmol/L。严重者甚至出现肝区毛细血管出血,可致肝被膜下血肿。

(六)微血管病性溶血

妊娠期高血压疾病时由于微循环淤血,可并发微血管病性溶血,其发生的原因是:①红细胞变形力差;②血管内皮受损,血小板被激活,血小板计数下降;③细胞膜饱和脂肪酸多于不饱和脂肪酸,比值失衡,细胞易裂解;肝细胞内 SGOT 释放至血循环。

1982 年 Weinstein 报道了重度子痫前期并发微血管病性溶血,并根据其临床三个主要症状:①溶血性贫血;②转氨酶高;③血小板减少,命名为 HELLP 综合征。临床表现有上腹痛、肠胃症状、黄疸等。严重者发展为 DIC,有 DIC 的临床及实验指标。这些病理改变发生在肾脏可出现由于肾血管内广泛性纤维蛋白微血栓形成所致的产后溶血性尿毒症性综合征。

(七)眼部改变

由于血管痉挛可发生视网膜剥离或皮质盲。视力模糊至双目失明,视网膜水肿至视网膜剥离失明,或大脑后动脉严重的血管痉挛性收缩致视觉皮层中枢受损失明。

(八)血流动力学改变

正常妊娠是心排血量(CO)随心率及搏出量增加而增加,系统血管阻力(SVR)则下降,而肺血管阻力(PVR)、中心静脉压(CVP)、肺毛细血管楔压(PCWP)以及平均动脉压都没有明显改变,左心室功能保持正常水平,但未治疗的子痫前期患者,CO、PCWP 下降,SVR 可以正常或增高显示低排高阻的改变。

三、临床监测

(一)一般临床症状

过去通常将高血压、蛋白尿、水肿认为是妊娠期高血压疾病三大症状,作为监测主要项目。随着对妊娠高血压疾病病理生理的进一步认识,认为应将脏器损害的有关症状,特别是将心、肺、肾、脑、视觉、肝及血液系统损害的有关症状作为常规重点监测。

1.血压

血压升高是妊娠期高血压疾病诊断的重要依据,血压升高至少应出现两次以上,间隔 6 小时。基础血压较前升高,但血压低于 18.7/12.0 kPa(140/90 mmHg)不作为诊断标准,必要时监测

24～48 小时的动态血压。

2.尿蛋白

尿蛋白是指 24 小时内尿液中的蛋白含量≥300 mg 或在至少相隔 6 小时的两次随机尿液检查中尿蛋白浓度为 0.1 g/L(定性＋)。尿蛋白通常发生在高血压之后,与病情及胎儿的病率和死亡率有密切相关,以24 小时尿蛋白总量为标准。

3.水肿

水肿是妊娠期高血压疾病的早期症状,但不是特有的症状,一周体重增加超过 2.5 kg 是妊娠期高血压疾病的明显症状。

4.心率和呼吸

休息时心率≥110 次/分,呼吸≥20 次/分,肺底细湿啰音,是早期心力衰竭的表现。

5.肾脏

肾小动脉痉挛在妊娠期高血压疾病患者是很常见的,在肾活检中有 85％存在小动脉痉挛或狭窄,肾活检有助于鉴别诊断。

6.神经系统症状

头痛、头晕、眼花、耳鸣、嗜睡和间歇性突发性抽搐是常见的。在重度妊娠期高血压疾病,这些症状是由于脑血流灌注不足或脑水肿所致。

7.视觉

视力模糊、复视、盲点、失明,这些病变是由于视网膜小动脉痉挛,水肿,其病理变化可以是枕部皮质局部缺血和出血所致。

8.消化系统症状

恶心、呕吐、上腹部或右上腹部疼痛和出血可能是由于肝纤维囊水肿和出血。是子痫前期的严重症状,可以发生肝破裂和抽搐。

(二)实验室检查

根据症状、体征及实验室检查判定疗效及病情,主要实验室检查有以下几个方面。

1.血液及出凝血功能

常规检查血常规、网织红细胞、外周血涂片异常变形红细胞、红细胞碎片。凝血功能检查包括凝血酶原时间(PT)、活性部分凝血酶原时间(APTT)、纤维蛋白原和纤维蛋白原降解产物、D-二聚体。血液黏稠度检测包括血黏度、血细胞比容、血浆黏度等。血小板计数对子痫的监测非常重要;血小板减少是严重妊娠期高血压疾病的特征,血小板计数少于 $100×10^9/L$ 可能是HELLP 综合征的症候之一。重度子痫前期常见有血小板减少,纤维蛋白降解产物升高,凝血酶原时间延长,提示可能有弥漫性血管内凝血(DIC)存在。无论何种原因,全身溶血的证据如血红蛋白血症,血红蛋白尿或高胆红素血症都是疾病严重的表现,可能是由于严重血管痉挛引起的微血管溶血所致。

2.肾功能

肌酐清除率应列为肾功能常规检查,是检测肾小球滤过率的很有价值的指标。肌酐清除率降低表示妊娠期高血压疾病严重性增加。血清尿酸、肌酐和尿素氮也是评价肾功能的有价值的试验。

3.肝功能

血清天冬氨酸氨基转移酶(SGOT),谷丙转氨酶(SGPT)和乳酸脱氢酶升高是重度子痫前期和 HELLP 综合征的主要症状之一。肝功能异常,转氨酶升高提示有肝细胞损害、坏死,严重者可有肝包膜下血肿和急性肝破裂的可能。

4.脑电图、脑血流图、脑部计算机断层扫描等检查常有异常表现

脑损害主要的提示是水肿、充血、局部缺血、血栓和出血。子痫发作后常有异常发现。最常见的发现是皮质区的低密度,这些表现是大脑缺血和瘀点伴皮层下损害的结果。昏迷患者的 CT 检查或 MRI 常见有广泛性的脑水肿,散在脑出血。

5.心脏

心脏和超声心电图可了解心血管系统的情况。子痫患者常伴随血流动力学变化。在评价心功能时注意 4 个方面:①前负荷,舒张末期压力和心腔容积;②后负荷,心肌收缩张力或射血的阻力;③心肌的收缩或变力状态;④心率。应用非介入性心血管监测,子痫前期患者得到的血流动力学指标变化范围从高心输出伴有低血管阻力到低心输出伴有高血管阻力。不同的血流动力学改变与病情严重程度、患者慢性潜在的疾病和治疗的介入有关。心血管系统功能的评估对诊断和治疗方法的选择是需要的。至于介入性监测手段,如中心静脉压,肺毛细血管楔压的测定不应作为常规。中心静脉压只适用于重症抢救的患者,特别是少尿、肺水肿的患者。

介入性监测的指征可参考:①不明原因的肺水肿;②少尿,输液后无变化;③应用肼苯达嗪及强降压药后仍难以治疗的高血压;④有其他需血流动力学监测的医学指标。至于肺毛细血管楔状压测定的指征尚未建立。

6.眼底检查

眼底检查应作为常规检查,常见有视网膜痉挛、水肿、出血及视网膜剥离。失明有时是由于脑部缺血和出血所致,称皮质盲。CT 检查可显示。

7.电解质

妊娠期高血压疾病患者电解质浓度与正常孕妇比较无明显差异,但应用了较强的利尿剂、限制钠盐和大量催产素液体以致产生抗利尿作用而致低钾、低钠。子痫发作后乳酸性酸中毒和代偿性的呼出二氧化碳,重碳酸盐的浓度降低,导致酸中毒。酸中毒的严重程度与乳酸产生量和代谢速率有关,也与二氧化碳呼出的速率有关。因而,在妊娠期高血压疾病患者,特别是重度子痫前期患者作血电解质测定及血气分析检查非常必要。

8.胎儿宫内状况监测

妊娠期高血压疾病患者因血管痉挛导致胎盘灌注受损,是围生儿病率和死亡率升高的原因。因此对胎儿宫内情况监测很重要。胎儿宫内状况监测包括:妊娠图、宫底高度、胎动监测、电子胎心监护。

胎盘功能监测包括 24 小时尿雌激素/肌酐(E/C)比值、雌三醇 E_3。胎肺成熟度测定包括卵磷脂/鞘磷脂(L/S)、磷脂酰甘油(PG)、泡沫试验。B 超检查包括羊水量、胎儿生长发育情况、胎盘成熟度、胎盘后血肿、脐血流及胎儿大脑中动脉血流频谱、生物物理几项评分等。

四、预测

子痫前期是妊娠期特有的疾病,常在妊娠 20 周后出现症状,此时严重影响母婴健康,然而在出现明显症状前,患者往往已有生化方面的改变,近年来许多学者都在研究预防子痫前期的方法,旨在降低子痫前期的发生率,目前预测方法主要有:生化指标的预测,生物指标的预测,但在预测准确度上差异很大。

(一)生化指标

1.血 β-HCG

现认为妊娠期高血压疾病为一血管内皮损伤性疾病,胎盘血管受累时胎盘绒毛血供减少,绒毛变性坏死,促使新的绒毛滋养层细胞不断形成,而 β-HCG 值升高。孕 15～18 周 β-HCG 值≥2 倍正常孕妇同期 β-HCG 中位数时,其预测妊娠期高血压疾病的特异度为 100%,灵敏度为50%。孕中期血 β-HCG 升高的妇女,其孕晚期妊娠期高血压疾病发生率明显增加,故认为孕中期测 β-HCG 预测妊娠期高血压疾病具有一定的实用价值。近年研究结果提示,妊娠早期滋养细胞侵蚀性侵入过程中,HCG 的主要形式是高糖基化 HCG(HHCG),以正常人群 HHCG 中位数倍数 MoM 作为检验结果的标准,正常人群为 1.0 MoM。在妊娠 14～21 周,妊娠期高血压疾病患者尿 HHCG 均值明显低于正常妊娠;当 HHCG≤0.9 MoM,相对危险度为 1.5;当 HHCG≤0.1 MoM 时,相对危险度上升至 10.42。

2.类胰岛素样生长因子连接蛋白-1(IGFBF-1)

IGFBF-1 是蜕膜基底细胞分泌的一种蛋白质,其水平高低可反映滋养层侵入深度。有研究结果认为类胰岛素生长因子连接蛋白-1 在合体滋养细胞、细胞滋养细胞和蜕膜中高表达,但在胎盘的纤维组织中低表达。有研究发现在重度子痫前期血循环中的胰岛素生长因子接连蛋白-1水平是(428.3±85.9)ng/mL,而正常对照组是(76.6±11.8)ng/mL($P=0.000\ 7$)。血液胰岛素样生长因子水平是(80.9±17.2)ng/mL。而正常对照组是(179.4±28.2)ng/mL($P=0.100\ 1$)。认为低水平的类胰岛素生长因子-1 和高水平的类胰岛素生长因子连接蛋白质可能造成胎盘和胎儿发育迟缓。

3.纤维连接蛋白(Fn)

Fn 广泛存在于机体各系统中,为网状内皮系统的调理素,当血管内皮受损时,功能失调,Fn过度分泌入血,故血浆 Fn 升高可反映血管内皮受损情况。一般在血压升高前 4 周就有 Fn 增高,有人认为 Fn 水平升高是预测妊娠期高血压疾病较为敏感的指标。当其<400 μg/L 时不可能发生子痫前期,阴性测值 96%。

4.尿钙

目前研究认为,妊娠期高血压疾病时肾小球过滤率降低,而肾小管重吸收钙正常,其尿钙水平明显低于正常孕妇或非孕妇。尿 Ca/Cr 比值≤0.04 时预测价值大,现认为此种预测方法是简单实用的方法。

5.尿酸

尿酸由肾小管排泄,当肾小管损害时血中尿酸水平增高,妊娠期高血压疾病肾小管损害甚于肾小球的损害。尿酸水平和病变发展程度有关,亦是监测妊娠期高血压疾病的主要指标之一。

6.血浆非对称二甲基精氨酸(ADMA)水平测定

近年国外有学者研究结果认为 NO 合酶抑制物-ADMA 是 NOS 的内源性抑制物,可与 L-精氨酸竞争性地抑制 NOS,减少 NO 合成。国内黄艳仪、姚细保等研究显示,在子痫前期患者孕期外周血 ADMA 的浓度比正常孕晚期有显著升高;分别是(17.9±7.25)μg/mL *vs* (10.27±1.6)μg/mL($P<0.01$),认为外周血 ADMA 浓度或动态变化可作为妊娠期高血压疾病预测。最近,国外许多研究都认为在 23～25 周孕妇 ADMA 浓度增加可随后发展为子痫前期。在早发型子痫前期 ADMA 明显增高。

7.血管生长因子

近年国外学者研究认为抗血管生成因子 sFlt-1 和抗血管生长因子 Endoglin 是子痫前期发生中的关键因素,与缺氧诱导蛋白与细胞增生和一氧化氮信号相关,可作为妊娠期高血压疾病的预测。孕中期 sFLt-1 的水平增高是预测子痫前期的敏感指标。

8.预测子痫前期新方法

最近两年,基于对妊娠高血压疾病病因学研究的进展,美国提出应用新的生物标志物和物理标志物单独或联合预测子痫前期的发生,这些标志物包括:血清胎盘生长因子(PLGF)、酪氨酸激酶-1 受体(sFlt-1)、血清抗血管生长因子、胎盘蛋白-13、子宫动脉多普勒测量及尿足突状细胞排泄等。最近几个报道提出以下几个预测方法。①PLGF/sFlt-1:在子痫前期发病前后血清胎盘生长因子(PLGF)减少,而 sFlt-1 和 Endoglin 水平升高,一些研究还发现血清 sFlt-1 和血清 PLGF(sFlt:PLGF)的比例不平衡与疾病严重程度和早发型子痫前期相关。② 胎盘蛋白 13(PP-13):PP-13 是胎盘产生的,认为它参与胎盘血管重塑和种植。Chafetz 及同事进行了一项前瞻性巢式病例对照研究,有学者发现,子痫前期孕三个月时 PP-13 中位数水平明显降低。他们建议孕三个月产妇筛查 PP-13 水平可能预测子痫前期。③尿足突状细胞排泄:足突状细胞存在于各种急性肾小球疾病患者的尿中,子痫前期的特点是急性肾小球损伤。Garovic 等研究44 例子痫前期和23 例正常孕妇测定血清血管生成因子,尿足突细胞和尿 PLGF100%,子痫前期患者出现尿足迹突状细胞,其特异性为 100%,预测价值优于血管生成因子,临床应用效果仍需进一步深入研究。

(二)生物指标

1.心血管特异性的测定

利用血压动态监测系统对孕妇进行血压监测,当孕 20 周后血压基线仍随孕周增加而无暂时下降趋势者,提示有妊娠期高血压疾病。

2.子宫胎盘血液循环的观察

妊娠早期,位于内膜的胚泡在发育的同时,滋养层细胞继续侵蚀血管,子宫螺旋动脉使管壁肌肉消失,管腔扩大,失去收缩能力,血管阻力下降。妊娠期间,子宫动脉分离出近百条螺旋动脉分布在子宫内膜中,血液充满了绒毛间隙,形成了子宫胎盘局部血供的"高流低阻"现象。在妊娠高血压疾病患者,滋养层细胞对螺旋小动脉的侵蚀不够,血管阻力不下降,或下降较少,舒张期子宫胎盘床血供不足,子宫胎盘循环高阻力。因此,用超声多普勒测量子宫胎盘的循环状态,可预测妊娠高血压疾病。常用的方法主要有两种。①脐动脉血流速度波形测定:测定动脉血流收缩期高峰与舒张高峰比值(S/D),在孕≤24 周时 S/D≥4,孕后期 S/D<3。凡脐动脉 S/D 比值升高者,妊娠期高血压疾病的发生率为 73%。②子宫动脉多普勒测量:观察是否存在舒张早期切迹,当双侧子宫动脉都存在舒张早期切迹,预测妊娠高血压疾病的敏感性、特异性较高,孕 24 周时敏感度为 76.1%,特异性为 95.1%。

3.孕中期平均动脉压(MABP)

孕 22~26 周 MABP≥11.3 kPa(85 mmHg)时,妊娠期高血压疾病发生率 13%(一般人群为 5%~8%)[MABP=(收缩压+2×舒张压)÷3]。

4.翻身试验

血压反应阳性,其中 93%的孕妇以后可能发生妊娠期高血压疾病。测定方法为:孕妇左侧卧位测血压直至血压稳定后,翻身仰卧 5 分钟,再测血压,若仰卧舒张压较左侧卧位≥2.7 kPa

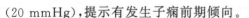

(20 mmHg),提示有发生子痫前期倾向。

5.血液流变学试验

低血容量(HCT≥0.35)及高血黏度,全血黏度比值≥3.6,血浆黏度比值≥1.6者,提示孕妇有发生妊娠期高血压疾病倾向。

五、预防

目前对妊娠高血压疾病缺乏有效的治疗措施,预防工作对降低疾病的发生发展显得更重要。预防工作主要包括几方面。

(一)围产期保健

(1)建立健全的三级保健网,开展围妊娠期和围产期保健工作。

(2)坚持左侧卧位,增加胎盘和绒毛的血液供应,避免胎盘灌注不良和缺血缺氧。

(3)针对高危因素进行预防,保持合理的体重指数,肥胖妇女适当减肥,避免多胎妊娠、高龄妊娠和低龄妊娠、捐赠精子、卵子的怀孕;有复发性流产史;抗心磷脂抗体综合征、易栓症等妊娠高血压疾病危险性增加。

(二)药物、微量元素、营养素的预防作用

1.阿司匹林和其他抗血小板药物

阿司匹林可以选择性抑制环氧合酶,减少血栓素 TXA_2 的合成。在 20 世纪 80 年代一些临床试验也取得可喜的成果;于孕 22 周以前预防性使用低剂量的阿司匹林 50～100 mg 可使该病的风险度下降,阿司匹林治疗 23 周后妊娠不能预防先兆子痫。然而,至 20 世纪 90 年代三个独立的大规模的调查,认为阿司匹林不能降低妊娠高血压疾病的发生率,反而增加胎盘早剥的发生率。一个大型的多中心研究,其中包括 2 539 例高风险的妇女,包括糖尿病、慢性高血压、多胎妊娠或先兆子痫,使用低剂量的阿司匹林(60 mg)没有降低子痫前期发生率。现在阿司匹林不建议常规使用预防子痫前期,而应该个体化。对高危患者选择性用药是可以接受的。

2.妊娠期补钙

补钙可稳定细胞膜的结构,控制膜离子的通透性,减少钙离子内流的积聚,可预防妊娠高血压疾病的发生。国外有学者报道从妊娠 20～24 周/24～28 周开始服用钙元素 1 200 mg 增至 2 g,经观察不补钙组妊娠高血压疾病的发病率为 18%,补钙不足 2 g 组妊娠高血压疾病发病率为 7%～9%,补钙 2 g 组发病率为 4%,效果最佳,对母婴无不良影响。

3.抗氧化剂维生素 C 和维生素 E 的补充

多个中心随机试验结果显示,孕期补充维生素 C 和维生素 E 不能降低子痫前期的发生。

4.左旋精氨酸(L-Arginine,L-Arg)的补充

L-Arg 是合成一氧化氮(NO)的底物,它可以刺激血管内皮细胞的 NO 合成酶(NOS),而增加NO 的合成和释放,减轻微血管的损伤,改善子宫胎盘的血流。已有报道用于妊娠高血压疾病的治疗和预防;用 A-Lrg 口服 4 g/d,连用 2 周,可以延长孕周和降低低体重儿的发生率。虽然左旋精氨酸在预防子痫前期的发生方面还缺乏大样本的研究,但随着人们对 NO 了解的逐步深入,L-Arg 在临床应用将更加广泛,用于预防妊娠高血压疾病已初露前景。

5.中医中药在妊娠高血压疾病预防中的应用

自 20 世纪 80 年代起,我国已有关于应用中药丹参、川芎、小剂量熟大黄等中药预防妊娠高血疾病。其中以丹参研究较多;丹参的有效成分丹参酮,有抗血小板聚集、保护内皮细胞的功能,

可增强子宫胎盘的血液灌注,在预防和辅助治疗子痫前期中有一定效果。

我国学者段涛对妊娠高血压疾病提出三级预防措施:一级预防——针对高危因素的预防;二级预防——药物、微量元素、营养素的补充;三级预防——良好的产前检查,及早发现高危因素和早期临床表现,及早处理。

六、治疗

(一)治疗目的

(1)预防抽搐,预防子痫发生。

(2)预防合并脑出血、肺水肿、肾衰竭、胎盘早期剥离和胎儿死亡。

(3)降低孕产妇及围产儿病率、死亡率及严重后遗症,延长孕周,以对母儿最小创伤的方式终止妊娠。

对其治疗基于以下几点:①纠正病理生理改变;②缓解孕妇症状,及早发现并治疗,保证母亲安全;③监测及促进胎儿生长,治疗方法尽量不影响胎儿发育;④以解痉、降压、镇静、适时终止妊娠为原则。

(二)一般治疗

(1)左侧卧位、营养调节休息(但不宜过量)。

(2)每天注意临床征象的发展,包括:头痛、视觉异常、上腹部痛和体重增加过快。

(3)称体重,入院后每天1次。

(4)测定尿蛋白,入院后至少每2天1次。

(5)测定血肌酐、转氨酶、血细胞比容、血小板、测定的间隔依高血压的程度而定,经常估计胎儿的宫内情况。

(三)降压治疗

1.治疗时机

长期以来学者认为降压药虽可使血压下降,但亦可同时降低重要脏器的血流量,还可降低子宫胎盘的血流量,对胎儿有害。故提倡当 SBP＞21.3 kPa(160 mmHg)或 DBP≥14.7 kPa(110 mmHg)时,为防止脑血管意外,方行降压治疗。近年循证医学分析,表明降低血压不改善胎儿的结局,但减少严重高血压的发生率,并不会加重子痫前期恶化。因此,认真血压控制和适当的生化和血液系统的监测,在妊娠期高血压疾病的治疗中是需要的。

2.轻中度高血压处理

(1)甲基多巴:可兴奋血管运动中枢的α受体,抑制外周交感神经而降低血压。作为降压剂尽管疗效有限,但仍是孕期长期控制血压的药物。甲基多巴是唯一的没有影响胎儿胎盘循环的降压药。常用剂量250 mg,口服,每天3次。

(2)β受体阻滞剂:α、β受体阻滞剂如盐酸拉贝洛尔,能降低严重的高血压发生率,可能通过降低产妇心排血量,降低外周阻力。不影响肾及胎盘的血流量,有抗血小板聚集作用,并能促胎肺成熟。常用剂量100 mg,口服,每天2次,轻中度高血压的维持量一般为每天400～800 mg。其他β受体阻滞剂,尤其是阿替洛尔减少子宫胎盘灌注可导致胎儿宫内生长受限。

(3)硝苯地平:为钙通道阻滞剂,具有抑制钙离子内流的作用,直接松弛血管平滑肌,可解除血管痉挛,扩张周围小动脉,可选择性的扩张脑血管。研究表明硝苯地平能够有效地降低脑动脉压。用法:10 mg口服,每天3次,24小时总量不超过60 mg。孕妇血压不稳定可使用长效硝苯地平;常用氨氯地平(Norvasc),一般剂量5mg,每天1次,或每天2次。硝苯地平控释片(nifedipineGITS,拜新同),常用剂量30mg,每天1次。

(4)尼莫地平:钙通道阻滞剂,选择性扩张脑血管。用法:20~60mg,口服,每天2~3次。

3.重度高血压处理

血压>22.7/14.7kPa(170/110mmHg)的结果是直接血管内皮损伤,当血压水平在24.0~25.3/16.0~17.3kPa(180~190/120~130mmHg)时脑血管自动调节功能失衡,从而增加脑出血的危险,也增加胎盘早剥或胎儿窘迫的风险。因此,血压>22.7/14.7kPa(170/110mmHg)迫切需要处理。应选用安全有效、不良反应较少的药物,既能将孕妇血压降低到安全水平,又不会造成突然血压下降,因这可能减少子宫胎盘灌注,导致胎儿缺氧。严重急性高血压管理应是一对一护理;连续血压、心率监测,至少每15分钟1次。

(1)肼屈嗪:直接动脉血管扩张剂,舒张周围小动脉血管,使外周阻力降低,从而降低血管压。并能增加心搏出量、肾血流量及子宫胎盘血流量。降压作用快,舒张压下降明显,是妊娠高血压疾病最常用的控制急性重度高血压的药物。用法如下。①静脉注射:先给1mg静脉缓注试验剂量,如1分钟后无不良反应,可在4分钟内给4mg静脉缓慢注射。以后根据血压情况每20分钟用药1次,每次5~10mg稀释缓慢静脉注射,10~20分钟内注完,最大剂量不超过30mg。一般以维持舒张压在12.0~13.3kPa(90~100mmHg)为宜,以免影响胎盘血流量。静脉注射方法比较烦琐,且难以监测,较少采用。②静脉滴注:负荷量10~20mg,加入5%葡萄糖250mL,从10~20滴/分开始;将血压降低至安全水平,再给予静脉滴注1~5mg/h,需严密监测血压。③或40mg加入5%葡萄糖500mL内静脉滴注。④口服:25~50mg,每天3次。有妊娠期高血压疾病性心脏病、心力衰竭者不宜应用此药。常见不良反应有头痛、心慌、气短、头晕等。但最近Meta分析发现,肼屈嗪比硝苯地平或拉贝洛尔更容易发生产妇低血压、胎盘早剥、剖宫产和胎心率变化等不利因素。多年来在国外一般选用肼屈嗪,但目前在欧洲、南非等地区肼屈嗪已不作为治疗子痫前期的一线药物。

(2)拉贝洛尔:拉贝洛尔又称柳胺苄心定,结合α和β-肾上腺素受体阻滞剂,已成为最常用治疗急性重症高血压的药物。用药方案有以下几种方法可参考:①首次剂量可给口服,20mg,若10分钟内无效后再给予40mg,10分钟后仍无效可再给80mg,总剂量不能超过240mg。②静脉用药首剂可给20~40mg,稀释后10~15分钟静脉缓慢推注,随后静脉滴注20mg/h。根据病情调整滴速、剂量,每天剂量控制在200~240mg。③也可用拉贝洛尔200mg加入生理盐水100mL,以输液泵输入,从0.1~0.2mg/min低剂量开始,5~10分钟根据血压调整剂量,每次可递增0.1~0.2mg/min,用药时需严密监测血压,24小时总量不超过220mg。④血压平稳后改为口服,100mg,每8小时1次。心脏及肝、肾功能不全者慎用,给药期间患者应保持仰卧位,用药后要平卧3小时。不良反应有头晕、幻觉、乏力,少数患者可发生直立性低血压。

(3)硝苯地平:钙通道阻滞剂,是有效的口服控制急性重症高血压药,在怀孕期间不能舌下含服,以免引起血压急剧下降,减少子宫胎盘血流,造成胎儿缺氧。此药商品名为"心痛定",在急性高血压时首剂用10mg,30分钟后血压控制不佳再给10mg,每天总量可用60mg。亦可考虑用长效硝苯地平,口服,5~10mg,每天1次。不良反应包括头痛、头晕、心悸。

(4)防止惊厥和控制急性痉挛药物:镁离子作为一种外周神经肌肉连接处兴奋阻滞剂,抑制运动神经末梢释放乙酰胆碱,阻断神经肌肉接头间的信息传导,可作为N-甲基右旋天门冬氨酸受体阻滞剂发挥抗惊厥作用。镁离子竞争结合钙离子,使平滑肌细胞内钙离子水平下降,从而解除血管痉挛,减少血管内皮损伤。镁离子刺激血管内皮细胞合成前列环素,抑制内皮素合成,降低机体对血管紧张素Ⅱ的反应,从而缓解血管痉挛状态。随机对照试验比较使用硫酸镁治疗重度子前期防止惊厥,表明在重度子痫前期硫酸镁预防与安慰剂相比会大大降低子痫的发病率。

硫酸镁用药指征:①控制子痫抽搐及防止再抽搐;②预防重度子痫前期发展为子痫;③子痫前期临产前用药预防抽搐。

硫酸镁用药方法:根据2001年我国妊高征协作组及中华医学会推荐治疗方案如下。①首次负荷剂量:静脉给药,25%硫酸镁2.5~4 g加于10%葡萄糖20~40 mL,缓慢静脉注入,10~15分钟推完。或用首剂25%硫酸镁20 mL(5 g)加入10%葡萄糖100~200 mL中,1小时内滴完。②维持量:继之25%硫酸镁60 mL加入5%葡萄糖液500 mL静脉滴注,滴速为1~2 g/h,用输液泵控制滴速。③根据病情严重程度,决定是否加用肌内注射,用法为25%硫酸镁10~20 mL(2.5~5 g),臂肌深部注射,注射前先于肌内注射部位注射2%利多卡因2 mL。第1个24小时硫酸镁总量为25 g,之后酌情减量。24小时总量控制在22.5~25 g。

有医院自20世纪80年代初使用硫酸镁静脉滴注治疗重度子痫前期,硫酸镁用量在第1个24小时用22.5~25 g,用法:①硫酸镁2.5 g,稀释在5%的葡萄糖溶液20 mL中缓慢静脉注射。②或者不用静脉注射,改用硫酸镁5 g加入5%葡萄糖液100~200 mL中静脉滴注,1小时内滴完。这样既可使血镁迅速达止痉的有效浓度,又可避免高浓度的硫酸瞬时进入心脏引起房室传导阻滞,致心搏骤停。③继之以硫酸镁15 g加入5%葡萄糖液500~1 000 mL静脉滴注,1.5~2 g/h。④夜间(约晚上10pm)肌内注射硫酸镁2.5~5.0 g,一般在静脉用药后5~6小时以上,或前次用药5~6小时后始能加用肌内注射,因硫酸镁的半衰期为6小时。⑤用药1~2天后,若病情稳定,而孕周未达34周,胎儿未成熟,需延长孕周者,可用硫酸镁15 g加入5%葡萄糖液500~1 000 mL静脉滴注,1.5~2 g/h,用药天数酌情而定。

我国学者丛克家研究各种治疗方案患者血中镁浓度,硫酸镁用量每天浓度20.0~22.5 g,在不同时间段血镁浓度均达有效浓度(1.73~2.96 mmol),用首剂负荷量后血镁浓度迅速上升至1.76 mmol/L,达到制止抽搐的有效血镁浓度。静脉滴注后5小时,血镁浓度已下降到1.64 mmol/L,接近基础值,药效减弱,故主张静脉滴注后加用肌内注射。我院也曾监测血镁浓度,按上述我院的使用方法,在用药2~4小时后,血镁浓度达4.8~5 mEq/L,在连续静脉滴注6小时后血镁浓度4.6 mEq/L,能维持有效治疗量。我院硫酸镁用量多控制在20 g/d左右,亦收到治疗效果,未发生过镁中毒反应。我国南方人、北方人体重差异较大,用药时注意按患者体重调整用量。我们认为,国外学者提出的硫酸镁每天用量可达30 g以上,甚至更高,不适合亚洲低体重人群,临床中应注意,以免引起镁毒性反应。

硫酸镁主要是防止或控制抽搐,用于紧急处理子痫或重度子痫前期患者,用药天数视病情而定,治疗或防止抽搐有效浓度为1.7~2.96 mmol/L,若血清镁离子浓度超过3 mmol/L,即可发生镁中毒。正常人血镁浓度为1 mmol/L左右,当血镁≥3 mmol/L膝反射减弱,≥5 mmol/L可发生呼吸抑制,≥7 mmol/L可发生传导阻滞,心跳骤然。硫酸镁中毒表现首先是膝反射减弱至消失,全身张力减退,呼吸困难、减慢,语言不清,严重者可出现呼吸肌麻痹,甚至呼吸、心跳停止,危及生命。曾有因硫酸镁中毒,呼吸抑制而死亡之病例发生。应引起临床医师的高度重视,严格掌握硫酸镁用药的指征、剂量、持续时间,严密观察,使既达疗效,又能防毒性反应的发生。

硫酸镁用药注意事项:用药前及用药中需定时检查膝反射是否减弱或消失;呼吸不少于16次;尿量每小时不少于25 mL;或每24小时不少于600 mL。硫酸镁治疗时需备钙,一旦出现中毒反应,应立即静脉注射10％葡萄糖酸钙10 mL。我国近20年来,广泛应用硫酸镁治疗重度子痫前期及子痫。但大剂量的硫酸镁(22.5～25 g)稀释静脉滴注,必然会增加患者细胞外组织液、明显水肿和造成血管内皮通透性增加,可导致肺水肿。在应用硫酸镁的同时应控制液体输入量,每小时不应超过80 mL,在使用硫酸镁静脉滴注期间应记录每小时尿量,如果患者尿少,需要仔细评定原因,并考虑中心静脉压(CVP)/肺毛细血管压监测。根据病情结合CVP调整液体的出入量。如果出现肺水肿的迹象,应给予20 mg的呋塞米。

(5)血管扩张剂:血管扩张剂硝酸甘油、硝普钠、酚妥拉明,是强有力的速效的血管扩张剂,扩张周围血管使血压下降,可应用于妊娠期高血压疾病,急进性高血压。

具体用法如下。①硝酸甘油:硝酸甘油为静脉扩张剂,常用20 mg溶于5％葡萄糖250 mL静脉滴注,滴速视血压而调节,血压降至预期值时调整剂量至10～15滴/分,或输液泵调节滴速,为5～20 μg/min。或用硝酸甘油20 mg溶于5％葡萄糖50 mL用微量泵推注,开始为5 μg/min,以后每3～5分钟增加5 μg,直至20 μg/min,即有良好疗效。用药期间应每15分钟测1次血压。②酚妥拉明:酚妥拉明为小动脉扩张剂,可选择性扩张肺动脉,常用10～20 mg溶于5％葡萄糖液250 mL中静脉滴注,以0.04～0.1 mg/min速度输入,严密观察血压,根据血压调节滴速。或用10～20 mg溶于5％葡萄糖液50 mL中用微量泵推注。先以0.04～0.1 mg/min速度输入,根据血压调整滴速。酚妥拉明有时会引起心动过速,心律异常,特别是用静脉泵推注,现已少用。③硝普钠:硝普钠兼有扩张静脉和小动脉的作用,常用25～50 mg加入5％葡萄糖液500 mL中静脉滴注(避光)或25 mg溶于5％葡萄糖液50 mL中用微量泵静脉注射。开始剂量为8～16 μg/min,逐渐增至20 μg/min,视血压与病情调整剂量。用药期间严密观察病情和血压。每个剂量只用6小时,超过6小时需更换新药液。24小时用药不超过100 mg,产前用药不超过24小时,用药不超过5天,仅用于急性高血压或妊娠高血压疾病合并心力衰竭的患者。硝普钠能迅速通过胎盘进入胎儿体内,其代谢产物氰化物对胎儿有毒性作用,不宜在妊娠期使用。

(6)利尿:利尿剂仅在必要时应用,不做常规使用。

利尿指征:①急性心力衰竭、肺水肿、脑水肿。②全身性水肿。③慢性血管性疾病如慢性肾炎、慢性高血压等。④血容量过高,有潜在性肺水肿发生者。

药物:①呋塞米。20～40 mg溶于5％葡萄糖液20～40 mL中缓慢静脉注射(5分钟以上)。必要时可用呋塞米160～200 mg静脉滴注,可同时应用酚妥拉明10～20 mg静脉滴注。适用于肺水肿,心、肾衰竭。②甘露醇:20％甘露醇250 mL静脉滴注(30分钟滴完)。仅适用于脑水肿,降低脑内压、消除脑水肿。心功能不全者禁用。

(7)镇静:镇静剂兼有镇静及抗惊厥作用,不常规使用,对于子痫前期和子痫,或精神紧张、睡眠不足时可选择镇静剂。①地西泮(安定):具有较强的镇静和止惊作用。用法:10 mg肌内注射或静脉注射(必须在2分钟以上),必要时可重复1次,抽搐过程中不可使用。②冬眠药物:一般用氯丙嗪、异丙嗪各50 mg,哌替啶100 mg混合为一个剂量,称冬眠Ⅰ号。一般用1/3～1/2量肌内注射或稀释静脉注射,余下2/3量作静脉缓慢滴注,维持镇静作用。用异丙嗪25 mg、哌替啶50 mg配合称"杜非合剂",肌内注射有良好的镇定作用,间隔12小时可重复1次。氯丙嗪可使血压急剧下降,导致肾及子宫胎盘供血不足,胎儿缺氧,且对母亲肝脏损害,目前仅用于应用安定、硫酸镁镇静无效的患者。③苯巴比妥:100～200 mg肌内注射,必要时可重复使用。用于镇静口服剂量30～60 mg,3次/天,本药易蓄积中毒,最好在连用4～5天后停药1～2天。目前已较少用。

(8)抗凝和扩容:子痫前期存在血凝障碍,某些患者血液高凝,呈慢性 DIC 改变,需进行适当的抗凝治疗。

抗凝参考指征:①多发性出血倾向。②高血黏度血症,血液浓缩。③多发性微血管栓塞之症状、体征,如皮肤皮下栓塞、坏死及早期出现的肾、脑、肺功能不全。④胎儿宫内发育迟缓、胎盘功能低下、脐血流异常、胎盘梗死、血栓形成的可能。⑤不容易以原发病解释的微循环衰竭与休克。⑥实验室检查呈 DIC 高凝期,或前 DIC 改变:如血小板计数<$100×10^9$/L 或进行性减少;凝血酶原时间比正常对照延长或缩短3秒;纤维蛋白原低于 1.5 g/L 或呈进行性下降或超过 4 g/L;3P 试验阳性,或 FDP 超过 0.2 g/L,D-二聚体阳性(20 μg/mL)并是进行性增高;血液中红细胞碎片比例超过 2%。

推荐用药:①丹参注射液 12～15 g 加入 5%葡萄糖液 500 mL 静脉滴注。②川芎嗪注射液 150 mg 加入 5%葡萄糖液滴注。以上二药适用于高血黏度、血液浓缩者,或胎儿发育迟缓、病情较轻者。③低分子肝素:分子量<10 000 的肝素称低分子肝素,即 LMH0.2 mL(1 支)皮下注射。适用于胎儿宫内发育迟缓、胎盘功能低下、胎盘梗死,或重度子痫前期、子痫有早期 DIC(前-DIC)倾向者。④小剂量肝素:普通肝素12.5～25 mg 溶于 5%葡萄糖液 250 mL 内缓慢静脉滴注,或 0.5～1.0 mg/kg,加入葡萄糖溶液 250 mL 分段静脉滴注,每 6 小时为一时间段。滴注过程中监测 DIC 指标,以调剂量。普通肝素用于急性及慢性 DIC 患者。产前 24 小时停用肝素,产后肝素慎用、量要小,以免产后出血。⑤亦可用少量新鲜冰冻血浆200～400 mL。

液体平衡:20 世纪 70～80 年代研究认为,妊娠高血压疾病,特别是重度子痫前期患者,存在血液浓缩,胎盘有效循环量下降,故提出扩充血容量稀释血液疗法。多年来,在临床实践中发现,有因液体的过多注入,加重心脏负担诱发肺水肿的报道。产妇的死亡率与使用过多的侵入性液体相关。对于有严重低蛋白血症贫血者,可选用人血清蛋白、血浆、全血等。对于某些重度子痫前期、子痫妇女,有血液浓缩,有效循环量下降、胎盘血流量下降或水电解质紊乱情况,可慎重的使用胶体或晶体液。现一般不主张用扩容剂,认为会加重心肺负担,若血管内负荷严重过量,可导致脑水肿与肺水肿。多项调查结果表明,扩容治疗不利于妊娠高血压疾病患者。尿量减少的处理应采用期待的方法,必要时用 CVP 监测,而不要过多的液体输入。重度子痫前期患者,施行剖宫产术麻醉前不必输入过多的晶体液,因没有任何证据表明晶体液可以预防低血压。

4.子痫的治疗原则

(1)控制抽搐:①安定 10 mg 缓慢静脉推注;继之以安定 20 mg 加入 5%葡萄糖 250 mL 中缓慢静脉滴注,根据病情调整滴速。②亦可选用冬眠合剂 Ⅰ号(氯丙嗪、异丙嗪各 50 mg,哌替啶 100 mg)1/3～1/2量稀释缓慢静脉注射,1/2 量加入 5%葡萄糖 250 mL 中缓慢静脉滴注,根据病情调整速度。③或用硫酸镁2.5 g 加5%葡萄糖 40 mL 缓慢推注;或 25%硫酸镁 20 mL 加入 5%葡萄糖 100 mL 中快速静脉滴注,30 分钟内滴完,后继续静脉点滴硫酸镁,以 1～2 g/h 速度维持。注意硫酸镁与镇静剂同时应用时,对呼吸抑制的协同作用。

(2)纠正缺氧和酸中毒:保持呼吸道通畅,面罩给氧,必要时气管插管,经常测血氧分压,预防脑缺氧;注意纠正酸中毒。

(3)控制血压:控制血压方法同重度子痫前期。

(4)终止妊娠:抽搐控制后未能分娩者行剖宫产。

(5)降低颅内压:20%甘露醇 0.5 mL/kg,静脉滴注,现已少用,因会加重心脏负担。现常用呋塞米20 mg 静脉注射,能快速降低颅内压。

(6)必要时作介入性血流动力学监测(CVP),特别在少尿及有肺水肿可能者。

(7)其他治疗原则同重度子痫前期。Richard 子痫昏迷治疗方案:①立即用硫酸镁控制抽搐,舒张压>14.7 kPa(110 mmHg),加用降压药。②24 小时内常规用地塞米松 5～10 mg,莫菲管内滴注,以减轻脑水肿。③监测血压、保持呼吸道通畅、供氧,必要时气管插管。④经常测血氧分压,预防脑缺氧。⑤终止妊娠,已停止抽搐 4～6 小时不能分娩者急行剖宫产。⑥置患者于30 度半卧位,降低颅内静脉压。⑦产后如仍不清醒,无反应,注意与脑出血鉴别,有条件医院作CT 检查。⑧神经反射监护。⑨降低颅内压,20%甘露醇0.5 mL/kg静脉滴注降低颅内压。

(8)终止妊娠:因妊娠期高血压疾病是孕产妇特有的疾病,随着妊娠的终止可自行好转,故适时以适当的方法终止妊娠是最理想的治疗途径。

终止妊娠时机:密切监护母亲病情和胎儿宫内健康情况,监测胎盘功能及胎儿成熟度,终止妊娠时机。①重度子痫前期积极治疗 2～3 天,为避免母亲严重并发症,亦应积极终止妊娠。②子痫控制 6～12 小时的孕妇,必要时子痫控制 2 小时后亦可考虑终止妊娠。③有明显脏器损害,或严重并发症危及母体者应终止妊娠。④孕 34 周前经治疗无效者,期待治疗延长孕周虽可望改善围产儿的死亡率,但与产妇死亡率相关。对早发型子痫前期孕 32 周后亦可考虑终止妊娠。⑤重度子痫经积极治疗,于孕 34 周后可考虑终止妊娠。

终止妊娠指征:多主张以下几点。①重度子痫前期患者经积极治疗 24～72 小时仍无明显好转;病情有加剧的可能,特别是出现严重并发症者。②重度子痫前期患者孕周已超 34 周。③子痫前期患者,孕龄不足 34 周,胎盘功能减退,胎儿尚未成熟,可用地塞米松促胎肺成熟后终止妊娠。④子痫控制后 2 小时可考虑终止妊娠。⑤在观察病情中遇有下列情况应考虑终止妊娠:胎盘早剥、视网膜出血、视网膜剥离、皮质盲、视力障碍、失明、肝酶明显升高、血小板减少、少尿、无尿、肺水肿、明显胸腹水等、胎儿窘迫;胎心监护出现重度变异减速、多个延长减速和频发慢期减速等提示病情严重的症候时应考虑终止妊娠。

终止妊娠的方法:①阴道分娩。病情稳定,宫颈成熟,估计引产能够成功已临产者,不存在其他剖宫产产科指征者,可以选用阴道分娩。②剖宫产。病情重,不具备阴道分娩条件者,宜行剖宫术。子痫前期患者使用麻醉方式是有争议的,但是如果母亲凝血功能正常,没有存在低血容量,使用硬膜外麻醉是安全、有效的,不会引起全身麻醉所致的血压升高。

产褥期处理:重症患者在产后 24～72 小时,尤其 24 小时内,仍有可能发生子痫,需继续积极治疗,包括应用镇静、降压、解痉等药物。产后检查时,应随访血压、蛋白尿及心肾功能情况,如发现异常,应及时治疗,防止后遗症发生。

(9)其他药物治疗。

心钠素:是人工合成的心钠衍化物,为心肌细胞分泌的活性物质,具有很强的降压利尿作用。主要作用是增加肾血流量,提高肾小球滤过率,降低血管紧张素受体的亲和力,可对抗 AⅡ的缩血管作用。具有强大的利钠、利尿及扩张血管活性。80 年代有报道,经临床应用人心钠素Ⅲ治疗妊娠期高血压疾病并发心力衰竭,心力衰竭可获得控制,血压下降,水肿消退,蛋白尿转阴,是治疗妊娠期高血压疾病引起心力衰竭的理想药物,近年应用较少,临床资料报道不多。

抗凝血酶(AT-Ⅲ):抗凝血酶对各种凝血机制中的酶具有抑制作用,实验证明抗凝血可以预防妊娠期高血压疾病动物模型上的血压升高和蛋白尿的发生,因此 AT-Ⅲ很可能可以有效地处理子痫前期患者的临床症状和体征。重度子痫前期时 AT-Ⅲ下降,如 AT-Ⅲ/C 下降 70%以下则有出现血栓的危险。一般可静脉滴注,AT-Ⅲ 1 000～3 000 U,血中 AT-Ⅲ/C 上升至130%～

140％。如同时应用小剂量肝素可提高抗凝效果。

血管紧张素转换酶(ACE)抑制剂：卡托普利或厄贝沙坦，其作用是抑制血管紧张素转换酶(ACE)活性，阻止血管紧张素Ⅰ转换成血管紧张素Ⅱ，有明显降低外周阻力，增加肾血流量的作用。但这些药物可导致胎儿死亡、羊水少、新生儿无尿、肾衰竭、胎儿生长迟缓、新生儿低血压和动脉导管未闭，因此任何妊娠妇女均禁忌用血管紧张素转换酶(ACE)抑制剂，孕期禁止使用。

L-精氨酸(L-Arginine,L-Arg)：最近的报道认为NO和前列环素的减少可能是妊娠期高血压疾病发病机制的主要原因，与血管舒张因子和收缩因子的不平衡有关。L-Arg是合成NO的底物，它可以刺激血管内皮细胞的NO合成酶(NOS)而增加NO的合成和释放，通过扩张外周血管发挥降压作用。随着人们对NO的了解逐步深入，L-Arg在临床和基础的研究和应用更加广泛。近年国外已有应用L-Arg治疗或辅助治疗高血压的报道。

国内有学者报道：高血压患者静脉滴注L-Arg(20 g/150 mL/30 min)5分钟后血压开始下降，15分钟达稳定值，平均动脉压以(15.4 ± 1.3) kPa$[(115.4 \pm 9.9)$ mmHg]降至11.80 ± 1.01 kPa$[(88.5 \pm 7.6)$ mmHg]。国外有学者对尿蛋白阴性的妊娠高血压患者及尿蛋白>300 mg/24 h的子痫前期患者各40例用L-Arg治疗；L-Arg 20 g/500 mL静脉滴注，每天1次，连续用5天，再跟服4 g/d，口服2周，或安慰剂治疗。结果见在用L-Arg治疗组的患者收缩压与安慰剂组相比有明显下降，认为应用L-Arg治疗有希望可以延长孕周和降低低体重儿的发生率。但左旋精氨酸在预防子痫前期的发生方面还缺乏大样本的研究。

Rytiewski报道，应用L-Arginine治疗子痫前期，口服L-arginine 3 g/d(L-Arg组)40例，安慰剂组41例。结果提示应用L-Arg组病例的胎儿大脑中动脉的灌注量增加，脑-胎盘血流量比率增加，分娩新生儿Apgar评分较高，提供口服L-Arg治疗子痫前期的患者似乎有希望延长孕周改善新生儿结局。但还需要大样本的研究以进一步得到证实。总的认为，对子痫前期患者给予L-Arg治疗可能通过增加内皮系统和NO的生物活性降低血压，认为应用L-Arg治疗可能改善子痫前期患者内皮细胞的功能，是一种新的、安全、有效的治疗预防子痫前期的方法。

硝酸甘油(NG)：用于治疗心血管疾病已多年，随着NO的研究不断深入，其作用机制得到进一步的认识，目前认为NG在体内代谢和释放外源性NO，促进血管内生成一氧化氮，通过一系列信使介导，改变蛋白质磷酸化产生平滑肌松弛作用。由于有强大的动静脉系统扩张作用，使其对其相关的组织器官产生作用。NG还能有效地抑制血小板聚集。在先兆子痫患者应用NG能降低患者血压和脐动脉搏动指数(PI)。

苏春宏等报道应用NG治疗子痫前期，用硝酸甘油20 mg加入生理盐水50 mL用静脉泵推注，注速5~20 μg/min，5~7天，与用MgSO₄病例比较，见前者SBP、DBP、MAP均较后者低，新生儿低Apgar评分，新生儿入NICU数NG组较MgSO₄组低。母亲急性心力衰竭、肺水肿的发生率NG组较MgSO₄组明显降低。但硝酸甘油作用时间短，停药后数分钟降压作用消失，故宜与长效钙通道阻滞剂合用。

姚细保、黄艳仪等应用NG治疗没有并发症的子痫前期，方法为硝酸甘油25 mg加入5％葡萄糖20~30 mL用静脉泵推注，以5~20 μg/min，5~7天后改用缓释的钙通道阻滞剂拜新同口服，直至分娩，平均治疗时间2周。由于孕周延长，新生儿低Apgar评分，入NICU的病例比用MgSO₄治疗组低，母婴预后较好，母体无严重并发症发生。

多项研究认为，NG治疗子痫前期不仅可扩张母体血管，还可明显降低脐-胎盘血管阻力，有助于改善宫内环境，而且未发现胎心有变化；但NG是否会对胎儿的血管张力、血压、外周血管阻力和血小板、左旋精氨酸功能产生不良影响,及其确切疗效有待于进一步的研究。

(10)免疫学方面的治疗:目前研究认为先兆子痫是胎盘免疫复合物的产生超过消除能力而引发的炎症反应,促使大量滋养层细胞凋亡、坏死和氧化应邀。这观点引起新的治疗方案的产生,目前针对免疫学的治疗有以下几点研究进展:①抑制补体活化、调整补体治疗炎症反应:认为单克隆抗体 C_3 抑制剂、多抑制素、C_5 结合抗体、C_{5a} 受体阻滞剂可能是预防和治疗先兆子痫的理想药物。②降低免疫复合物的产生:在先兆子痫最有效减少免疫复合物的产生自然方法是娩出胎盘。理论上,减少免疫复合物水平的药物治疗,可以减少患者体内抗体的产生。目前研究认为,通过 CD20 单克隆抗体实现中断 B 细胞抗体产生,美国有研究者用一种治疗自身免疫性疾病的药物——单克隆抗体用于先兆子痫的治疗,推测此单克隆抗体可减少 B 细胞抗体水平,以减少免疫复合物的产生。③免疫炎症反应的调控:控制先兆子痫免疫反应的方法包括抗炎症药物(如地塞米松)及单克隆抗细胞因子抗体,如肿瘤坏死因子(TNF)-α 抗体可溶性肿瘤坏死因子受体(抑制性肿瘤坏死因子);白细胞介素-1(IL-1)受体阻滞剂已用于试验治疗脓毒症的全身炎症反应。有研究报道指出先兆子痫存在胎盘功能和血清抑制性细胞因子水平如 IL-10 的不足。因此,抑制细胞因子可能对治疗有效。④抑制粒细胞活性:免疫复合物直接活化效应细胞,参与错综复杂的炎症结局过程,在这过程中粒细胞 Fcγ 受体起关键性作用,有研究认为,抑制性受体 FcγRⅡB 上调,提高免疫复合物刺激阈从而与 IgG 抗体反应抑制了炎症反应。临床上有使用静脉注射免疫球蛋白(IVIG)诱导抑制 FcγRⅡB 受体的表达,从而提高免疫复合物激活 FcγRⅡ 受体的刺激阈。Branch 等人研究初步确定了 IVIG 对抗磷脂综合征妊娠妇女及其新生儿的治疗有显著效果。

七、并发症的诊断和治疗

(一)妊娠期高血压疾病并发心功能衰竭

1.妊娠期高血压疾病并发心力衰竭的诱因及诊断

妊娠期高血压疾病时冠状动脉痉挛,可引起心肌缺血、间质水肿及点状出血与坏死,偶见毛细血管内栓塞,心肌损害严重可引起妊娠期高血压疾病性心脏病,心功能不全,甚至心力衰竭、肺水肿。不适当的扩容、贫血、肾功能损害、肺部感染等常为心力衰竭的诱发因素。心力衰竭的临床表现可有脉率快,部分患者可听到舒张期奔马律、肺动脉瓣区 P2 亢进、呼吸困难、胸肺部啰音,颈静脉充盈、肝脏肿大,甚至端坐呼吸。对全身水肿严重的患者,虽无端坐呼吸,应警惕右心衰竭。心电图提示心肌损害,有 T 波改变、减低或倒置,有时呈现 ST 倒置或压低。X 线检查可见心脏扩大及肺纹理增加,甚至肺水肿表现。

妊娠期高血压疾病并发心力衰竭需与各科原因所致心力衰竭鉴别。包括孕前不健康的心脏:如先天性心脏病、风湿性心脏病、贫血、甲亢心、胶原组织性疾病引起的心肌损害;如红斑狼疮等。孕前健康的心脏,如围产期心肌病、羊水栓塞或肺栓塞可根据不同病史及心脏特征加以鉴别。围产期心肌病易与妊娠期高血压疾病性心脏病混淆。妊娠期高血压疾病时全身小动脉痉挛,影响冠脉循环,心脏供血不足、间质水肿,致心功能受损,是发生围产期心脏病的原因之一,发生率为 27.2%,为正常孕妇的 5 倍。国外报道发生率高达 60%,说明两者有密切相关。围产期心肌病患者可能会有中度血压升高,中度蛋白尿常诊断为妊娠期高血压疾病。鉴别主要依靠病史及心脏体征。围产期心肌病除有心力衰竭的临床表现外,主要体征包括两肺底湿啰音、奔马律及第三心音、二尖瓣区有收缩期杂音。超声心动图检查所有病例均有左室扩大,腔内径增大,以左室腔扩大最为显著。部分病例由于心腔内附壁血栓脱落,可导致肺动脉栓塞,病情急剧恶化。本院曾有一例重度子痫前期合并围产期心肌病患者,产后第4天死于肺栓塞。妊娠期高血压疾病心力衰竭临床表现有较严重高血压、蛋白尿、水肿,当血压显著升高时,冠状动脉痉挛导致心肌缺血,甚至灶性坏死而诱发心功能不全,但无心脏显著扩大,无严重心律失常,常伴有肾损害。妊娠期高血压疾病心力衰竭患者的预后较好。

2.妊娠期高血压疾病心力衰竭的治疗

(1)积极治疗妊娠期高血压疾病:解除小动脉痉挛,纠正低排高阻,减轻心脏前后负荷。

(2)可选用以下一种或两种血管扩张剂:酚妥拉明,10 mg加入5%葡萄糖液250 mL内,静脉滴注,0.1~0.3 mg/min;硝酸甘油10 mg,加入5%葡萄糖25~50 mL内,微量泵推注,5~20 μg/min,根据血压调整速度;硝普钠25~50 mg,加入5%葡萄糖50 mL内,微量泵推注,10~20 μg/min,根据血压调整速度。扩血管治疗后能迅速降压,降低心脏的后负荷,改善心肌缺氧,是治疗妊娠高血压疾病心力衰竭的主要手段。

(3)增强心脏收缩力:用毛花苷C0.4 mg,加入5%葡萄糖液20 mL内,稀释缓慢静脉注射。也可用地高辛,每天0.125~0.25 mg,口服。非洋地黄类正性肌力药物,如多巴胺、多巴酚丁氨、前列腺素E(米力农)、门冬氨酸钾镁等。血压高者慎用多巴胺类药物或用小剂量,并与血管扩张剂合用。

(4)利尿剂:呋塞米20~40 mg,加入5%葡萄糖液20 mL,静脉注射,快速利尿。

(5)有严重呼吸困难,可用吗啡3~5 mg,稀释,皮下注射。

(6)心力衰竭控制后宜终止妊娠。

(7)限制液体入量。

(二)HELLP综合征

1982年Weinstein报道了重度子痫前期并发微血管病性溶血,并根据其临床三个主要症状:溶血性贫血、转氨酶升高、血小板减少命名为HELLP综合征。

(三)溶血性尿毒症性综合征(HUS)

溶血性尿毒症性综合征是以急性微血管病性溶血性贫血、血小板减少及急性肾衰竭三大症状为主的综合征。其发病机制是由于妊娠期,特别是妊娠期高血压疾病时血液处于高凝状态,易有局限性微血栓形成,当红细胞以高速度通过肾小球毛细血管及小动脉时,受血管内纤维网及变性的血管壁内膜的机械性阻碍,红细胞变形、破裂,造成血管内溶血与凝血活酶的释放,促进了血管内凝血的进行。由于纤维沉积于肾小球毛细血管与小动脉内,减少了肾小球的血流灌注量,最终肾衰竭。另外免疫系统的变化及感染因素可诱发HUS。

1.诊断

(1)临床表现:溶血性贫血、黄疸、阴道流血和瘀斑、瘀点,有些患者会发生心律不齐、心包炎、心力衰竭、心肌梗死、支气管肺炎、抽搐发作等。同时有一过性血尿及血红蛋白尿,尿少,可发展到急性肾衰竭至少尿、无尿。

(2)实验室检查:①末梢血常规显示贫血、红细胞异常、出现形态异常、变形的红细胞及红细胞碎片、网织红细胞增多。②血小板计数减少,常降至$100×10^9$/L以下。③黄疸指数升高:血清胆红素及肝功能SGPT增高。④乳酸脱氢酶(HPL)升高达600 μg/L,表示体内有凝血存在。⑤血红蛋白尿或血尿,尿蛋白及各种管型。⑥氮质血症:血尿素氮、肌酐及非蛋白氮增高。

2.鉴别诊断

(1)单纯性妊娠期高血压疾病:不出现 HUS 的进行性溶血、血小板下降、血红蛋白尿等临床表现和实验室结果。

(2)HELLP 综合征:HUS 和 HELLP 综合征均可在妊娠期高血压疾病患者中出现。而 HUS 以肾损害表现为主,急性肾功损害和血红蛋白尿。而 HELLP 综合征常以肝损害为主。以肝功能转氨酶升高、溶血性黄疸为主。根据临床及实验室检查可以鉴别。

(3)与系统性红斑狼疮性肾炎及急性脂肪肝引起的肾衰竭应以区别。

3.HUS 肾衰竭治疗原则

(1)积极治疗妊娠期高血压疾病。

(2)保持肾功能,血管扩张药物应用,新利尿合剂:酚妥拉明 10～20 mg、呋塞米 100 mg 各自加入 5%葡萄糖 250 mL 静脉滴注(根据病情调整剂量)。

(3)严重少尿、无尿可用快速利尿剂。

(4)终止妊娠。

(5)透析:应早期透析,如少尿、无尿,血钾升高＞5.5 mmol/L;尿素氮＞17.8 mmol/L (50 mg/L);血肌酐＞442 μmol/L(50 mg/L),需用透析治疗,或用连续性肾滤过替代治疗(CRRT)、静脉-静脉连续滤过(CVVH)。

(四)弥漫性血管内凝血(DIC)

子痫前期、子痫与 DIC 关系密切,重度子痫前期时,全身血管明显痉挛,血液黏度升高,全身组织器官血流量减少,血管内皮损伤引起血管内微血栓形成,患者血液中凝血因子消耗多引起凝血因子减少。子痫前期、子痫本身是一种慢性 DIC 状态。严重 DIC 或产后即会发生出血倾向,如血尿、产后出血等。

1.子痫前期、子痫并发 DIC 的早期诊断

子痫前期、子痫并发 DIC 的临床表现常见有:①多发性出血倾向如血尿、牙龈出血、皮肤瘀斑、针眼出血、产后出血等。②多发性微血管血栓之症状体征,如皮肤皮下栓塞、坏死及早期出现的肾、脑、肺功能不全。

子痫前期、子痫并发 DIC 实验室检查包括:①血小板计数减少＜$100×10^9$/L 或呈进行性减少。②凝血酶原时间比正常延长或缩短 3 秒。③纤维蛋白低于 1.5 g/L(150 mg/dL)或呈进行性下降或超过4 g/L。④D-二聚体阳性,FDP 超过 0.2 g/L(20 μg/mL),血液中的红细胞碎片超过 2%。⑤有条件可查抗凝血酶Ⅲ(ATⅢ)活性。

2.妊娠期高血压疾病并发 DIC 的治疗

妊娠期高血压疾病并发 DIC 的早期表现主要是凝血因子改变,若能及早检查这些敏感指标,即可早期发现慢性 DIC。及早处理,预后良好。妊娠期高血压疾病合并严重 DIC 发生率不高。治疗以积极治疗原发病,控制子痫前期及子痫的发展,去除病因,终止妊娠为主。根据病情可适当使用新鲜冰冻血浆,低分子肝素或小剂量的肝素(25～50 mg/d),血压过高时不适宜使用肝素,以免引起脑出血。子痫前期、子痫并发 DIC 多较轻,积极治疗后终止妊娠,多能治愈。

(五)胎盘早期剥离

妊娠期高血压疾病患者的子宫底蜕膜层小动脉痉挛而发生急性动脉粥样硬化,毛细血管缺血坏死而破裂出血,产生胎盘后血肿,引起胎盘早期剥离。有人认为在胎盘早期剥离患者中 69%有妊娠期高血压疾病,可见妊娠期高血压疾病与胎盘早期剥离关系密切。

胎盘早期剥离诊断并不困难,根据腹痛、子宫肌张力增高、胎心消失、阴道少量出血、休克等典型症状可做出诊断。然而典型症状出现时,母婴预后较差。而 B 超往往可早期发现胎盘后血肿存在,而早期诊断胎盘剥离,故妊娠期高血压疾病患者必须常规做腹部 B 超检查,以早期做出有无合并胎盘早期剥离的诊断。

胎盘早剥引起弥漫性血管内凝血一般多在发病后 6 小时以上,胎盘早剥时间越长,进入母体血循环内的促凝物质越多。被消耗的纤维蛋白原及其他凝血因子也越多。因此早期诊断及时终止妊娠对预防及控制 DIC 非常重要,治疗原则以积极治疗妊娠期高血压疾病、终止妊娠去除病因、输新鲜血、新鲜冰冻血浆、补充凝血因子(包括纤维蛋白原)等措施,可阻断 DIC 的发生、发展。

(六)脑血管意外

脑血管意外包括脑出血、脑血栓形成、蛛网膜下腔出血和脑血栓,是妊娠期高血压疾病最严重的并发症,也是妊娠期高血压疾病最主要的死亡原因。脑血管灌注有自身调节,在较大血压波动范围内仍能保持正常血流。当脑血管痉挛,血压超过自身调节上限值或痉挛导致脑组织水肿、脑血管内皮细胞间的紧密连接就会断裂,血浆及红细胞会渗透到血管外间隙引起脑内点状出血,甚至大面积渗血,脑功能受损。当 MABP ≥ 18.7 kPa(140 mmHg)时脑血管自身调节功能消失。脑功能受损的临床表现为脑水肿、抽搐、昏迷、呼吸深沉、瞳孔缩小或不等大、对光反射消失、四肢瘫痪或偏瘫。应做仔细的神经系统检查。必要时做脑 CT 或 B 超可明确诊断。

脑水肿、脑血管意外的处理:有怀疑脑出血或昏迷者应做 CT 检查,脑水肿可分次肌内注射或静脉注射地塞米松 20~30 mg/d,减轻脑血管痉挛和毛细血管的通透性,改善意识状态,并可使用快速利尿剂,降低颅内压。大片灶性脑出血在脑外科密切配合下行剖宫产,结束妊娠后遂即行开颅术,清除血肿、减压、引流,则有生存希望。

(刘洪新)

第二节　妊娠合并糖尿病

妊娠期间的糖尿病包括糖尿病合并妊娠和妊娠期糖尿病(gestational diabetes mellitus, GDM)。前者为妊娠前已有糖尿病的患者,后者为妊娠后才出现或发现的糖尿病患者。糖尿病孕妇中 80% 以上为 GDM。由于诊断标准不一致,GDM 发生率世界范围内为 1%~14%。大多数 GDM 患者糖代谢于产后能恢复正常,20%~50% 将来发展为 2 型糖尿病。GDM 孕妇再次妊娠时,复发率达 33%~69%。

一、妊娠对糖代谢的影响

在妊娠早中期,孕妇血浆葡萄糖水平随妊娠进展而降低,空腹血糖降低约 10%。这也是孕妇长时间空腹易发生低血糖及饥饿性酮症酸中毒的病理基础。造成血糖降低的主要原因:①胎儿从母体获取葡萄糖增加。②肾血流量及肾小球滤过率增加,但肾小管对糖的再吸收率没有相应增加,导致部分孕妇排糖量增加。③雌激素和孕激素增加母体对葡萄糖的利用。

妊娠中晚期胎盘生乳素、孕酮、雌激素、皮质醇和胎盘胰岛素酶等抗胰岛素样物质增加,使孕妇组织对胰岛素的敏感性下降,出现胰岛素分泌相对不足而使血糖升高,加重原有糖尿病或出现 GDM。

二、糖尿病对妊娠的影响

取决于血糖控制情况、糖尿病病情严重程度及并发症。

(一)对孕妇的影响

1.孕早期自然流产率增加

其可达 15%～30%。高血糖可使胚胎发育异常甚至死亡,因此糖尿病患者宜在血糖控制正常后再妊娠。

2.妊娠期高血压疾病的发生率升高

其比非糖尿病孕妇高 2～4 倍。糖尿病可导致广泛血管病变,使小血管内皮细胞增厚及管腔变窄,组织供血不足,血压升高。

3.增加感染风险

血糖控制欠佳的孕妇易发生感染。以泌尿道和生殖道感染多见。

4.羊水过多发生率增加

较正常孕妇升高 10 倍。主要与胎儿高血糖、高渗性利尿致胎尿排出增多有关,与胎儿畸形无关。

5.巨大儿

增加难产、产道损伤、剖宫术概率。产程延长容易发生产后出血。

6.容易发生酮症酸中毒

由于妊娠期复杂的代谢变化,加之高血糖及胰岛素相对或绝对不足,代谢紊乱进一步发展到脂肪分解加速,血清酮体急剧升高,出现代谢性酸中毒。

(二)对胎儿的影响

1.巨大儿发生率增加

其达 25%～40%。胎儿长期处于高血糖环境,刺激胎儿胰岛 β 细胞增生,产生大量胰岛素,促进蛋白、脂肪合成和抑制脂解作用,导致胎儿过度生长。

2.胎儿生长受限(FGR)发生率增加

妊娠早期高血糖有抑制胚胎发育的作用,导致孕早期胚胎发育落后。糖尿病合并微血管病变者,胎盘血管出现异常;对 GDM 进行医学营养治疗,饮食过度控制等都会影响胎儿发育。

3.增加早产发生率

其为 10%～25%。羊水过多、妊娠期高血压疾病、感染、胎膜早破、胎儿宫内窘迫等是早产增加的常见原因。

4.胎儿畸形率增加

增加正常妊娠的 7～10 倍,与妊娠早期高血糖水平有关。酮症、低血糖、缺氧等也与胎儿畸形有关。

(三)对新生儿的影响

(1)新生儿呼吸窘迫综合征发生率增高:孕妇高血糖通过胎盘刺激胎儿胰岛素分泌增加,形成高胰岛素血症,后者具有拮抗糖皮质激素促进胎儿肺泡Ⅱ型细胞表面活性物质合成及释放的作用,使胎肺成熟延迟。

（2）新生儿低血糖：新生儿脱离母体高血糖环境后，高胰岛素血症仍存在，若不及时补充糖，容易发生低血糖，严重时危及新生儿生命。

（3）新生儿血液异常：低钙血症、低镁血症、高胆红素血症和红细胞增多症均高于正常新生儿。

三、临床表现及诊断

孕前糖尿病已经确诊或有明显的三多症状（多饮、多食、多尿）的患者比较容易诊断，而大部分GDM孕妇没有明显的症状，有时空腹血糖正常，容易漏诊和延误治疗。

（一）GDM 的诊断

1.糖尿病高危因素

年龄在 30 岁以上、肥胖、糖尿病家族史、多囊卵巢综合征患者；早孕期空腹尿糖反复阳性、巨大儿分娩史、GDM 史、无明显原因的多次自然流产史、胎儿畸形史、死胎史以及足月新生儿呼吸窘迫综合征分娩史等。

2.口服葡萄糖耐量试验（oralglucose tolerance test，OGTT）

在妊娠 24～28 周，对所有未被诊断为糖尿病的孕妇进行 75 g 葡萄糖耐量试验。OGTT 前一天晚餐后禁食 8～14 小时至次日晨（最迟不超过上午 9 时），检查时，5 分钟内口服含 75 g 葡萄糖的液体 300 mL，分别抽取服糖前、服糖后 1 小时和 2 小时的静脉血。诊断标准依据 2010 年国际妊娠合并糖尿病研究组推荐的标准。空腹、服葡萄糖后 1 小时和 2 小时三项血糖值分别为 5.1 mmol/L、10.0 mmol/L、8.5 mmol/L。任何一项血糖达到或超过上述标准即诊断为 GDM。

（二）糖尿病合并妊娠的诊断

（1）妊娠前已确诊为糖尿病患者。

（2）妊娠前未进行过血糖检查的孕妇，首次产前检查时进行空腹血糖或者随机血糖检查，如空腹血糖（Fasting plasmaglucose，FPG）≥7.0 mmol/L；或孕期出现多饮、多食、多尿，体重不升或下降，甚至并发酮症酸中毒，伴血糖明显升高，随机血糖≥11.1 mmol/L，应诊断为孕前糖尿病，而非 GDM。

四、处理

首先进行孕前的咨询与管理，处理原则为控制血糖，减少母儿并发症，主要治疗包括医学营养治疗、运动疗法和胰岛素治疗。

（一）孕前咨询与管理

所有糖尿病女性及以前曾患过 GDM 的女性计划怀孕前应进行 1 次专业的健康咨询，包括了解糖尿病与妊娠的相互影响、眼底检查、糖尿病肾病及其他并发症评估、合理用药及血糖控制情况。

（二）妊娠期及分娩期处理

此期处理包括血糖控制、母儿监护、分娩时机及分娩方式的选择。

1.血糖控制

多数 GDM 患者经合理饮食控制和适当运动治疗，均能控制血糖在满意范围。

（1）妊娠期血糖控制目标：孕妇无明显饥饿感，空腹/餐前血糖＜5.3 mmol/L；餐后 2 小时＜6.7 mmol/L；夜间＞3.3 mmol/L，糖化血红蛋白＜5.5%。

(2)医学营养治疗(medical nutrition treatment,MNT):亦称饮食治疗,目的是使糖尿病孕妇的血糖控制在正常范围,保证母亲和胎儿的合理营养摄入,减少母儿并发症的发生。每天总能量摄入应基于孕前体重和孕期体重增长速度确定。其中碳水化合物占50%~60%,蛋白质占15%~20%,脂肪占25%~30%,膳食纤维每天25~30 g,适量补充维生素及矿物质。少量多餐,定时定量进餐对血糖控制非常重要。早、中、晚三餐的能量应分别控制在10%~15%、30%、30%,加餐点心或水果的能量可以在5%~10%,有助于预防餐前的过度饥饿感。避免能量限制过度而导致酮症的发生,造成对母儿的不利影响。

(3)运动疗法:每餐后30分钟进行低至中等强度的有氧运动,运动的频率为3~4次/周,可降低妊娠期基础的胰岛素抵抗。

(4)药物治疗:口服降糖药在妊娠期应用的安全性、有效性尚未得到足够证实,在孕期应谨慎使用。对饮食治疗不能控制的糖尿病,胰岛素是主要的治疗药物。胰岛素用量应个体化,一般从小剂量开始,并根据病情、孕期进展及血糖值加以调整。中效胰岛素和超短效/短效胰岛素联合是目前应用最普遍的一种方法,即三餐前注射短效胰岛素,睡前注射中效胰岛素。

妊娠早期因早孕反应进食量减少,需减少胰岛素用量。妊娠中后期的胰岛素用量常有不同程度增加,妊娠32~36周达高峰,36周后稍下降。产程中,血糖波动很大,由于体力消耗大,进食少。容易发生低血糖,因此应停用一切皮下胰岛素,并严密监测血糖。

糖尿病酮症酸中毒时,主张应用小剂量胰岛素。血糖≥13.9 mmol/L,将胰岛素加入0.9%氯化钠注射液内,0.1 U/(kg·h)或4~6 U/h静脉滴注。每小时监测1次血糖。当血糖≤13.9 mmol/L,将0.9%氯化钠注射液改为5%葡萄糖液或葡萄糖氯化钠注射液,直至血糖降至11.1 mmol/L或酮体转阴后可改为皮下注射。

2.母儿监护

定期监测血压、水肿、尿蛋白、肾功能、眼底和血脂。孕期可采用彩色多普勒B超和血清学检查胎儿畸形及发育情况。妊娠晚期采用NST、计数胎动、B超检测羊水量及脐动脉血流监测胎儿宫内安危。

3.分娩时机

原则上血糖控制良好的孕妇,在严密监测下尽量在妊娠38周以后终止妊娠。如果有死胎、死产史,或并发子痫前期、羊水过多、胎盘功能不全,糖尿病伴微血管病变者确定胎肺成熟后及时终止妊娠。若胎肺不成熟,则促胎儿肺成熟后及时终止妊娠。

4.分娩方式

糖尿病本身不是剖宫产的指征。决定阴道分娩者。应制订产程中的分娩计划,产程中密切监测孕妇血糖、宫缩、胎心变化,避免产程过长。

选择剖宫产手术指征:糖尿病伴微血管病变、合并重度子痫前期或胎儿生长受限、胎儿窘迫、胎位异常、剖宫产史、既往死胎、死产史。孕期血糖控制不好,胎儿偏大者尤其胎儿腹围偏大,应放宽剖宫产指征。

(三)产后处理

胎盘排出后,体内抗胰岛素物质迅速减少,大部分GDM产妇在分娩后不再需要使用胰岛素。胰岛素用量较孕期减少1/2~2/3。产后空腹血糖反复≥7.0 mmol/L,应视为糖尿病合并妊娠。产后6~12周行75 g OGTT检查,明确有无糖代谢异常及种类,并进行相应治疗。鼓励母乳喂养。

(四)新生儿处理

出生后 30 分钟内进行末梢血糖测定,根据血糖情况,适当喂糖水,必要时 10% 的葡萄糖缓慢静脉滴注。常规检查血红蛋白、血钾、血钙及镁、胆红素,注意保暖和吸氧等。密切注意新生儿呼吸窘迫综合征的发生。

(刘洪新)

第三节　妊娠合并缺铁性贫血

缺铁性贫血是指体内可用来制备血红蛋白的储存铁不足,红细胞生成障碍所发生的小细胞低色素性贫血,是铁缺乏的晚期表现。由于妊娠期妇女的生理改变,66% 的孕妇可发生缺铁性贫血,占妊娠期贫血的 95%。铁是人体最重要的微量元素之一,是构成血红蛋白必需的原料。人体血红蛋白铁约占机体总铁量的 70%,剩余的 30% 以铁蛋白及含铁血黄素的形式储存在肝、脾、骨髓等组织,称储存铁,当铁供应不足时,储存铁可供造血需要,所以铁缺乏早期无贫血表现。当铁缺乏加重,储存铁耗竭时,才表现出贫血症状和体征,故缺铁性贫血是缺铁的晚期表现。

体内许多含铁酶和铁依赖酶控制着体内重要代谢过程,因此,铁与组织呼吸、氧化磷酸化、胶原合成、卟啉代谢、淋巴细胞及粒细胞功能、神经递质的合成与分解、躯体及神经组织的发育都有关系。铁缺乏时因酶活性下降导致一系列非血液学的改变,如上皮细胞退变、萎缩、小肠黏膜变薄致吸收功能减退、神经功能紊乱、抗感染能力降低等。

一、病因

(一)铁的需要量增加

由于胎儿生长发育需要铁 250~350 mg,妊娠期增加的血容量需要铁 650~750 mg,故整个孕期共需增加铁 1 000 mg 左右。

(二)孕妇对铁摄取不足或吸收不良

孕妇每天至少需要摄入铁 4 mg。按正常饮食计算,每天饮食中含铁 10~15 mg,而吸收率仅为 10%,远不能满足妊娠期的需要。即使是在妊娠后半期,铁的最大吸收率达 40%,仍不能满足需要,若不给予铁剂补充,容易耗尽体内的储存铁而造成贫血。

(三)不良饮食习惯

蔬菜摄入量少、长期偏食和饮浓茶不但使铁的摄入减少,而且吸收也不足。

(四)其他

既往月经过多、多产或分娩过于频密等使铁的丢失过多,早孕反应重使得铁的摄入不足。

二、发病机制

孕妇缺铁使体内长期处于铁的负平衡,机体便动用储备铁,继之使血清铁、血铁蛋白逐渐下降到最低点。当体内的铁耗尽,发生红细胞内缺铁时,便会导致红细胞生成障碍。

三、贫血对妊娠的影响

慢性或轻度贫血机体能逐渐适应而无不适,对妊娠和分娩影响不大。中度以上的贫血由于组织对缺氧的代偿可出现心率加快,心排血量增加,继续发展则心脏代偿增大,心肌缺血,当血红蛋白<50 g/L时易发生贫血性心脏病。贫血的孕妇由于子宫胎盘缺血极易合并妊娠高血压疾病;由于抵抗力降低易导致感染的发生;缺血的子宫易引起宫缩不良而导致产程延长和产后出血;因氧储备不足,对出血的耐受性差,即使产后出血不多也容易引起休克而危及生命;对产科手术的麻醉耐受性差,容易发生麻醉意外。

贫血孕妇氧储备不足可影响胎儿的生长发育和胎儿的储备能力,故胎儿生长受限、低出生体重儿、胎儿窘迫、新生儿窒息的发生率升高。

铁通过胎盘单方向源源不断运输给胎儿,轻、中度的贫血对胎儿没有影响,但严重缺铁性贫血的孕妇没有足够的铁供给胎儿,胎儿出生后同样表现为小细胞低色素性贫血。

四、诊断依据

(一)病史

既往有月经过多、钩虫病等慢性失血的病史;长期偏食、胃肠功能紊乱、营养不良;合并肝肾疾病和慢性感染。经铁剂治疗有效对诊断有重要的辅助价值。

(二)临床表现

缓慢起病,轻者常无明显症状。随着贫血的出现皮肤黏膜逐渐苍白,以唇、甲床最明显,也可出现头发枯黄、倦怠乏力、不爱活动或烦躁、注意力不集中、记忆力减退。重者表现为口腔炎、舌乳头萎缩、反甲、心悸、气短、头昏、耳鸣、腹泻、食欲缺乏、少数有异食癖等,严重的可见水肿、心脏扩大或心力衰竭。

(三)实验室检查

这是诊断缺铁性贫血的重要依据。

1.血常规

血常规表现为小细胞低色素性贫血,血红蛋白<100 g/L,网积红细胞正常或略高,轻度患者白细胞及血小板计数均在正常范围,严重时三系均降低。红细胞平均体积(MCV)<80 fL,红细胞平均血红蛋白量(MCH)<27 pg,红细胞平均血红蛋白浓度(MCHC)<30%。

2.血清铁和总铁结合力

当孕妇血清铁<8.95 μmol/L(50 μg/dL),总铁结合力>64.44 μmol/L(360 μg/dL)时,有助于缺铁性贫血的诊断。

3.血清铁蛋白

血清铁蛋白是反映体内铁储备的主要指标,血清铁蛋白<14 μg/L(<20 μg/L 为贮铁减少,<12 μg/L为贮铁耗尽)可作为缺铁的依据。

4.骨髓象

红系造血呈轻度或中度活跃,以中晚幼红细胞增生为主,骨髓铁染色可见细胞内外铁均减少,尤以细胞外铁减少更有诊断意义。

五、治疗

(一)补充铁剂

主要方法是口服铁剂,常用硫酸亚铁片剂 0.2～0.3 g,每天 3 次,饭后服用,以减少对胃肠道的刺激。琥珀酸亚铁 0.2～0.4 g,每天 3 次,其含铁量高,且吸收好,生物利用度高,不良反应小。

同时服用维生素C可保护铁不被氧化,促进铁吸收。

注射铁剂的应用指征:①口服铁剂消化道反应严重。②原有胃肠道疾病或妊娠剧吐。③贫血严重。④妊娠中、晚期需要快速补铁。

注射用铁剂有右旋糖酐铁及山梨醇枸橼酸铁两种剂型。

1.右旋糖酐铁

首剂 20～50 mg,深部肌内注射,如无反应,次日起每天或隔 2～3 天注射 100 mg。右旋糖酐铁也可供静脉注射,由于反应多而严重,一般不主张,初用者使用前需作皮内过敏试验。总剂量为每提高 1 g 血红蛋白需右旋糖酐铁 300 mg,也可按以下方法计算:右旋糖酐铁总剂量(mg)＝300×(正常血红蛋白克数－患者血红蛋白克数)＋500 mg(补充部分贮存铁)。

2.山梨醇铁剂

有吸收快、局部反应小的特点,每次 115 mg/kg,肌内注射。每升高 1 g 血红蛋白需山梨醇铁 200～250 mg,总剂量可参考上述公式。

(二)输血

缺铁性贫血一般不需输血,仅适用于严重病例和症状明显者,当血红蛋白＜60 g/L,接近预产期或短期内需分娩者应少量多次输注浓缩红细胞悬液,每次输 1 单位,输注时必须掌握速度避免加重心脏负担或诱发急性左心衰竭,对有心功能不全者更应注意。

(三)产科处理

1.临产后应配血

以防出血多时能及时输血。

2.预防产后出血

严密监测产程,第一产程避免时间过长,第二产程尽可能缩短,必要时予以助产;胎儿前肩娩出后,药物促进子宫收缩,促进第三产程;产后尽快仔细检查和缝合损伤的软产道,减少产后出血量。

3.预防感染

产程中严格无菌操作,产后应用广谱抗生素。

六、预防

为满足孕期对铁需要量的增加,鼓励孕妇多进食含铁丰富的食物,如牛肉、动物内脏、苹果、大枣、荔枝、香蕉、黑木耳、香菇、黑豆、芝麻等;纠正偏食的习惯;妊娠中期后应常规补铁;积极纠正胃肠功能紊乱及其他易引起缺铁性贫血的并发症。

(刘洪新)

第十章

异 常 分 娩

第一节 产 道 异 常

产道包括骨产道(骨盆腔)与软产道(子宫下段、宫颈、阴道、外阴),是胎儿经阴道娩出的通道。产道异常可使胎儿娩出受阻,临床上以骨产道异常多见。

一、骨产道异常

骨盆径线过短或形态异常,致使骨盆腔小于胎先露部可通过的限度,阻碍胎先露部下降,称骨盆狭窄。狭窄骨盆可以为一个径线过短或多个径线同时过短,也可为一个平面狭窄或多个平面同时狭窄。当一个径线狭窄时要观察同一个平面其他径线的大小,再结合整个骨盆腔大小与形态进行综合分析,做出正确判断。

(一)分类

1.骨盆入口平面狭窄

骨盆入口平面狭窄以扁平骨盆为代表,主要为入口平面前后径过短。狭窄分3级:Ⅰ级(临界性),绝大多数可以自然分娩,骶耻外径 18 cm,真结合径 10 cm;Ⅱ级(相对性),经试产来决定可否经阴道分娩,骶耻外径 16.5～17.5 cm,真结合径 8.5～9.5 cm;Ⅲ级(绝对性),骶耻外径≤16.0 cm,真结合径≤8.0 cm,足月胎儿不能经过产道,必须行剖宫产终止妊娠。在临床中常遇到的是前两种,我国妇女常见以下两种类型。

(1)单纯扁平骨盆:骨盆入口前后径缩短而横径正常。骨盆入口呈横扁圆形,骶岬向前下突。

(2)佝偻病性扁平骨盆:骨盆入口呈肾形,前后径明显缩短,骨盆出口横径变宽,骶岬前突,骶骨下段变直向后翘,尾骨呈钩状突向骨盆出口平面。髂骨外展,髂棘间径≥髂嵴间径,耻骨弓角度增大(图 10-1)。

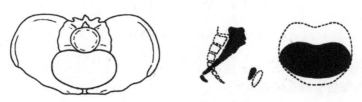

图 10-1　佝偻病性扁平骨盆

2.中骨盆及骨盆出口平面狭窄

狭窄分3级。Ⅰ级(临界性):坐骨棘间径10 cm,坐骨结节间径7.5 cm;Ⅱ级(相对性):坐骨棘间径8.5～9.5 cm,坐骨结节间径6.0～7.0 cm;Ⅲ级(绝对性):坐骨棘间径≤8.0 cm,坐骨结节间径≤5.5 cm。我国妇女常见以下两种类型。

(1)漏斗骨盆:骨盆入口各径线值均正常,两侧骨盆壁向内倾斜似漏斗得名。其特点是中骨盆及骨盆出口平面均明显狭窄,使坐骨棘间径、坐骨结节间径均缩短,耻骨弓角度<90°。坐骨结节间径与出口后矢状径之和<15 cm。

(2)横径狭窄骨盆:骨盆各横径径线均缩短,各平面前后径稍长,坐骨切迹宽,测量骶耻外径值正常,但髂棘间径及髂嵴间径均缩短。中骨盆及骨盆出口平面狭窄,产程早期无头盆不称征象,当胎头下降至中骨盆或骨盆出口时,常不能顺利地转成枕前位,形成持续性枕横位或枕后位造成难产。

3.均小骨盆

骨盆外形属女型骨盆,但骨盆各平面均狭窄,每个平面径线较正常值小2 cm或更多,称均小骨盆。多见于身材矮小、体形匀称的妇女。

4.畸形骨盆

骨盆失去正常形态称畸形骨盆。

(1)骨软化症骨盆:现已罕见。系因缺钙、磷、维生素D以及紫外线照射不足使成人期骨质矿化障碍,被类骨质组织所代替,骨质脱钙、疏松、软化。由于受躯干重力及两股骨向内上方挤压,使骶岬向前,耻骨联合前突,坐骨结节间径明显缩短,骨盆入口平面呈凹三角形(图10-2)。严重者阴道不能容两指,一般不能经阴道分娩。

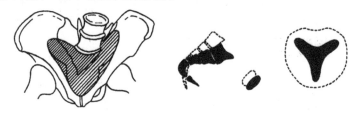

图10-2　骨软化症骨盆

(2)偏斜型骨盆:系骨盆一侧斜径缩短,一侧髂骨翼与髋骨发育不良所致骶髂关节固定,以及下肢及髋关节疾病(图10-3)。

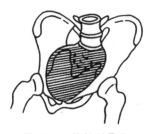

图10-3　偏斜型骨盆

(二)临床表现

1.骨盆入口平面狭窄的临床表现

(1)胎头衔接受阻:一般情况下初产妇在妊娠末期,即预产期前1～2周或临产前胎头已衔接,即胎头双顶径进入骨盆入口平面,颅骨最低点达坐骨棘水平。若入口狭窄,即使已经临产,胎头仍未入盆,经检查胎头跨耻征阳性。胎位异常,如臀先露、面先露或肩先露的发生率是正常骨盆的3倍。

(2)若已临产,根据骨盆狭窄程度、产力强弱、胎儿大小及胎位情况不同,临床表现也不一样。①骨盆临界性狭窄:若胎位、胎儿大小及产力正常,胎头常以矢状缝在骨盆入口横径衔接,多取后不均倾势,即后顶骨先入盆,后顶骨逐渐进入骶凹处,再使前顶骨入盆,则于骨盆入口横径上成头盆均倾势。临床表现为潜伏期活跃早期延长,活跃后期产程进展顺利。若胎头迟迟不入盆,此时常出现胎膜早破,其发生率为正常骨盆的4~6倍。由于胎膜早破母儿可发生感染。胎头不能紧贴宫颈内口诱发宫缩,常出现继发性宫缩乏力。②骨盆绝对性狭窄:若产力、胎儿大小及胎位均正常,但胎头仍不能入盆,常发生梗阻性难产,这种情况可出现病理性缩复环,甚至子宫破裂。如胎先露部嵌入骨盆入口时间长,血液循环障碍,组织坏死,可形成泌尿生殖道瘘。在强大的宫缩压力下,胎头颅骨重叠,可出现颅骨骨折及颅内出血。

2.中骨盆平面狭窄的临床表现

(1)胎头能正常衔接:潜伏期及活跃早期进展顺利,当胎头下降达中骨盆时,由于内旋转受阻,胎头双顶径被阻于中骨盆狭窄部位之上,常出现持续性枕横位或枕后位,同时出现继发性宫缩乏力,活跃后期及第二产程延长甚至第二产程停滞。

(2)胎头受阻于中骨盆:有一定可塑性的胎头开始变形,颅骨重叠,胎头受压,异常分娩使软组织水肿,产瘤较大,严重时可发生脑组织损伤、颅内出血、胎儿窘迫。若中骨盆狭窄程度严重,宫缩又较强,可发生先兆子宫破裂及子宫破裂。强行阴道助产可导致严重软产道裂伤及新生儿产伤。

(3)骨盆出口平面狭窄的临床表现:骨盆出口平面狭窄与中骨盆平面狭窄常同时存在。若单纯骨盆出口平面狭窄,第一产程进展顺利,胎头达盆底受阻,第二产程停滞,继发性宫缩乏力,胎头双顶径不能通过出口横径,强行阴道助产可导致软产道、骨盆底肌肉及会阴严重损伤,胎儿严重产伤,对母儿危害极大。

(三)诊断

在分娩过程中,骨盆是个不变因素,也是估计分娩难易的一个重要因素。狭窄骨盆影响胎位和胎先露部的下降及内旋转,也影响宫缩。在估计分娩难易时,骨盆是首先考虑的一个重要因素。应根据胎儿的大小及骨盆情况尽早做出有无头盆不称的诊断,以决定适当的分娩方式。

1.病史

询问有无佝偻病、脊髓灰质炎、脊柱和髋关节结核以及骨盆外伤等病史。对经产妇应详细询问既往分娩史,如有无难产史或新生儿产伤史等。

2.一般检查

测量身高,孕妇身高<145 cm时应警惕均小骨盆。观察孕妇体型、步态,有无下肢残疾,有无脊柱及髋关节畸形,米氏菱形窝是否对称。

3.腹部检查

观察腹型,检查有无尖腹及悬垂腹,有无胎位异常等。骨盆入口异常,因头盆不称、胎头不易入盆常导致胎位异常,如臀先露、肩先露。中骨盆狭窄则影响胎先露内旋转而导致持续性枕横位、枕后位等。部分初产妇在预产期前2周左右,经产妇于临产后胎头均应入盆。若已临产胎头仍未入盆,应警惕是否存在头盆不称。检查头盆是否相称具体方法:孕妇排空膀胱后,取仰卧,两腿伸直。检查者用手放在耻骨联合上方,将浮动的胎头向骨盆腔方向推压。若胎头低于耻骨联合,表示胎头可入盆(头盆相称),称胎头跨耻征阴性;若胎头与耻骨联合在同一平面,表示可疑头盆不称,称胎头跨耻征可疑阳性;若胎头高于耻骨联合,表示头盆明显不称,称胎头跨耻征阳性。对出现此类症状的孕妇,应让其取半卧位两腿屈曲,再次检查胎头跨耻征,若转为阴性,提示为骨盆倾斜度异常,而不是头盆不称。

4.骨盆测量

(1)骨盆外测量:骶耻外径<18 cm 为扁平骨盆。坐骨结节间径<8 cm,耻骨弓角度<90°为漏斗骨盆。各径线均小于正常值 2 cm 或以上为均小骨盆。骨盆两侧斜径(以一侧髂前上棘至对侧髂后上棘间的距离)及同侧直径(从髂前上棘至同侧髂后上棘间的距离)相差>1 cm 为偏斜骨盆。

(2)骨盆内测量:对角径<11.5 cm,骶骨岬突出为入口平面狭窄,属扁平骨盆。应检查骶骨前面弧度。坐骨棘间径<10 cm,坐骨切迹宽度<2 横指,为中骨盆平面狭窄。如坐骨结节间径<8 cm,则应测量出口后矢状径及检查骶尾关节活动度,如坐骨结节间径与出口后矢状径之和<15 cm,为骨盆出口平面狭窄。

(四)对母儿影响

1.对产妇的影响

骨盆狭窄影响胎头衔接及内旋转,容易发生胎位异常、胎膜早破、宫缩乏力,导致产程延长或停滞。胎先露压迫软组织过久导致组织水肿、坏死形成生殖道瘘。胎膜早破、肛查或阴道检查次数增多及手术助产增加产褥感染机会。剖宫产及产后出血者增多,严重梗阻性难产若不及时处理,可导致子宫破裂。

2.对胎儿及新生儿的影响

头盆不称易发生胎膜早破、脐带脱垂,脐带脱垂可导致胎儿窘迫甚至胎儿死亡。产程延长、胎儿窘迫使新生儿容易发生颅内出血、新生儿窒息等并发症。阴道助产机会增多,易发生新生儿产伤及感染。

(五)分娩时处理

处理原则:根据狭窄骨盆类别和程度、胎儿大小胎心率、宫缩强弱、宫口扩张程度、胎先露下降情况、破膜与否,结合既往分娩史、年龄、产次有无妊娠合并症及并发症决定分娩方式。

1.一般处理

在分娩过程中,应使产妇树立信心,消除紧张情绪和恐惧心理。保证能量及水分的摄入,必要时补液。注意产妇休息,监测宫缩、胎心,观察产程进展。

2.骨盆入口平面狭窄的处理

(1)明显头盆不称(绝对性骨盆狭窄):胎头跨耻征阳性者,足月胎儿不能经阴道分娩。应在临产后行剖宫产术结束分娩。

(2)轻度头盆不称(相对性骨盆狭窄):胎头跨耻征可疑阳性,足月活胎估计体重<3 000 g,胎心正常及产力良好,可在严密监护下试产。胎膜未破者可在宫口扩张 3 cm 时行人工破膜,若破膜后宫缩较强,产程进展顺利,多数能经阴道分娩。试产过程中若出现宫缩乏力,可用缩宫素静脉滴注加强宫缩。试产2～4 小时胎头仍迟迟不能入盆,宫口扩张缓慢,或伴有胎儿窘迫征象,应及时行剖宫产术结束分娩。若胎膜已破,为了减少感染,应适当缩短试产时间。

(3)骨盆入口平面狭窄的试产:必须以宫口开大 3～4 cm,胎膜已破为试产开始。胎膜未破者在宫口扩张 3 cm 时可行人工破膜。宫缩较强,多数能经阴道分娩。试产过程中如果出现宫缩乏力,可用缩宫素静脉滴注加强宫缩。若试产 2～4 小时,胎头不能入盆,产程进展缓慢,或伴有胎儿窘迫征象,应及时行剖宫产术。如胎膜已破,应适当缩短试产时间。骨盆入口平面狭窄,主要为扁平骨盆的妇女,妊娠末期或临产后,胎头矢状缝只能衔接于骨盆入口横径上。胎头侧屈使其两顶骨先后依次入盆,呈不均倾势嵌入骨盆入口,称为头盆均倾不均。前不均倾为前顶骨先嵌入,矢状缝偏后。后不均倾为后顶骨先嵌入,矢状缝偏前(图 10-4)。当胎头双顶骨均通过骨盆入口平面时,即可顺利地经阴道分娩。

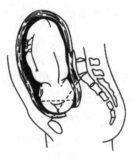

图 10-4 胎头嵌入骨盆姿势——后不均倾

3.中骨盆平面狭窄的处理

在分娩过程中,胎儿在中骨盆平面完成俯屈及内旋转动作。若中骨盆平面狭窄,则胎头俯屈及内旋转受阻,易发生持续性枕横位或持续性枕后位,产妇多表现为活跃期或第二产程延长及停滞、继发性宫缩乏力等。若宫口开全,胎头双顶径达坐骨棘平面或更低,可经阴道徒手旋转胎头为枕前位,待其自然分娩。宫口开全,胎心正常者可经阴道助产分娩。胎头双顶径在坐骨棘水平以上,或出现胎儿窘迫征象,应行剖宫产术。

4.骨盆出口平面狭窄的处理

骨盆出口平面是产道的最低部位,应于临产前对胎儿大小、头盆关系做出充分估计,决定能否经阴道分娩,诊断为骨盆出口平面狭窄者,不能进行试产。若发现出口横径狭窄,耻骨弓角度变锐,耻骨弓下三角空隙不能利用,胎先露部后移,利用出口后三角空隙娩出。临床上常用出口横径与出口后矢状径之和来估计出口大小。出口横径与出口后矢状径之和>15 cm 时,多数可经阴道分娩,有时需阴道助产,应做较大的会阴切开。若两者之和<15 cm 时,不应经阴道试产,应行剖宫产术终止妊娠。

5.均小骨盆的处理

胎儿估计不大,胎位正常,头盆相称,宫缩好,可以试产,通常可通过胎头变形和极度俯屈,以胎头最小径线通过骨盆腔,可能经阴道分娩。若有明显头盆不称,应尽早行剖宫产术。

6.畸形骨盆的处理

根据畸形骨盆种类、狭窄程度、胎儿大小、产力等综合判断。如果畸形严重、明显头盆不称者,应及早行剖宫产术。

二、软产道异常

软产道包括子宫下段、宫颈、阴道及骨盆底软组织构成的弯曲管道。软产道异常所致的难产较少见,临床上容易被忽视。在妊娠前或妊娠早期应常规行双合诊检查,了解软产道情况。

（一）外阴异常

1.外阴白色病变

皮肤黏膜慢性营养不良,组织弹性差,分娩时易发生会阴撕裂伤,宜做会阴后一侧切开术。

2.外阴水肿

某些疾病如重度子痫前期、重度贫血、心脏病及慢性肾炎孕妇若有全身水肿,可同时伴有重度外阴水肿,分娩时可妨碍胎先露部下降,导致组织损伤、感染和愈合不良等情况。临产前可用50％硫酸镁液湿热敷会阴,临产后仍有严重水肿者,在外阴严格消毒下进行多点针刺皮肤放液;分娩时行会阴后一侧切开;产后加强会阴局部护理,预防感染,可用50％硫酸镁液湿热敷,配合远红外线照射。

3.会阴坚韧

会阴坚韧尤其多见于35岁以上高龄初产妇。在第二产程可阻碍胎先露部下降,宜做会阴后一侧切开,以免胎头娩出时造成会阴严重裂伤。

4.外阴瘢痕

瘢痕挛缩使外阴及阴道口狭小,且组织弹性差,影响胎先露部下降。如瘢痕的范围不大,可经阴道分娩,分娩时应做会阴后一侧切开。如瘢痕过大,应行剖宫产术。

（二）阴道异常

1.阴道横膈

阴道横膈多位于阴道上段或中段,较坚韧,常影响胎先露部下降。因在横膈中央或稍偏一侧常有一小孔,常被误认为宫颈外口。在分娩时应仔细检查。

（1）阴道分娩:横膈被撑薄,可在直视下自小孔处将横膈作"X"形切开。横膈被切开后因胎先露部下降压迫,通常无明显出血,待分娩结束再切除剩余的隔,用可吸收线将残端做间断或连续锁边缝合。

（2）剖宫产:如横膈较高且组织坚厚,阻碍先露部下降,需行剖宫产术结束分娩。

2.阴道纵隔

（1）伴有双子宫、双宫颈时,当一侧子宫内的胎儿下降,纵隔被推向对侧,阴道分娩多无阻碍。

（2）当发生于单宫颈时,有时胎先露部的前方可见纵隔,可自行断裂,阴道分娩无阻碍。纵隔厚时应于纵隔中间剪断,用可吸收线将残端缝合。

3.阴道狭窄

产伤、药物腐蚀、手术感染可导致阴道瘢痕形成。若阴道狭窄部位位置低、狭窄程度轻,可经阴道分娩。狭窄位置高、狭窄程度重时宜行剖宫产术。

4.阴道尖锐湿疣

分娩时,为预防新生儿患喉乳头瘤,应行剖宫产术。病灶巨大时可能造成软产道狭窄,影响胎先露下降时,也宜行剖宫产术。

5.阴道壁囊肿肿瘤

（1）阴道壁囊肿较大时,会阻碍胎先露部下降,可行囊肿穿刺,抽出其内容物,待分娩后再选择时机进行处理。

（2）阴道内肿瘤大妨碍分娩,且肿瘤不能经阴道切除时,应行剖宫产术,阴道内肿瘤待产后再行处理。

(三)宫颈异常

1.宫颈外口黏合

宫颈外口黏合多在分娩受阻时发现。宫口为很小的孔,当宫颈管已消失而宫口却不扩张,一般用手指稍加压力分离,黏合的小孔可扩张,宫口即可在短时间内开全。但有时需行宫颈切开术,使宫口开大。

2.宫颈瘢痕

因孕前曾行宫颈深部电灼术或微波术、宫颈锥形切除术、宫颈裂伤修补术等所致。虽可于妊娠后软化,但宫缩很强时宫口仍不扩张,应行剖宫产。

3.宫颈坚韧

宫颈组织缺乏弹性,或精神过度紧张使宫颈挛缩,宫颈不易扩张,多见于高龄初产妇,可于宫颈两侧各注射 0.5%利多卡因 5~10 mL,也可静脉推注地西泮 10 mg。如宫颈仍不扩张,应行剖宫产术。

4.宫颈水肿

宫颈水肿多见于扁平骨盆、持续性枕后位或滞产,宫口没有开全而过早使用腹压,致使宫颈前唇长时间被压于胎头与耻骨联合之间,血液回流受阻引起水肿,影响宫颈扩张。多见于胎位异常或滞产。

(1)轻度宫颈水肿:①可以抬高产妇臀部。②同宫颈坚韧处理。③宫口近开全时,可用手轻轻上托水肿的宫颈前唇,使宫颈越过胎头,能够经阴道分娩。

(2)严重宫颈水肿:经上述处理无明显效果,宫口扩张<3 cm,伴有胎儿窘迫,应行剖宫产术。

5.宫颈癌

宫颈硬而脆,缺乏伸展性,临产后影响宫口扩张,若经阴道分娩,有发生大出血、裂伤、感染及肿瘤扩散等危险,不应经阴道分娩,应考虑行剖宫产术,术后手术或放疗。

6.子宫肌瘤

较小的肌瘤没有阻塞产道可经阴道分娩,肌瘤待分娩后再行处理。子宫下段及宫颈部位的较大肌瘤可占据盆腔或阻塞于骨盆入口,阻碍胎先露部下降,宜行剖宫产术。

(刘长红)

第二节 产力异常

产力包括子宫收缩力、腹肌和膈肌收缩力以及肛提肌收缩力,其中以宫缩力为主。在分娩过程中,子宫收缩(简称宫缩)的节律性、对称性及极性不正常或强度、频率有改变时,称为子宫收缩力异常。临床上多因产道或胎儿因素异常造成梗阻性难产,使胎儿通过产道阻力增加,导致继发性产力异常。产力异常分为子宫收缩乏力和子宫收缩过强两类。每类又分协调性宫缩和不协调性宫缩(图 10-5)。

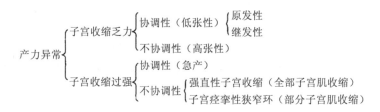

图 10-5 产力异常的分类

一、子宫收缩乏力

(一)原因

子宫收缩乏力多由几个因素综合引起。

1.头盆不称或胎位异常

胎先露部下降受阻,不能紧贴子宫下段及宫颈,因此不能引起反射性宫缩,导致继发性子宫收缩乏力。

2.子宫因素

子宫发育不良,子宫畸形(如双角子宫)、子宫壁过度膨胀(如双胎、巨大胎儿、羊水过多等),经产妇的子宫肌纤维变性或子宫肌瘤等。

3.精神因素

初产妇尤其是高龄初产妇,精神过度紧张、疲劳均可使大脑皮质功能紊乱,导致子宫收缩乏力。

4.内分泌失调

临产后,产妇体内的雌激素、缩宫素、前列腺素的敏感性降低,影响子宫肌兴奋阈,致使子宫收缩乏力。

5.药物影响

产前较长时间应用硫酸镁,临产后不适当地使用吗啡、哌替啶、巴比妥类等镇静剂与镇痛剂;产程中不适当应用麻醉镇痛等均可使宫缩受到抑制。

(二)临床表现

根据发生时期可分为原发性和继发性两种。原发性宫缩乏力是指产程开始即宫缩乏力,宫口不能如期扩张,胎先露部不能如期下降,产程延长;继发性宫缩乏力是指活跃期即宫口开大 3 cm 及以后出现宫缩乏力,产程进展缓慢,甚至停滞。子宫收缩乏力有两种类型,临床表现不同。

1.协调性子宫收缩乏力(低张性子宫收缩乏力)

宫缩具有正常的节律性、对称性和极性,但收缩力弱,宫腔压力低(<2.0 kPa),持续时间短,间歇期长且不规律,当宫缩达极时,子宫体不隆起和变硬,用手指压宫底部肌壁仍可出现凹陷,产程延长或停滞。由于宫腔内压力低,对胎儿影响不大。

2.不协调性子宫收缩乏力(高张性子宫收缩乏力)

宫缩的极性倒置,宫缩不是起自两侧宫角。宫缩的兴奋点来自子宫的一处或多处,节律不协调,宫缩时宫底部不强,而是体部和下段强。宫缩间歇期子宫壁不能完全松弛,表现为不协调性子宫收缩乏力。这种宫缩不能使宫口扩张和胎先露部下降,属无效宫缩。产妇自觉下腹部持续疼痛,拒按,烦躁不安,产程长,可导致肠胀气,排尿困难,胎儿胎盘循环障碍,常出现胎儿窘迫。检查时,下腹部常有压痛,胎位触不清,胎心不规律,宫口扩张缓慢,胎先露部下降缓慢或停滞。

3.产程曲线异常

子宫收缩乏力可导致产程曲线异常(图10-6)。常见以下四种。

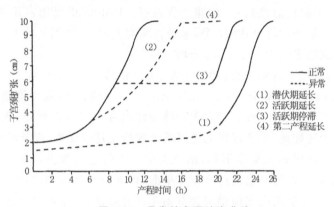

图 10-6 异常的宫颈扩张曲线

(1)潜伏期延长:从临产规律宫缩开始至宫口扩张 3 cm 称为潜伏期,初产妇潜伏期约需 8 小时,最大时限为 16 小时。超过 16 小时称为潜伏期延长。

(2)活跃期延长:从宫口扩张 3 cm 至宫口开全为活跃期。初产妇活跃期正常约需 4 小时,最大时限 8 小时,超过 8 小时为活跃期延长。

(3)活跃期停滞:进入活跃期后,宫颈口不再扩张达 2 小时以上,称为活跃期停滞,根据产程中定期阴道(肛门)检查诊断。

(4)第二产程延长:第二产程初产妇超过 2 小时,经产妇超过 1 小时尚未分娩,称为第二产程延长。

以上 4 种异常产程曲线,可以单独存在,也可以合并存在。当总产程超过 24 小时称为滞产。

(三)对母儿影响

1.对产妇的影响

产程延长,产妇休息不好,精神疲惫与体力消耗,可出现疲乏无力、肠胀气、排尿困难等,还可影响宫缩,严重时还引起脱水、酸中毒。又由于产程延长,膀胱受压在胎头与耻骨联合之间,导致组织缺血、水肿、坏死,形成瘘,如膀胱阴道瘘或尿道阴道瘘。另外,胎膜早破以及产程中多次阴道(肛门)检查均可增加感染机会;产后宫缩乏力,易引起产后出血。

2.对胎儿的影响

宫缩乏力影响胎头内旋转,增加手术机会。不协调子宫收缩乏力不能使子宫壁完全放松,影响子宫胎盘循环。胎儿在宫内缺氧,胎膜早破,还易造成脐带受压或脱垂,造成胎儿窘迫,甚至胎死宫内。

(四)治疗

1.协调性宫缩乏力

无论是原发性或继发性,一旦出现,首先寻找原因,如判断无头盆不称和胎位异常,估计能经阴道分娩者,考虑采取加强宫缩的措施。

(1)第一产程:消除精神紧张,产妇过度疲劳,可给予地西泮(安定)10 mg 缓慢静脉注射或哌替啶100 mg肌内注射或静脉注射,经过一段时间,可使宫缩力转强;对不能进食者,可经静脉输液,10％葡萄糖液 500～1 000 mL 内加维生素 C 2 g,伴有酸中毒时可补充 5％碳酸氢钠。经过处理,宫缩力仍弱,可选用下列方法加强宫缩。

人工破膜:宫颈口开大 3 cm 以上,无头盆不称,胎头已衔接者,可行人工破膜。破膜后,胎头紧贴子宫下段及宫颈,引起反射性宫缩,加速产程进展。Bishop 提出用宫颈成熟度评分法估计加强宫缩措施的效果。如产妇得分在≤3 分,加强宫缩均失败,应改用其他方法。4～6 分成功率约为 50％,7～9 分的成功率约为 80％,≥9 分均成功。

缩宫素静脉滴注:适用于宫缩乏力、胎心正常、胎位正常、头盆相称者。将缩宫素 1 U 加入 5％葡萄糖液 200 mL 内,以 8 滴/分,即 2.5 mU/min 开始,根据宫缩强度调整滴速,维持宫缩强度每间隔 2～3 分钟,持续 30～40 秒。缩宫素静脉滴注过程应有专人看守,观察宫缩,根据情况及时调整滴速。经过上述处理,如产程仍无进展或出现胎儿窘迫征象,应及时行剖宫产术。

(2)第二产程:第二产程如无头盆不称,出现宫缩乏力时也可加强宫缩,给予缩宫素静脉滴注,促进产程进展。如胎头双顶径已通过坐骨棘平面,可等待自然娩出,或行会阴侧切后行胎头吸引器或低位产钳助产;如胎头尚未衔接或伴有胎儿窘迫征象,均应立即行剖宫产术结束分娩。

(3)第三产程:为预防产后出血,当胎儿前肩露出于阴道口时,可给予缩宫素 10 U 静脉注射,使宫缩增强,促使胎盘剥离与娩出及子宫血窦关闭。如产程长,破膜时间长,应给予抗生素预防感染。

2.不协调宫缩乏力

处理原则是镇静,调节宫缩,恢复宫缩极性。给予强镇静剂哌替啶 100 mg 肌内注射,使产妇充分休息,醒后多能恢复为协调宫缩。如未能纠正,或已有胎儿窘迫征象,立即行剖宫产术结束分娩。

(五)预防

(1)应对孕妇进行产前教育,解除孕妇思想顾虑和恐惧心理,使孕妇了解妊娠和分娩均为生理过程,分娩过程中医护人员热情耐心,家属陪产均有助于消除产妇的紧张情绪,增强信心,预防精神紧张所致的子宫收缩乏力。

(2)分娩时鼓励及时进食,必要时静脉补充营养。

(3)避免过多使用镇静药物,产程中使用麻醉镇痛应在宫口开全前停止给药,注意及时排空直肠和膀胱。

二、子宫收缩过强

(一)协调性子宫收缩过强

宫缩的节律性、对称性和极性均正常,仅宫缩过强、过频,如产道无阻力,宫颈可在短时间内迅速开全,分娩在短时间内结束,总产程不足 3 小时,称为急产,经产妇多见。

1.对母儿影响

(1)对产妇的影响:宫缩过强过频,产程过快,可致宫颈、阴道以及会阴撕裂伤。接生时来不及消毒,可致产褥感染。产后子宫肌纤维缩复不良易发生胎盘滞留或产后出血。

(2)对胎儿和新生儿的影响:宫缩过强影响子宫胎盘的血液循环,易发生胎儿窘迫、新生儿窒息甚或死亡;胎儿娩出过快,胎头在产道内受到的压力突然解除,可致新生儿颅内出血;来不及消毒接生,易致新生儿感染;如坠地可致骨折,外伤。

2.处理

(1)有急产史的产妇:在预产期前1～2周不宜外出远走,以免发生意外,有条件应提前住院待产。

(2)临产后不宜灌肠,提前做好接生和抢救新生儿窒息的准备。胎儿娩出时勿使产妇向下屏气。

(3)产后仔细检查软产道,包括宫颈、阴道、外阴,如有撕裂,及时缝合。

(4)新生儿处理:肌内注射维生素 K_1 每天 2 mg,共 3 天,以预防新生儿颅内出血。

(5)如属未消毒接生,母儿均给予抗生素预防感染,酌情接种破伤风免疫球蛋白。

(二)不协调性子宫收缩过强

1.强直性宫缩

强直性宫缩多因外界因素造成,如临产后分娩受阻或不适当应用缩宫素,或胎盘早剥血液浸润子宫肌层,均可引起宫颈内口以上部分子宫肌层出现强直性痉挛性宫缩。

(1)临床表现:产妇烦躁不安,持续性腹痛,拒按,胎位触不清,胎心听不清,有时还可出现病理缩复环、血尿等先兆子宫破裂征象。

(2)处理:一旦确诊为强直性宫缩,应及时给予宫缩抑制剂,如 25% 硫酸镁 20 mL 加入 5% 葡萄糖液 20 mL 缓慢静脉推注。如属梗阻原因,应立即行剖宫产术结束分娩。

2.子宫痉挛性狭窄环

子宫壁某部肌肉呈痉挛性不协调性收缩所形成的环状狭窄,持续不放松,称为子宫痉挛性狭窄环。多在子宫上下段交界处,也可在胎体某一狭窄部,以胎颈、胎腰处常见(图 10-7)。

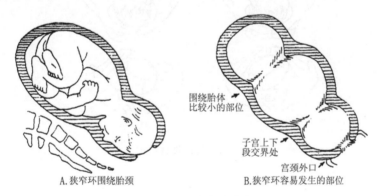

A.狭窄环围绕胎颈　　　　　　B.狭窄环容易发生的部位

围绕胎体比较小的部位

子宫上下段交界处

宫颈外口

图 10-7　子宫痉挛性狭窄环

(1)原因:多因精神紧张、过度疲劳以及不适当地应用宫缩剂或粗暴地进行产科处理所致。

(2)临床表现:产妇出现持续性腹痛,烦躁不安,宫颈扩张缓慢,胎先露下降停滞。胎心时快时慢,阴道检查可触及狭窄环。子宫痉挛性狭窄环特点是此环不随宫缩上升。

(3)处理:认真寻找原因,及时纠正。禁止阴道内操作,停用缩宫素。如无胎儿窘迫征象,可给予哌替啶 100 mg 肌内注射,一般可消除异常宫缩。当宫缩恢复正常,可行阴道手术助产或等待自然分娩。如经上述处理,狭窄环不缓解,宫口未开全,胎先露部高,或已伴有胎儿窘迫,应立即行剖宫产术。如胎儿已死亡,宫口开全,则可在全麻下经阴道分娩。

(刘长红)

第三节 胎位异常

胎位异常是造成难产的常见因素之一。分娩时枕前位约占90%,而胎位异常约占10%。其中胎头位置异常居多。有因胎头在骨盆内旋转受阻的持续性枕横位、持续性枕后位。有因胎头俯屈不良呈不同程度仰伸的面先露、额先露;还有高直位、前不均倾位等。总计占6%~7%,胎产式异常的臀先露占3%~4%,肩先露极少见。此外还有复合先露。

一、持续性枕横位

在分娩过程中,胎头以枕后位或枕横位衔接,在下降过程中,强有力的宫缩多能使胎头向前转135°或90°,转成枕前位而自然分娩。如胎头持续不能转向前方,直至分娩后期,仍然位于母体骨盆的后方或侧方,致使发生难产者,称为持续性枕后位(图10-8)或持续性枕横位(persistent occipito transverse position,POTP),持续性枕后位(persistent occipito posterior position,POPP)。

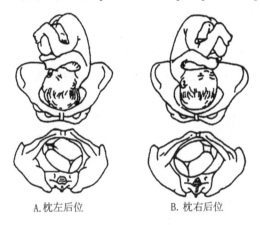

A. 枕左后位   B. 枕右后位

图 10-8 持续性枕后位

(一)原因

1.骨盆狭窄

男人型骨盆或类人猿型骨盆,其特点是入口平面前半部较狭窄,后半部较宽大,胎头较容易以枕后位或枕横位衔接,又常伴中骨盆狭窄,影响胎头在中骨盆平面向前旋转,致使成为持续性枕后位或持续性枕横位。

2.胎头俯屈不良

如胎头以枕后位衔接,胎儿脊柱与母体脊柱接近,不利于胎头俯屈,胎头前囟成为胎头下降的最低部位,而最低点又常转向骨盆前方,当前囟转至前方或侧方时,胎头枕部转至后方或侧方,形成持续性枕后位或持续性枕横位。

(二)诊断

1.临床表现

临产后,胎头衔接较晚或俯屈不良,由于枕后位的胎先露部不易紧贴宫颈和子宫下段,常导致宫缩乏力及宫颈扩张较慢;因枕骨持续位于骨盆后方压迫直肠,产妇自觉肛门坠胀及排便感,致使宫口尚未开全时,过早使用腹压,容易导致宫颈前唇水肿和产妇疲劳,影响产程进展,常导致第二产程延长。

2.腹部检查

头位胎背偏向母体的后方或侧方,母体腹部的 2/3 被胎体占有,而肢体占 1/3 者为枕前位,胎体占1/3而肢体占 2/3 为枕后位。

3.阴道(肛门)检查

宫颈部分扩张或开全时,感到盆腔后部空虚,胎头矢状缝位于骨盆斜径上,前囟在骨盆右前方,后囟(枕部)在骨盆左后方为枕左后位,反之为枕右后位;当发现产瘤(胎头水肿)、颅骨重叠、囟门触不清时,需借助胎儿耳郭及耳屏位置及方向判定胎位。如耳郭朝向骨盆后方,则可诊断为枕后位;如耳郭朝向骨盆侧方,则为枕横位。

4.B超检查

根据胎头颜面及枕部的位置,可以准确探清胎头位置以明确诊断。

(三)分娩机制

胎头多以枕横位或枕后位衔接。如在分娩过程中,不能转成枕前位时,可有以下两种分娩机制。

1.枕左后(枕右后)

胎头枕部到达中骨盆向后行 45°内旋转,使矢状缝与骨盆前后径一致,胎儿枕部朝向骶骨成枕后位。其分娩方式有两种。

(1)胎头俯屈较好:当胎头继续下降至前囟抵达耻骨弓下时,以前囟为支点,胎头俯屈,使顶部和枕部自会阴前缘娩出,继之胎头仰伸,相继由耻骨联合下娩出额、鼻、口、颏。此种分娩方式为枕后位经阴道分娩最常见的方式(图 10-9A)。

(2)胎头俯屈不良:当鼻根出现在耻骨联合下缘时,以鼻根为支点,胎头先俯屈,从会阴前缘娩出前囟、顶及枕部,然后胎头仰伸,鼻、口、颏部相继由耻骨联合下娩出(图 10-9B)。因胎头以较大的枕额周径旋转,胎儿娩出困难,多需手术助产。

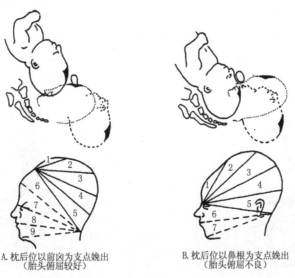

A.枕后位以前囟为支点娩出
(胎头俯屈较好)

B.枕后位以鼻根为支点娩出
(胎头俯屈不良)

图 10-9　枕后位分娩机制

2.枕横位

部分枕横位于下降过程中无内旋转动作,或枕后位的胎头枕部仅向前旋转 45°成为持续性枕横位,多数需徒手将胎头转成枕前位后自然或助产娩出。

(四)对母儿的影响

1.对产妇的影响

常导致继发宫缩乏力,产程延长,常需手术助产;且容易发生软产道损伤,增加产后出血及感染的机会;如胎头长时间压迫软产道,可发生缺血、坏死、脱落,形成生殖道瘘。

2.对胎儿的影响

由于第二产程延长和手术助产机会增多,常引起胎儿窘迫和新生儿窒息,使围生儿发病率和死亡率增高。

(五)治疗

1.第一产程

严密观察产程,让产妇朝向胎背侧方向侧卧,以利胎头枕部转向前方。如宫缩欠佳,可静脉滴注缩宫素。宫口开全之前,嘱产妇不要过早屏气用力,以免引起宫颈水肿而阻碍产程进展。如果产程无明显进展,或出现胎儿窘迫,需行剖宫产术。

2.第二产程

如初产妇已近 2 小时,经产妇已近 1 小时,应行阴道检查,再次判断头盆关系,决定分娩方式。当胎头双顶径已达坐骨棘水平面或更低时,可先行徒手转儿头,待枕后位或枕横位转成枕前位,使矢状缝与骨盆出口前后径一致,可自然分娩,或阴道手术助产(低位产钳或胎头吸引器);如转成枕前位有困难时,也可向后转成正枕后位,再以低产钳助产,但以枕后位娩出时,需行较大侧切,以免造成会阴裂伤。如胎头位置较高,或疑头盆不称,均需行剖宫产术,中位产钳禁止使用。

3.第三产程

因产程延长,易发生宫缩乏力,故胎盘娩出后立即肌内注射宫缩剂,防止产后出血;有软产道损伤者,应及时修补。新生儿重点监护。手术助产及有软产道裂伤者,产后给予抗生素预防感染。

二、高直位

胎头以不屈不仰姿势衔接于骨盆入口,其矢状缝与骨盆入口前后径一致,称为高直位。是一种特殊的胎头位置异常:胎头的枕骨在母体耻骨联合的后方,称高直前位,又称枕耻位(图 10-10);胎头枕骨位于母体骨盆骶岬前,称高直后位,又称枕骶位(图 10-11)。

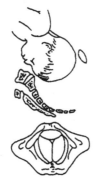

图 10-10　高直前位(枕耻位)

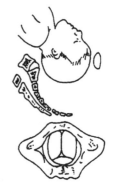

图 10-11　高直后位(枕骶位)

（一）诊断

1.临床表现

临产后胎头不俯屈,胎头进入骨盆入口的径线增大,胎头迟迟不能衔接,胎头下降缓慢或停滞,宫颈扩张也缓慢,致使产程延长。

2.腹部检查

枕耻位时,胎背靠近腹前壁,不易触及胎儿肢体,胎心位置稍高在腹中部听得较清楚;枕骶位时,胎儿小肢体靠近腹前壁,有时在耻骨联合上方,可清楚地触及胎儿下颏。

3.阴道检查

阴道检查发现胎头矢状缝与骨盆前后径一致,前囟在耻骨联合后,后囟在骶骨前,为枕骶位,反之为枕耻位。由于胎头紧嵌于骨盆入口处,妨碍胎头与宫颈的血液循环,阴道检查时常可发现产瘤,其范围与宫颈扩张程度相符合。一般直径为 3～5 cm,产瘤一般在两顶骨之间,因胎头有不同程度的仰伸所致。

（二）分娩机制

1.枕耻位

如胎儿较小,宫缩强,可使胎头俯屈、下降,双顶径达坐骨棘平面以下时,可能经阴道分娩;但胎头俯屈不良而无法入盆时,需行剖宫产。

2.枕骶位

胎背与母体腰骶部贴近,妨碍胎头俯屈及下降,使胎头处于高浮状态,迟迟不能入盆。

（三）治疗

1.枕耻位

可给予试产,加速宫缩,促使胎头俯屈,有望阴道分娩或手术助产,如试产失败,应行剖宫产。

2.枕骶位

一经确诊,应行剖宫产。

三、枕横位中的前不均倾位

头位分娩中,胎头不论采取枕横位、枕后位或枕前位通过产道,均可发生不均倾势(胎头侧屈),枕横位时较多见,枕前位与枕后位时较罕见。而枕横位的胎头(矢状缝与骨盆入口横径一致)如以前顶骨先入盆则称为前不均倾(图 10-12)。

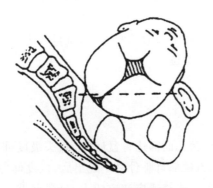

图 10-12 前不均倾位

(一)诊断

1.临床表现

因胎头迟迟不能入盆,宫颈扩张缓慢或停滞,使产程延长,前顶骨紧嵌于耻骨联合后方压迫尿道和宫颈前唇,导致尿潴留,宫颈前唇水肿及胎膜早破。胎头受压过久,可出现胎头水肿,又称产瘤。左枕横时产瘤于右顶骨上;右枕横时产瘤于左顶骨上。

2.腹部检查

前不均倾时胎头不易入盆。临产早期,于耻骨联合上方可扪到前顶部,随产程进展,胎头继续侧屈使胎头与胎肩折叠于骨盆入口处,因胎头折叠于胎肩之后,使胎肩高于耻骨联合平面,于耻骨联合上方只能触到一侧胎肩而触不到胎头。

3.阴道检查

胎头矢状缝在骨盆入口横径上,向后移靠近骶岬,同时前后囟一起后移,前顶骨紧紧嵌于耻骨联合后方,致使盆腔后半部空虚,而后顶骨大部分嵌在骶岬之上。

(二)分娩机制

以枕横位入盆的胎头侧屈,多数以后顶骨先入盆,滑入骶岬下骶骨凹陷区,前顶骨再滑下去,至耻骨联合成为均倾姿势;少数以前顶骨先入盆,由于耻骨联合后面平直,前顶骨受阻,嵌顿于耻骨联合后面,而后顶骨架在骶岬之上,无法下降入盆。

(三)治疗

一经确诊为前不均倾位,应尽快行剖宫产术。

四、面先露

面先露多于临产后发现。系因胎头极度仰伸,使胎儿枕部与胎背接触。面先露以颏为指示点,有颏左前、颏左横、颏左后、颏右前、颏右横和颏右后六种胎位。以颏左前和颏右后多见,经产妇多于初产妇。

(一)诊断

1.腹部检查

因胎头极度仰伸入盆受阻,胎体伸直,宫底位置较高。颏左前时,在母体腹前壁容易扪及胎儿肢体,胎心由胸部传出,故在胎儿肢体侧的下腹部听得清楚。颏右后时,于耻骨联合上方可触及胎儿枕骨隆突与胎背之间有明显的凹陷,胎心遥远而弱。

2.阴道(肛门)检查

阴道检查可触到高低不平、软硬不均的颜面部,如宫口开大时,可触及胎儿的口、鼻、颧骨及眼眶,并根据颏部所在位置确定其胎位。

(二)分娩机制

见图 10-13。

1.颏左前

胎头以仰伸姿势入盆、下降,胎儿面部达骨盆底时,胎头极度仰伸,颏部为最低点,故转向前方。胎头继续下降并极度仰伸,当颏部自耻骨弓下娩出后,极度仰伸的胎颈前面处于产道的小弯(耻骨联合),胎头俯屈时,胎头后部能够适应产道的大弯(骶骨凹),使口、鼻、眼、额、前囟及枕部自会阴前缘相继娩出,但产程明显延长。

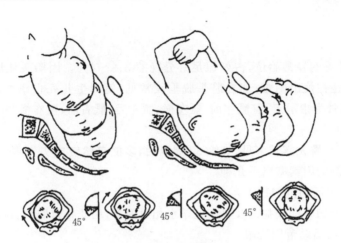

图 10-13 颜面位分娩机制

2.颏右后

胎儿面部达骨盆底后,有可能经内旋转135°以颏左前娩出(图 10-14A)。如因内旋转受阻,成为持续性颏右后,胎颈极度伸展,不能适应产道的大弯,足月活胎不能经阴道娩出(图 10-14B)。

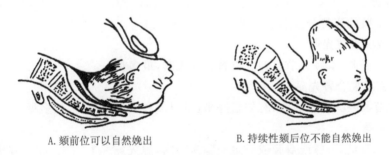

A.颏前位可以自然娩出   B.持续性颏后位不能自然娩出

图 10-14 颏前位及颏后位分娩示意图

(三)对母儿的影响

1.对产妇的影响

颏左前时因胎儿面部不能紧贴子宫下段及宫颈,常引起宫缩乏力,致使产程延长,颜面部骨质不能变形,易发生会阴裂伤。颏右后可发生梗阻性难产,如不及时发现,准确处理,可导致子宫破裂,危及产妇生命。

2.对胎儿和新生儿的影响

胎儿面部受压变形,颜面皮肤青紫、肿胀,尤以口唇为著,影响吸吮,严重时会发生会厌水肿影响呼吸和吞咽。新生儿常于出生后保持仰伸姿势达数天之久。

(四)治疗

1.颏左前

如无头盆不称,产力良好,经产妇有可能自然分娩或行产钳助娩;初产妇有头盆不称或出现胎儿窘迫征象时,应行剖宫产。

2.颏右后

应行剖宫产术。如胎儿畸形,无论颏左前或颏右后,均应在宫口开全后,全麻下行穿颅术结束分娩,术后常规检查软产道,如有裂伤,应及时缝合。

五、臀先露

臀先露是最常见的异常胎位,占妊娠足月分娩的 3%～4%。因胎头比胎臀大,且分娩时后出胎头无法变形,往往娩出困难;加之脐带脱垂较常见,使围生儿死亡率增高,为枕先露的 3～8 倍。臀先露以骶骨为指示点,有骶左前、骶左横、骶左后、骶右前、骶右横和骶右后 6 种胎位。

(一)原因

妊娠 30 周以前,臀先露较多见,妊娠 30 周以后,多能自然转成头先露。持续为臀先露原因尚不十分明确,可能的因素有以下几种。

1.胎儿在宫腔内活动范围过大

羊水过多,经产妇腹壁松弛以及早产儿羊水相对偏多,胎儿在宫腔内自由活动形成臀先露。

2.胎儿在宫腔内活动范围受限

子宫畸形(如单角子宫、双角子宫等)、胎儿畸形(如脑积水等)、双胎、羊水过少、脐带缠绕致脐带相对过短等均易发生臀先露。

3.胎头衔接受阻

狭窄骨盆、前置胎盘、肿瘤阻塞盆腔等,也易发生臀先露。

(二)临床分类

根据胎儿两下肢的姿势分为以下几种。

1.单臀先露或腿直臀先露

胎儿双髋关节屈曲,双膝关节直伸。以臀部为先露,最多见。

2.完全臀先露或混合臀先露

胎儿双髋关节及膝关节均屈曲,有如盘膝坐,以臀部和双足为先露,较多见。

3.不完全臀先露

胎儿以一足或双足、一膝或双膝或一足一膝为先露,膝先露是暂时的,随产程进展或破水后发展为足先露,较少见。

(三)诊断

1.临床表现

孕妇常感肋下有圆而硬的胎头,由于胎臀不能紧贴子宫下段及宫颈,常导致宫缩乏力,宫颈扩张缓慢,致使产程延长。

2.腹部检查

子宫呈纵椭圆形,胎体纵轴与母体纵轴一致,在宫底部可触到圆而硬、按压有浮球感的胎头;而在耻骨联合上方可触到不规则、软且宽的胎臀,胎心在脐左(或右)上方听得最清楚。

3.阴道(肛门)检查

在肛查不满意时,阴道检查可扪及软而不规则的胎臀或触到胎足、胎膝,同时了解宫颈扩张程度及有无脐带脱垂发生。如胎膜已破,可直接触到胎臀,外生殖器及肛门,如触到胎足时,应与胎手相鉴别(图 10-15)。

4.B 超检查

B 超能准确探清臀先露类型与胎儿大小,胎头姿势等。

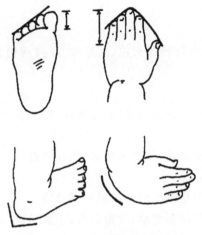

图 10-15　胎手与胎足的区别

（四）分娩机制

在胎体各部中,胎头最大,胎肩小于胎头,胎臀最小。头先露时,胎头一经娩出,身体其他部分随即娩出,而臀先露时则不同,较小而软的胎臀先娩出,最大的胎头则最后娩出。为适合产道的条件,胎臀、胎肩、胎头需按一定机制适应产道条件方能娩出,故需要掌握胎臀、胎肩及胎头三部分的分娩机制,以骶右前为例加以阐述。

1.胎臀娩出

临产后,胎臀以粗隆间径衔接于骨盆入口右斜径上,骶骨位于右前方,胎臀继续下降,前髋下降稍快,故位置较低,抵达骨盆底遭到阻力后,前髋向母体右侧行 45°内旋转,使前髋位于耻骨联合后方,此时粗隆间径与母体骨盆出口前后径一致。胎臀继续下降,胎体侧屈以适应产道弯曲度,后髋先从会阴前缘娩出,随即胎体稍伸直,使前髋从耻骨弓下娩出,继之,双腿双足娩出,当胎臀及两下肢娩出后,胎体行外旋转,使胎背转向前方或右前方。

2.胎肩娩出

当胎体行外旋转的同时,胎儿双肩径衔接于骨盆入口右斜径或横径上,并沿此径线逐渐下降,当双肩达骨盆底时,前肩向右旋转 45°转至耻骨弓下,使双肩径与骨盆中、出口前后径一致。同时胎体侧屈使后肩及后上肢从会阴前缘娩出。继之,前肩及前上肢从耻骨弓下娩出。

3.胎头娩出

当胎肩通过会阴时,胎头矢状缝衔接于骨盆入口左斜径或横径上,并沿此径线逐渐下降,同时胎头俯屈,当枕骨达骨盆底时,胎头向母体左前方旋转 45°,使枕骨朝向耻骨联合。胎头继续下降。当枕骨下凹到达耻骨弓下缘时,以此处为支点,胎头继续俯屈,使颏、面及额部相继自会阴前缘娩出,随后枕部自耻骨弓下娩出。

（五）对母儿的影响

1.对产妇的影响

胎臀不规则,不能紧贴子宫下段及宫颈,容易发生胎膜早破或继发性宫缩乏力,增加产褥感染与产后出血的风险,如宫口未开全强行牵拉,容易造成宫颈撕裂,甚至延及子宫下段。

2.对胎儿和新生儿的影响

胎臀高低不平,对前羊膜囊压力不均匀,常致胎膜早破,脐带脱垂,造成胎儿窘迫甚至胎死宫内。由于娩出胎头困难,可发生新生儿窒息、臂丛神经损伤及颅内出血等。

(六)治疗

1.妊娠期

妊娠 30 周前,臀先露多能自行转成头位,如妊娠 30 周后仍为臀先露应注意寻找形成臀位原因。

2.分娩期

分娩期应根据产妇年龄、胎次、骨盆大小、胎儿大小、臀先露类型以及有无并发症,于临产初期做出正确判断,决定分娩方式。

(1)择期剖宫产的指征:狭窄骨盆、软产道异常、胎儿体重＞3 500 g、儿头仰伸、胎儿窘迫、高龄初产、有难产史、不完全臀先露等。

(2)决定阴道分娩的处理:可根据不同的产程分别处理。

第一产程:产妇应侧卧,不宜过多走动,少做肛查,不灌肠,尽量避免胎膜破裂。一旦破裂,立即听胎心。如胎心变慢或变快,立即肛查,必要时阴道检查,了解有无脐带脱垂。如脐带脱垂,胎心好,宫口未开全,为抢救胎儿,需立即行剖宫产术。如无脐带脱垂,可严密观察胎心及产程进展。如出现宫缩乏力,应设法加强宫缩,当宫口开大 4～5 cm 时胎足即可经宫口娩出阴道。为了使宫颈和阴道充分扩张,消毒外阴之后,使用"堵"外阴方法。当宫缩时,用消毒巾以手掌堵住阴道口让胎臀下降,避免胎足先下降。待宫口及阴道充分扩张后才让胎臀娩出。此法有利于后出胎头的顺利娩出。在堵的过程中,应每隔 10～15 分钟听胎心 1 次,并注意宫口是否开全。宫口已开全再堵易引起胎儿窘迫或子宫破裂。宫口近开全时,要做好接生和抢救新生儿窒息的准备。

第二产程:接生前,应导尿,排空膀胱。初产妇应做会阴侧切术。可有三种分娩方式:①自然分娩。胎儿自然娩出,不做任何牵拉,极少见,仅见于经产妇、胎儿小、产力好、产道正常者。②臀助产术。当胎臀自然娩出至脐部后,胎肩及后出胎头由接生者协助娩出。脐部娩出后,胎头娩出最长不能超过 8 分钟。③臀牵引术。胎儿全部由接生者牵引娩出。此种手术对胎儿损伤大,不宜采用。

第三产程:产程延长,易并发子宫乏力性出血。胎盘娩出后,应静脉推注或肌内注射缩宫素防止产后出血。手术助产分娩于产后常规检查软产道,如有损伤,应及时缝合,并给抗生素预防感染。

六、肩先露

胎体纵轴和母体纵轴相垂直为横产式,胎体横卧于骨盆入口之上,先露部为肩,称为肩先露。肩先露占妊娠足月分娩总数的 0.1%～0.25%,是对母儿最不利的胎位。除死胎和早产儿肢体可折叠娩出外,足月活胎不可能经阴道娩出。如不及时处理,容易造成子宫破裂,威胁母儿生命。根据胎头在母体左(右)侧和胎儿肩胛朝向母体前(后)方,分为肩左前、肩右前、肩左后和肩右后四种胎位。

(一)原因

其与臀先露发生原因类似,初产妇肩先露首先必须排除狭窄骨盆和头盆不称。

(二)诊断

1.临床表现

先露部胎肩不能紧贴子宫下段及宫颈,缺乏直接刺激,容易发生宫缩乏力,胎肩对宫颈压力不均匀,容易发生胎膜早破,破膜后羊水迅速外流,胎儿上肢或脐带容易脱出,导致胎儿窘迫,甚至胎死宫内。随着宫缩不断加强,胎肩及胸廓一部分被挤入盆腔内,胎体折叠弯曲,胎颈被拉长,上肢脱出于阴道口外,胎头和胎臀仍被阻于骨盆入口上方,形成嵌顿性或忽略性肩先露(图 10-16)。

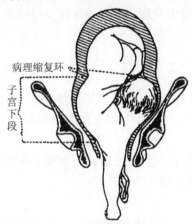

图 10-16　忽略性肩先露

宫缩继续加强,子宫上段越来越厚,子宫下段被动扩张越来越薄,由于子宫上下段肌壁厚薄相差悬殊,形成环状凹陷,并随宫缩逐渐升高,甚至可达脐上,形成病理缩复环,是子宫破裂的先兆。如不及时处理,将发生子宫破裂。

2.腹部检查

子宫呈横椭圆形,子宫底高度低于妊娠周数,子宫横径宽,宫底部及耻骨联合上方较空虚,在母体腹部一侧可触到胎头,另侧可触到胎臀。肩左前时,胎背朝向母体腹壁,触之宽大平坦。胎心于脐周两侧听得最清楚。根据腹部检查多可确定胎位。

3.阴道(肛门)检查

胎膜未破者,因胎先露部浮动于骨盆入口上方,肛查不易触及胎先露部;如胎膜已破,宫口已扩张者,阴道检查可触到肩胛骨或肩峰、肋骨及腋窝。腋窝尖端示胎儿头端,据此可决定胎头在母体左(右)侧,肩胛骨朝向母体前(后)方,可决定肩前(后)位。例如胎头于母体右侧,肩胛骨朝向后方,则为肩右后位。胎手若已脱出阴道口外,可用握手法鉴别是胎儿左手或右手,因检查者只能与胎儿同侧手相握,例如肩右前位时左手脱出,检查者用左手与胎儿左手相握。余类推。

4.B 超检查

B 超检查能准确探清肩先露,并能确定具体胎位。

(三)治疗

1.妊娠期

妊娠后期发现肩先露应及时矫正。可采用胸膝卧位或试行外倒转术转成纵产式(头先露或臀先露)并包扎腹部以固定产式。如矫正失败,应提前入院决定分娩方式。

2.分娩期

根据胎产式、胎儿大小、胎儿是否存活、宫颈扩张程度、胎膜是否破裂、有无并发症等决定分娩方式。

(1)足月,活胎,未临产,择期剖宫产术。

(2)足月,活胎,已临产,无论破膜与否,均应行剖宫产术。

(3)已出现先兆子宫破裂或子宫破裂征象,无论胎儿存活,均应立即剖宫产,术中如发现宫腔感染严重,应将子宫一并切除(子宫次全切除术或子宫全切术)。

(4)胎儿已死,无先兆子宫破裂征象,如宫口已开全,可在全麻下行断头术或毁胎术。术后应常规检查子宫下段、宫颈及阴道有无裂伤。如有裂伤应及时缝合。注意预防产后出血,并需应用抗生素预防感染。

七、复合先露

胎先露部(胎头或胎臀)伴有肢体(上肢或下肢)同时进入骨盆入口,称为复合先露。临床以头与手的复合先露最常见,多发生于早产者,发生率为 1.43‰~1.60‰。

(一)诊断

当产程进展缓慢时,做阴道检查发现胎先露旁有肢体而明确诊断。常见胎头与胎手同时入盆。应注意与臀先露和肩先露相鉴别。

(二)治疗

(1)无头盆不称,让产妇向脱出的肢体对侧侧卧,肢体常可自然缩回。脱出的肢体与胎头已入盆,待宫口开全后于全麻下上推肢体,将其回纳,然后经腹压胎头下降,以低位产钳助娩,或行内倒转术助胎儿娩出。

(2)头盆不称或伴有胎儿窘迫征象,应行剖宫产术。

（刘长红）

参 考 文 献

[1] 马丽.现代妇产科疾病诊治[M].沈阳:沈阳出版社,2020.

[2] 王春芳.妇产科疾病诊断与治疗[M].长春:吉林科学技术出版社,2020.

[3] 石一复,郝敏.妇产科症状鉴别诊断学[M].北京:人民卫生出版社,2021.

[4] 成立红.妇产科疾病临床诊疗进展与实践[M].昆明:云南科技出版社,2020.

[5] 吕刚.妇产科疾病诊治与进展[M].天津:天津科学技术出版社,2020.

[6] 李庆丰,郑勤田.妇产科常见疾病临床诊疗路径[M].北京:人民卫生出版社,2021.

[7] 张美美.妇产科学最新诊疗研究[M].哈尔滨:黑龙江科学技术出版社,2020.

[8] 朱瑞珍.妇产科学理论与临床实践[M].北京:科学技术文献出版社,2020.

[9] 华春梅.实用妇产科学临床进展[M].上海:上海交通大学出版社,2020.

[10] 刘红霞.妇产科疾病诊治理论与实践[M].昆明:云南科技出版社,2020.

[11] 王艳.临床妇产疾病诊疗与护理[M].南昌:江西科学技术出版社,2020.

[12] 张峰.妇产疾病治疗与生殖技术[M].哈尔滨:黑龙江科学技术出版社,2021.

[13] 文爱东,菅凌燕,奚苗苗.妇产专业[M].北京:人民卫生出版社,2020.

[14] 刘辉,张楠,王素平,等.现代妇产科基础与临床[M].哈尔滨:黑龙江科学技术出版社,2022.

[15] 胡相娟.妇产科疾病诊断与治疗方案[M].昆明:云南科技出版社,2020.

[16] 袁朝晖,尚娜,廖桂莲.妇产科学[M].天津:天津科学技术出版社,2020.

[17] 贾娜莎,李小丹,籍霞.实用临床妇产科诊疗学[M].汕头:汕头大学出版社,2022.

[18] 徐学娟.实用妇产科疾病临床诊治[M].长春:吉林科学技术出版社,2020.

[19] 郭美芳.实用妇产科疾病诊断与治疗[M].天津:天津科学技术出版社,2020.

[20] 张海红.妇产科临床诊疗手册[M].西安:西北大学出版社,2021.

[21] 王艳萍.实用妇产科疾病诊疗[M].北京:中国人口出版社,2020.

[22] 刘巍,王爱芬,吕海霞.临床妇产疾病诊治与护理[M].汕头:汕头大学出版社,2021.

[23] 孙国强,肖梅,陈湘漪.产科诊疗常规[M].武汉:华中科技出版社,2021.

[24] 苏翠红.妇产科常见病诊断与治疗要点[M].北京:中国纺织出版社,2021.

[25] 李玮.实用妇产科诊疗新进展[M].西安:陕西科学技术出版社,2021.

[26] 曹江珊.现代妇产科疾病诊疗进展[M].长春:吉林科学技术出版社,2020.

[27] 梁金丽.临床妇产科疾病新进展[M].天津:天津科学技术出版社,2020.

[28] 董萍萍.妇产科疾病诊疗策略[M].北京:中国纺织出版社,2022.

[29] 温菁,张莉.简明妇产科学[M].北京:科学出版社,2020.

[30] 詹银珠.妇产科学基础与临床[M].天津:天津科学技术出版社,2020.

[31] 李明梅.临床妇产科疾病诊治与妇女保健[M].汕头:汕头大学出版社,2020.

[32] 谭娟.妇产科疾病诊断基础与诊疗技巧[M].北京:中国纺织出版社,2020.

[33] 李奇洙.新妇产科学[M].哈尔滨:黑龙江科学技术出版社,2020.

[34] 李卫燕,武香阁,董爱英,等.现代妇产科进展[M].哈尔滨:黑龙江科学技术出版社,2022.

[35] 汪期明.常见妇产科疾病诊断学[M].天津:天津科学技术出版社,2020.

[36] 连结静,程兆俊,宁雯雯,等.早孕期血清学产前筛查指标预测晚期自然流产的价值[J].中国现代医生,2021,59(13):69-72.

[37] 陈旭璇.妇科炎症感染中几种微生物检验方法的效果分析[J].当代医学,2021,27(4):94-96.

[38] 娄红梅.腹腔镜治疗卵巢肿瘤患者的临床效果及其对卵巢功能的影响[J].中国现代药物应用,2021,15(2):78-80.

[39] 赖锡妹.黄体酮软胶囊治疗闭经与无排卵性异常子宫出血的临床效果研究[J].中国现代药物应用,2021,15(15):212-214.

[40] 周凤华,陈晓燕,彭维林,等.妊娠期女性甲状腺功能筛查的对比研究及对妊娠结局的影响分析[J].中国卫生标准管理,2020,11(22):75-78.